Margrit Hasselmann • Irina Rasimus

Das eigene Maß

Zwischen Essen, Hungern und Idealen

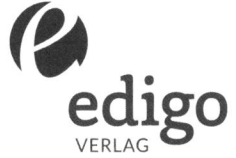
edigo
VERLAG

Impressum

Alle Rechte vorbehalten. Das Werk inklusive aller Inhalte wurde unter größter Sorgfalt erarbeitet. Der Verlag und die Autorinnen übernehmen jedoch keine Gewähr und Haftung für die Aktualität, Korrektheit und Vollständigkeit der bereitgestellten Informationen. Für die Inhalte von den in diesem Buch abgedruckten Internetseiten sind ausschließlich die Betreiber der jeweiligen Internetseiten verantwortlich. Diese geben den Stand der Veröffentlichung zum Zeitpunkt des Abrufes wieder. Auf spätere Veränderungen hat der Verlag keinen Einfluss. Eine Haftung des Verlages ist daher ausgeschlossen.

© 2022 edigo Verlag GmbH, Köln

1. Auflage 2022

Umschlaggestaltung: Irina Rasimus, Köln
Titelfotos: Africa Studio, beats1, CatwalkPhotos, estherpoon/alle shutterstock.com
Portraitfotos: Thomas Schütze, Bremen; Teresa Rothwangl, Köln
Illustrationen: tetiana_u (S. 16, 38, 74, 102, 126, 158, 194), Singleline (S. 60)/beide shutterstock.com
Satz: Irina Rasimus, Köln
Druck: oeding print GmbH, Braunschweig
ISBN 978-3-949104-02-2
www.edigo-verlag.de

Die Zertifizierung mit dem V-Label garantiert ein 100 % veganes Druckprodukt. Alle Bestandteile wie Papiere, Farben, Lacke und Klebstoffe sind frei von tierischen Inhaltsstoffen.

Bibliografische Information der Deutschen Nationalbibliothek: Die Deutsche Nationalbibliothek verzeichnet diese Publikation in der Deutschen Nationalbibliografie; detaillierte bibliografische Daten sind im Internet über http://dnb.d-nb.de abrufbar.

*Für alle, die uns bei unserer Arbeit und
bei diesem Buch inspiriert und begleitet haben*

EINLEITUNG

*Auf einer Betriebsfeier stehen zwei schlanke Mittfünf-
zigerinnen vor üppig angerichteten Platten. „Ich esse
ja eigentlich keine Kohlehydrate mehr nach 18 Uhr",
sagt die eine entschuldigend zur anderen.*

*Bei einer Hochzeit wird das abendliche Buffet eröffnet.
Während die anderen Gäste zu den Tellern greifen,
bleibt ein junges Paar sitzen: „Wir machen seit ein
paar Monaten Intervallfasten."*

*Eine Frau feiert ihren 40. Geburtstag und seufzt
mit verschämtem Blick auf ihren Kuchenteller:
„Heute ist mein Cheat Day!"*

Drei von vielen, alltäglichen Szenen, die wir so oder so ähnlich jederzeit erleben können. Menschen, die sich überlegen,
was sie essen „dürfen", die sich an wechselnde Ernährungsempfehlungen halten, über ihre neueste Diät berichten.
Schon Teenager konkurrieren um den höchsten Gewichtsverlust, in der Kantine geht es darum, wer warum auf welche Nahrungsmittel verzichtet, und Partygespräche kreisen
um die beste Ernährungsform.
Doch was heißt es eigentlich, wenn jemand einen „Cheat
Day" ausruft – also schummeln muss – um sich seine eigene Geburtstagstorte zu erlauben? Welche Bedeutung hat
Essen, wenn eine Essenseinladung die Angst zu „sündigen"
hervorruft? Wenn mit schlechtem Gewissen oder anschlie-
ßender Reue gegessen wird?
   Dieses Ringen um Essen oder Nichtessen und die richtige Ernährung wird nicht nur in der täglichen Anschauung
deutlich. Es drückt sich auch in Zahlen aus: Laut der Studie
„So is(s)t Deutschland" würden sich rund 85 Prozent der Be-

fragten gern anders ernähren, als sie es derzeit tun.[1] Jede vierte Zwölfjährige in Deutschland hat bereits Diäten gemacht um abzunehmen, jede Dritte ab 13 Jahren kontrolliert regelmäßig ihr Gewicht.[2] Einerseits erleben wir in unserer Gesellschaft einen regelrechten Diätwahn. Andererseits gilt jeder vierte Erwachsene in Deutschland als adipös (fettleibig), ernährungsbedingte Krankheiten wie Diabetes nehmen zu.[3, 4] Und schließlich gehören Essstörungen zu den häufigsten chronischen psychischen Störungen im Erwachsenenalter.[5] Unser Essverhalten kann also zu Problemen sowohl für die körperliche als auch die seelische Gesundheit führen. Doch wie hängt das alles zusammen?

Zwischen Hungern, Essen und Idealen

Beim Thema Essen befinden wir uns in unserer Gesellschaft (wie in allen westlichen Industrienationen) in einem enormen Spannungsfeld: Auf der einen Seite werden wir mit einem extremen Schlankheits- und Schönheitsideal konfrontiert, das über eine Bilderflut in Medien und Werbung allgegenwärtig ist und von dem sich immerhin ein Drittel der Erwachsenen unter Druck gesetzt fühlt (bei den 18- bis 24-Jährigen sogar jeder Zweite).[6] Auf der anderen Seite erleben wir ein Nahrungsüberangebot und ständige Stimulation. Dazu versprechen Industrie, Werbung und Gesundheitsapostel, dass wir auf immer neuen Wegen – bei ausreichend Disziplin! – in kürzester Zeit unsere Traumfigur erreichen könnten.

Aus diesem Spannungsfeld erwachsen oft hohe Ansprüche an sich selbst – was dazu führt, dass viele Menschen mit ihrem Essverhalten und ihrem Körper unzufrieden sind: Die Jugendliche, die sich nur von Light-Produkten ernährt. Der Student, der vor jeder Klausur nächtliche Heißhungeranfälle erlebt. Die frischgebackene Mutter, die hungert, um schnell ihre frühere Figur wiederzubekommen. Der junge Mann, der seinen Körper über stundenlanges Muskeltraining und Nahrungsergänzungsmittel formen will. Die Frau in den Wechseljahren, die ihre körperlichen Veränderungen mit strenger Diät aufzuhalten versucht. Mit ihrer Fixierung auf Selbstoptimierung und Fitness – und mit vielstimmigen Debatten um Übergewicht und die einzig „richtige" Ernährung – fördert und honoriert unsere westliche Kultur solche Verhaltensweisen.

Die permanente Beschäftigung mit Essen und Figur ist also einerseits gesellschaftlich akzeptiert – gleichzeitig belastet sie das Leben vieler Menschen. So gaben bei einer Befragung unter US-amerikanischen Frauen drei Viertel an, dass die Sorge um Figur und Gewicht ihr Lebensglück beeinträchtigt.[7] Und diese Sorgen fangen früh an, wie die großangelegte HBSC-Kinder- und Jugendgesundheitsstudie zeigte: Bei den in Deutschland befragten 11- bis 15-Jährigen fanden sich rund 40 Prozent der Mädchen und 30 Prozent der Jungen zu dick. 90 Prozent der Jugendlichen gaben an, im Jahr zuvor auf empfohlene oder sogar gesundheitlich riskante Strategien (wie Mahlzeiten auslassen, sich übergeben) zurückgegriffen zu haben, um das eigene Gewicht zu kontrollieren.[8] Dabei ist die Körperwahrnehmung allerdings oft verzerrt: In einer DAK-Befragung unter Kindern und Jugendlichen aus Deutschland waren von den Jungen, die sich als „viel zu dick" bewerteten, nur knapp die Hälfte tatsächlich übergewichtig – bei den Mädchen sogar nur ein Viertel.[9] Welche Folgen aber hat es, wenn eine verzerrte Wahrnehmung über unser Lebensglück – und unsere Gesundheit – entscheidet?

Wenn Essen zum Problem wird

Der Dauerabgleich zwischen Ideal und Realität führt dazu, dass immer mehr Menschen ihren Körper ablehnen – und das schon bei ganz durchschnittlichen, gesunden Körperformen. Wir können bereits Sechsjährige erleben, die sich nicht in Badekleidung zeigen wollen, weil sie sich nicht als dünn genug empfinden – oder 60-Jährige, die sich zeitlebens unwohl in ihrem Körper fühlen. Menschen, die ständig Kalorien zählen, deren Gedanken den ganzen Tag um Essen oder Verzicht kreisen, die immer wieder Heißhungerattacken erleben. Die vielleicht schlank sind, aber dennoch in der permanenten Angst leben zuzunehmen. Oder die übergewichtig sind und sich danach sehnen abzunehmen, aber immer wieder daran scheitern.

Dadurch, dass es so „normal" erscheint, ständig mit seinem Essverhalten, mit Figur und Gewicht zu hadern, nehmen wir es allerdings nicht als eigenständiges Problem wahr. Stattdessen endet es immer wieder mit den üblichen Scheinlösungen: ein sehr kontrolliertes Essverhalten, Ernährungsexperimente, die nächste Diät oder aufwändige Trainingspläne. Ein Scheitern an den unrealistischen Zielen ist dabei meist vorprogrammiert – dennoch ist der Frust groß, wenn sich nicht die gewünschten Ergebnisse zeigen.

Dieses Problem – auch und gerade unterhalb der Schwelle einer diagnostizierbaren Essstörung – ist so allgegenwärtig, dass wir es zum Thema dieses Buches gemacht haben. Denn das Eingeständnis, ein Problem mit dem Essen zu haben, ist immer noch ein großes Tabu.

Wo fängt eine Essstörung an?

Laut Robert-Koch-Institut zeigt bereits ein Fünftel der 11- bis 17-Jährigen einzelne Symptome einer Essstörung.[10] Ein problematisches Essverhalten bedeutet zwar noch nicht, zwingend an einer Essstörung zu erkranken. Es stellt aber einen Risikofaktor dar, der im Zusammenspiel mit anderen Faktoren dazu führen *kann*.

Wenn wir an Essstörungen denken, haben wir vielleicht einschlägige Bilder im Kopf von Teenagern oder Models, die sich zu Tode hungern. Essstörungen haben aber viele Gesichter: Man versteht darunter neben der Anorexie (Magersucht) auch Bulimie (Ess-Brech-Sucht) und Binge-Eating-Störung (starke Essanfälle mit Kontrollverlust). Diese Krankheitsbilder wirken zwar zunächst sehr unterschiedlich, dennoch gibt es Übergänge und Mischformen. Fachleute sehen das als Zeichen, dass die verschiedenen Essstörungen in ihrer Entstehung und Bedeutung eng miteinander verbunden sind und ihnen dieselben inneren Zustände und Konflikte zugrunde liegen können.[11] Dabei gilt: Untergewicht ist nicht gleichbedeutend mit einer Essstörung. Normalgewicht schließt eine Essstörung nicht aus. Übergewicht und Adipositas (Fettleibigkeit) sind keine Essstörungen – können aber insbesondere aus einer Binge-Eating-Störung entstehen (mehr Informationen dazu finden Sie in Kapitel 7).

Wie psychische Erkrankungen insgesamt, nehmen auch Essstörungen zu: So gab die AOK Nordost beispielsweise 2018 bekannt, dass die Zahl der Erkrankungen unter den 6- bis 54-jährigen Versicherten von 2010 bis 2016 um 74 Prozent angestiegen war.[12]

Die Corona-Pandemie hat diese Entwicklung seit dem Frühjahr 2020 nochmal verstärkt. Im Frankfurter Zentrum für Ess-Störungen standen laut dessen Leiterin Sigrid Borse die Telefone nicht mehr still: Viele Mädchen und Frauen meldeten sich, die spürten, dass sich ihre Beziehung zu Essen und Körper in den Lockdown-Phasen verändert hatte.[13]

Durch die psychische Belastung sowie das Fehlen von Strukturen und sozialen Kontakten nahmen Essanfälle, depressive Anzeichen und allgemeine Krankheitssymptome von Essstörungen zu. Bestehende Essstörungen verstärkten sich häufig, bereits vorbelastete Personen erlitten vermehrt Rückfälle.[14]

Die Weltgesundheitsorganisation (WHO) fordert, Essstörungen mit hoher Priorität zu bekämpfen, weil sie ein großes gesundheitliches und psychosoziales Risiko bergen: Bei Jugendlichen ist die Anorexie die psychische Erkrankung mit der höchsten Sterblichkeit (durch Mangelernährung und Suizid).[15] Daher ist es wichtig, Essstörungen frühzeitig zu erkennen und zu behandeln.

Leben wir in einer essgestörten Gesellschaft?

Ein problematisches Essverhalten fängt mitunter deutlich früher an. Da uns manche zwanghaften Essgewohnheiten und Ernährungseinschränkungen jedoch so alltäglich oder sogar gesundheitsbewusst erscheinen und sie als Problematik unerkannt bleiben, möchten wir den Fokus besonders darauf richten.

Denn auch ein latent gestörtes Essverhalten kann die Lebensfreude enorm beeinträchtigen und hohen Leidensdruck erzeugen. So klagt in einer Studie ein Drittel über abendliche Essanfälle.[16] In einer Befragung von 25 bis 45 Jahre alten Frauen berichtete ebenfalls ein Drittel, dass sie schon über die Hälfte ihrer bisherigen Lebenszeit Diät hielten.[17] Die gesundheitlichen Folgen und die medizinischen Kosten, die aus einer Fehl- oder Überernährung entstehen können, sind nicht zu unterschätzen. Ebenso aber die psychischen Auswirkungen, wenn ein Großteil der Lebensenergie darauf verwendet wird, den eigenen Körper „in den Griff" zu bekommen.

Aufgrund der Ausmaße und der Entstehungsfaktoren eines gestörten Essverhaltens müssen wir bei diesem Thema auch berücksichtigen, wie unsere Lebensform und der Zeitgeist dazu beitragen. Wenn man weiß, dass eine hohe

Körperunzufriedenheit und eine „Diätmentalität" zu den größten Risikofaktoren für Essstörungen zählen – dann bietet unsere Kultur einen idealen Nährboden dafür. Aus diesem Grund spricht die Kinder- und Jugendpsychiaterin Dagmar Pauli in ihrem Buch „Size Zero" auch von einer „essgestörten Gesellschaft".[18]

Unser Buch beleuchtet die Themen Hungern und Essen, Schlankheitsideal und Gewicht sowohl aus gesellschaftlicher als auch individueller Perspektive. Die Frage ist: Wie können gerade junge Menschen, aber auch Frauen und Männer jeden Alters, mit den gesellschaftlichen Anforderungen und Idealen zurechtkommen und dabei gesund bleiben? Was sind die Gelingensbedingungen, um ein intuitives Essverhalten und ein positives Körpergefühl zu erreichen? In vielen Bereichen unseres modernen Lebens geht es darum, sich von äußeren – nicht selten durch finanzielle Interessen geprägten – Angeboten zu distanzieren und zu eigenen Maßstäben zu finden. Dafür müssen wir als Gesellschaft und oft auch persönlich einige Sicht- und Denkweisen verändern.

Was erwartet Sie in diesem Buch?

Wir laden Sie ein, eine andere als die weit verbreitete Perspektive auf Essen, Gesundheit und den eigenen Körper einzunehmen. Dafür müssen wir zunächst die Einflüsse auf unser Essverhalten verstehen: körperliche und emotionale Faktoren, die Auswirkungen von Diäten, die Gründe, aus denen wir hungern oder zu viel essen und zunehmen. In den ersten Kapiteln beschreiben wir daher, welch vielfältige Bedeutung Essen in unserem Leben hat. Warum ein Gefühl für unser eigenes Maß oftmals verloren geht und wie die Leistungsgesellschaft und ihre Ideale unser Selbstbild beeinflussen können.

Im Weiteren stellen wir dar, wie eine vermeintlich harmlose Diät zum Einstieg in eine Essstörung werden kann.

Dabei beschäftigen wir uns mit den weit verbreiteten Sichtweisen und Mythen, welche die Gesundheits- und Diätindustrie – und nicht zuletzt wir selbst – uns immer wieder glauben machen wollen. Wir stellen vor, wie sich dies in unterschiedlichen Lebensphasen auswirken kann – gerade, wenn sie seelische oder körperliche Veränderungen mit sich bringen. Was Essstörungen genau sind und was man dagegen tun kann, erläutern wir in einem Extra-Kapitel.

Schließlich zeigen wir im letzten Teil des Buches – auch anhand von Beispielen aus der Praxis von Margrit Hasselmann – wie Wege aussehen können, um wieder zu einem gesunden, genussvollen Essverhalten und zum Frieden mit dem eigenen Körper zurückzukommen.

Sollten Sie bei sich persönlich oder bei Nahestehenden feststellen, dass die Themen Figur und Gewicht deutlich belastet sind, ein ständiger Kampf mit dem Essen und gegen den eigenen Körper stattfindet – dann kann sich die Auseinandersetzung mit einem „seltsamen" Essverhalten lohnen. Weiterführende Adressen und Literatur dazu finden Sie im Anhang.

Dieses Buch ist kein Ratgeber, wie Sie schnellstmöglich doch noch zur vermeintlichen Idealfigur kommen. Es gibt auch kein Versprechen auf kurzfristige Erfolge ab. Mit dem Wissen, das Ihnen dieses Buch vermittelt, ist es aber möglich, persönliche und nachhaltige Veränderungen anzugehen, die Ihr Leben lebenswerter machen können. Sobald wir all die damit verbundenen Mechanismen verstanden haben, können wir einen anderen Ansatz verfolgen: Weg von unrealistischen, krankmachenden Idealen, hin zu einer empathischeren Sicht auf uns selbst, zu einem besseren Körpergefühl – sowie zu einem dauerhaft entspannten Essverhalten.

Viel Spaß bei dieser Entdeckungsreise!

1. WARUM WIR ESSEN

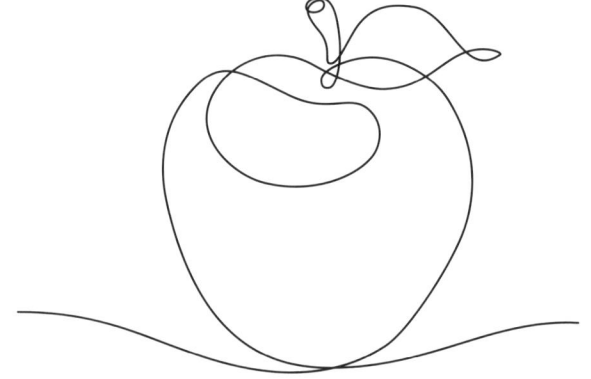

Eigentlich scheint es ganz einfach: Essen gehört zu den menschlichen Grundbedürfnissen, wie Atmen oder Schlafen. Es ist lebensnotwendig, um den Organismus mit Energie und Nährstoffen zu versorgen. Es soll dazu beitragen, alle Körperfunktionen, das Immunsystem, den Stoffwechsel und die Leistungsfähigkeit bestmöglich aufrechtzuerhalten – kurz, unsere Gesundheit.

Wenn man die Definition der Weltgesundheitsorganisation (WHO) zugrunde legt, geht es bei Gesundheit um einen „Zustand des vollständigen körperlichen, geistigen und sozialen Wohlbefindens und nicht nur die Abwesenheit von Krankheit und Gebrechen."[19] Für all das ist unsere Ernährung eine wichtige Ressource. Denn neben dem gesundheitlichen Aspekt geht es auch um Bedürfnisbefriedigung – Essen spricht unsere Sinne an, kann großen Genuss bereiten und damit zur Lebensfreude beitragen.

In Deutschland und anderen Industrienationen steht uns eine ungeheure Vielfalt und Fülle an Nahrung zur Verfügung, um uns nach unseren persönlichen Vorlieben abwechslungsreich und gesund zu ernähren. Warum haben dennoch so viele Menschen in unserer Gesellschaft Probleme mit dem Essen, mit ihrer Ernährung, mit ihrem Gewicht?

In einer Studie des Demoskopischen Instituts Allensbach für Nestlé gaben 90 Prozent der Teilnehmenden an, dass sie mit ihrer Ernährung auch übergeordnete Ziele erreichen wollten: Rund 60 Prozent wollen ihre Fitness und Gesundheit, die Hälfte das persönliche Wohlbefinden stärken. Etwas mehr als ein Drittel will sich selbst optimieren, knapp ein Viertel etwas für das eigene Aussehen tun. Allerdings: 85 Prozent sind gleichzeitig mit dem eigenen Ernährungsverhalten unzufrieden und ernähren sich anders als gewollt. Ein Drittel der Befragten berichtete von abendlichen

Heißhungerattacken. 31 Prozent gaben an, dass sie zu wenig Obst und Gemüse, 28 Prozent, dass sie zu viel Fett zu sich nähmen. Über zu wenig Zeit zum Essen klagte etwa ein Viertel der Befragten.[20]

Warum also essen so viele Menschen anders, als es für ihre Gesundheit förderlich ist? Und warum hat eine so natürliche und lebensnotwendige Handlung wie Essen die Selbstverständlichkeit verloren? Um das zu verstehen, beschäftigen wir uns zunächst mit der Bedeutung von Essen. Wonach wählen wir unsere Lebensmittel aus, wann und wie viel essen wir? Was bestimmt unseren Blick auf Nahrung und unser Verhältnis zum Essen?

KÖRPERLICHE FAKTOREN

Am Lebensanfang sind körperliche Faktoren für die Nahrungsaufnahme entscheidend: Ein Baby ist noch völlig abhängig von seinen Bedürfnissen und deren Befriedigung. Daher verfügt unser Körper über komplexe Mechanismen, um die Energieversorgung sicherzustellen. Hunger, Durst und Sättigung sind dabei die wichtigsten Signale.

Hunger und Sättigung

Hunger ist ein körperlicher Reiz mit dem Ziel, Nahrung aufzunehmen, um den Organismus mit Energie und Nährstoffen zu versorgen. Sättigung setzt etwa 10 bis 15 Minuten nach Beginn der Nahrungsaufnahme ein. Sie entsteht nicht allein dadurch, dass sich der Magen zunehmend füllt, sondern wird auch durch die Zusammensetzung der Nahrung, ihren Energiegehalt und ihre Konsistenz beeinflusst.

Entlang des gesamten Magen-Darm-Trakts und im Zentralnervensystem werden Hunger und Sättigungsgefühle in einem komplexen Zusammenspiel von Sinneseindrücken, mechanischen Reizen und Botenstoffen weitergegeben. Dieser Informationsaustausch zwischen Darm und Gehirn wird als Darm-Hirn-Achse bezeichnet.[21]

Einen Sättigungseffekt gibt es allerdings auch, wenn wir uns zu einseitig ernähren – wir können nicht immer das Gleiche essen, irgendwann haben wir es „satt“. Auf diese Weise stellt unser Körper sicher, dass kein Nährstoffmangel entsteht. Dazu können noch bestimmte Aversionen kommen, wenn man beispielsweise eine verdorbene Speise zu sich genommen hat oder sie mit einem unangenehmen Erlebnis verbindet (etwa der pappige Brei während eines längeren Krankenhausaufenthalts in der frühen Kindheit). Solche verinnerlichten Abneigungen schützen uns davor, ungute oder potenziell gesundheitsschädliche Essenserfahrungen zu wiederholen.

Was und wie viel wir essen, wird aber auch über weitere körperliche Faktoren beeinflusst, wie das Alter und das Geschlecht, unsere körperliche Aktivität, in welcher Stimmung wir sind, wie hoch die Stressbelastung ist, ob wir krank sind oder Medikamente einnehmen müssen. Neben unserem individuellen Stoffwechsel können außerdem genetische Faktoren eine Rolle dabei spielen, welche Nahrung und welche Mengen wir zu uns nehmen und wie wir sie vertragen: So kann beispielsweise bei einer Laktoseintoleranz Milchzucker wegen eines fehlenden Enzyms nicht richtig verdaut werden.

Ein weiteres wichtiges Signal unseres Körpers sind Durstgefühle. Neben der Nährstoffversorgung über die Nahrung ist für das Funktionieren unserer Organe auch Wasser lebenswichtig. Daher entsteht Durst, sobald wir eine bestimmte Menge Wasser über die Haut, beim Atmen oder über den Urin verbraucht haben. Es kann jedoch passieren, dass wir das Verlangen nach Flüssigkeit als Hungergefühl fehlinterpretieren – vor allem bei Menschen, die ohnehin zu wenig trinken. Gesüßte Getränke, Säure und Salz sowie scharfe Gewürze können den Durst besonders anregen.

All diese Signale sind kluge Sicherheitsprinzipien unseres Körpers, über die er sicherstellt, dass wir uns ausgewogen ernähren und keine gesundheitlichen Risiken eingehen. Unser Körper liefert also eigentlich ganz persönliche Maßstäbe, damit wir unseren Bedarf decken und erkennen können, wann es genug ist. Eigentlich.

Geschmack

Welche Nahrung wir auswählen, entscheidet zudem auch der Geschmack bestimmter Speisen – und der Genuss, den wir uns davon versprechen. Im Gegensatz zum Hunger kann Appetit spontan auftreten und richtet sich nicht unbedingt nach dem körperlichen Bedarf. Er ist ein psychischer Reiz, ein eher genussorientiertes Verlangen nach einem bestimmten Lebensmittel.

Manche Vorlieben sind genetisch vererbt, andere werden schon im Mutterleib geprägt: Über Nabelschnur und Fruchtwasser lernt ein Baby bestimmte Geschmackseindrücke durch die Speisenauswahl seiner Mutter kennen.[22] Früh entsteht auch die Vorliebe für Süßes: Bereits Neugeborene bevorzugen diese Geschmacksrichtung, denn Muttermilch schmeckt süß. Der Geschmackseindruck vermittelt, dass die Nahrung viel Energie enthält und rasch sättigt. Evolutionär bedingt bedeutet süßer Geschmack auch Entwarnung: Süße Früchte sind eher reif und ungiftig – im Gegensatz zu sauren oder bitteren.

Mit zunehmendem Alter finden wir auch Geschmack an salzigen, herben oder würzigen Speisen und entwickeln weitere Vorlieben und Abneigungen. Neben dem Geschmack entscheiden auch andere Sinneseindrücke, welche Nahrung uns anspricht: Wie sieht eine Frucht aus, wie riecht eine Milchspeise, welche Konsistenz und Temperatur hat die Suppe? Wenn uns etwas besonders gut schmeckt, wir eine Mahlzeit sehr genießen oder wir viele geschmacklich abwechselnde Speisen angeboten bekommen, animiert uns das eher zum Weiteressen – selbst wenn wir eigentlich schon längst Sättigung spüren und unser Energiebedarf gedeckt ist.

SOZIOKULTURELLE FAKTOREN

Ob norddeutscher Grünkohl mit Pinkel oder koreanisches Kimchi: Bestimmte Speisen – hier Kohl – und ihre jeweilige Zubereitung sind uns durch die Esskultur des Ortes und der Gesellschaft, in die wir hineingeboren wurden, vertraut, und wir bevorzugen sie automatisch. Auch das ist evolutionär sinnvoll: Wir essen, was wir kennen – denn das ist wahrscheinlich sicher und unschädlich. Ab der frühesten Kindheit prägt unser soziales Umfeld unsere Ernährung und unsere Geschmacksvorlieben, genauso wie unsere Essgewohnheiten.

Familie und Erziehung

„Was auf den Teller kommt, wird gegessen." „Messer rechts, Gabel links." „Erst den Salat." – Die Familie, in der wir aufwachsen, bildet auch beim „Essenlernen" den ersten und wichtigsten sozialen Rahmen. In vielen Fällen übernehmen wir von unseren Eltern zum Beispiel die Essenszeiten, die Mahlzeitengestaltung, die Essgeschwindigkeit oder die Portionsgrößen. Auch bestimmte Lieblingsspeisen, Abneigungen und familiäre Rituale werden oft „vererbt". Essen ist dadurch eng mit unserer persönlichen Geschichte verwoben.

Als Kinder lernen wir durch Beobachten und durch Vorbilder – und übernehmen damit sowohl förderliche als auch eher ungünstige Gewohnheiten: Erleben wir gesellige Mahlzeiten mit Ruhe und Genuss oder auch das gemeinsame Kochen von leckeren, frischen Lebensmitteln, beeinflusst das unser Essverhalten ebenso sehr, wie wenn regelmäßig vor dem Fernseher gegessen oder Essen als Erziehungsmethode eingesetzt wird.

Bestimmte familiäre Verhaltensweisen können es Kindern und später Erwachsenen erschweren, in Bezug auf ihr Essverhalten auf ihre körpereigenen Signale zu hören: wenn beispielsweise für das Essen sehr strenge Regeln galten, wenn Kinder zum Essen gedrängt wurden, obwohl sie keinen Hunger hatten. Wenn sie ihren Teller leer essen sollten, obwohl sie längst satt waren, oder eher beiläufig gegessen wurde.

Aber auch wenn unsere Herkunftsfamilie unser Essverhalten in vieler Hinsicht prägt, muss das natürlich nicht für immer bestehen bleiben. Im Lauf unseres Lebens kommen weitere Einflüsse hinzu, etwa beim Eintritt ins Berufsleben, durch soziale Kontakte, mit verändertem ökonomischem Status oder bei einer eigenen Familiengründung.

Essen in Gemeinschaft

Essen ist „sozialer Klebstoff": Das Abendessen mit der Familie oder das Kochen mit Freunden dienen als Anlass, sich über die Erlebnisse des Tages zu unterhalten oder sich gegenseitig auf den neuesten Stand zu bringen. Essen ist auch deshalb stark emotional besetzt, weil wir damit Geselligkeit, Nähe und gemeinschaftliche Aktivitäten verbinden.

Kinder essen in der Kita oder im Hort zusammen mit Spiel- oder Schulkameraden, der gemeinsame Besuch der Mensa dient Studierenden zum Pflegen persönlicher Kontakte und zum Informationsaustausch. Berufliche Besprechungen verbinden wir als Geschäftsessen nicht selten mit einem Restaurantbesuch. Wie wichtig gemeinsames Essen für unser Sozialleben ist, zeigte auch eine Studie US-amerikanischer Forscher der Cornell University: Wenn Arbeitskollegen regelmäßig zusammen die Kantine besuchten, verbesserte das nachweislich ihre Zusammenarbeit und ihre Arbeitsleistung.[23]

„Noch ein Nachschlag?" – Das gemeinschaftliche Essen hat Auswirkungen darauf, wie viel Nahrung wir zu uns nehmen. Sind wir in Begleitung, kann die Menge durchaus anders ausfallen, als wenn wir allein essen – dieses Phänomen wird „soziale Aktivierung" genannt. In Studien stellten Forschende fest, dass wir in Gesellschaft bis zu 48 Prozent mehr essen.[24] Wenn andere beim Büffet die Speisen auf den Teller türmen oder bei der Essenseinladung eine zweite Portion angeboten wird, greifen wir verstärkt zu. Allerdings hängt die Menge davon ab, wie vertraut uns die Tischnachbarn sind: Gegenüber Fremden oder entfernteren Bekannten wollen wir vielleicht ein anderes Bild vermitteln als bei Freunden und Familienangehörigen.

Dabei wirken sich laut den Studien auch das Geschlecht, die Art der Lebensmittel und das Körpergewicht aus: Frauen aßen beispielsweise in Gegenwart von Männern weniger, wenn sie ihnen gefallen wollten. Ebenso hielten sich Menschen mit Übergewicht beim Essen eher zurück – womöglich, um nicht gierig zu erscheinen oder Vorurteile zu bestätigen. Auch kann es dazu kommen, dass alle am Tisch weniger essen, sobald einer aus der Runde erwähnt, dass er oder sie Diät hält.

Feste und Feiern

Einen besonderen Stellenwert haben gemeinsame Mahlzeiten bei Feiern und Festtagen. Die Auswahl der Speisen und Getränke, ihre Inszenierung, spezielle Regeln, Traditionen und Praktiken werden ebenfalls durch die Kultur beeinflusst, in der wir leben und aufgewachsen sind. Manche Gerichte werden beispielsweise nur einmal im Jahr konsumiert, weil sie für manche Menschen traditionell zu einem bestimmten Anlass gehören, wie der Gänsebraten an Weihnachten.

Andere traditionelle Mahlzeiten übernehmen bestimmte Funktionen: bei einer Trauerfeier etwa kann der so genannte „Leichenschmaus" dabei helfen, dass die Hinterbliebenen zusammenkommen und sich gegenseitig Trost spenden. Auch im religiösen Kontext hat Essen als Ritual einen festen Platz – zum Beispiel das Fastenbrechen oder das Zuckerfest im Islam, das jüdische Pessach-Mahl oder Brot und Wein beim christlichen Abendmahl. Essen ist damit ein wichtiger Teil unserer sozialen und kulturellen Identität.

Unser Essverhalten und unser persönlicher Geschmack entwickeln sich in einem lebenslangen Lernprozess weiter. Die lebensnotwendigen körperlichen Grundbedürfnisse Hunger und Durst werden dabei zunehmend von Außenreizen ergänzt und teilweise überlagert. Daneben hängt unsere Nahrungsauswahl auch von Wünschen, Einstellungen und Erfahrungen ab. Neben den körperlichen und soziokulturellen Einflüssen bestimmen damit vor allem emotionale Faktoren unser Essverhalten.

EMOTIONALE FAKTOREN

„Das muss ich erstmal verdauen", „Liebe geht durch den Magen", „Ich könnte kotzen", „Ich habe dich zum Fressen gern" – wie viel Essen mit menschlichen Empfindungen zu tun hat, zeigt sich an geläufigen Redewendungen. So sind unsere ersten Ernährungserfahrungen meist positiv, weil sie mit menschlicher Zuwendung, mit Wärme und Körperkontakt verbunden sind. Das Lieblingsessen unserer Kindheit ist oft mit schönen Erinnerungen verbunden, bestimmte Speisen vielleicht mit beglückenden Erfahrungen oder einer besonderen Umgebung.

Der Erdbeerkuchen, den es immer zum Kindergeburtstag im Frühling gab, der warme Kaiserschmarren auf der Skihütte oder Matjesbrötchen an der Nordsee – solche Gerichte können blitzschnell angenehme Gefühle heraufbeschwören, den Genussfaktor erhöhen und schon vor dem ersten Bissen Glücksgefühle auslösen. Die mit dem Essen verbundenen Assoziationen, das Verlangen danach und die erwartete Befriedigung stimulieren das Belohnungszentrum des Gehirns. Der Botenstoff Dopamin, ein sogenanntes „Glückshormon", wird ausgeschüttet und verstärkt das Wohlbefinden.

Bestimmte Gefühle können sich also auf unser Essverhalten auswirken, ebenso kann aber auch Nahrung unseren Gefühlshaushalt beeinflussen. Der Wissenschaftler Michael Macht beschreibt in der Ernährungs-Umschau fünf verschiedene Zusammenhänge: assoziativ, sensorisch, energetisch, neurochemisch und pharmakologisch.[25]

Zum einen lassen uns, wie schon beschrieben, Assoziationen zur Nahrung greifen – also bestimmte Erinnerungen, Geruchs- und Geschmacksreize, vielleicht aber auch die Werbung für ein bestimmtes Produkt. Sensorisch reagieren, wie ebenfalls schon erwähnt, beispielsweise Neugeborene auf süße Geschmacksreize. Über die Nahrung zugeführte Energie kann sich stimmungsaufhellend auswirken, Hunger dagegen depressive Stimmungen auslösen. Bestimmte Lebensmittel können neurochemische

Veränderungen im Körper auslösen: etwa, indem sie den Serotoninspiegel ansteigen lassen, was entspannend und stimmungsaufhellend wirken kann. Schließlich können bestimmte Inhaltsstoffe auch eine gewisse pharmakologische Wirkung haben, wie zum Beispiel Koffein. Es gibt also ganz unterschiedliche Faktoren, die den Impuls zu essen auslösen können. Mit bewussten Entscheidungen haben diese nicht immer zu tun.

Emotionales Essen

Durch die emotionale Aufladung von Essen setzen wir Nahrungsmittel manchmal auch gezielt ein, um angenehme Empfindungen hervorzurufen: Beispielsweise im Sinne von Selbstfürsorge, wenn wir uns ein leckeres Essen kochen. Vielleicht motiviert man sich auch an einem anstrengenden Arbeitstag mit Süßigkeiten durchzuhalten oder „belohnt" sich am Abend mit einem großen Teller Nudeln.

Daneben essen Menschen auch, um unangenehme Gefühle, Sorgen oder Ärger zu verdrängen. Die Verbindung von Essen mit Ablenkung, Beruhigung oder Trost lernen wir oft schon in der Kindheit kennen: Das weinende Baby bekommt nicht nur bei Hunger die Flasche, sondern auch, damit es aufhört zu weinen. Das Kleinkind wird bei einem Sturz mit ein paar Gummibärchen auf andere Gedanken gebracht. Auf diese Weise wird eine unangenehme Erfahrung durch einen anderen Reiz – hier: durch Essen – kompensiert. Diese gelernte Verbindung kann dazu führen, dass sich schon Kinder bei Einsamkeit oder Traurigkeit selbst mit Essen trösten – und sich noch als Erwachsene bei Problemen durch Knabbereien ablenken, vor Prüfungssituationen naschen, um die Anspannung zu lindern, oder versuchen zur Ruhe zu kommen, indem sie nachts nochmal zum Kühlschrank schleichen.

Kurzfristig kann Essen auch tatsächlich die Stimmung aufhellen: es lenkt vorübergehend ab, Belohnungsstoffe werden ausgeschüttet. Zuckerhaltiges stellt dem Körper schnell Energie zur Verfügung, die er in Stress-Situationen besonders braucht. Zudem wird Nahrung mit Sicherheit und Versorgung assoziiert – da liegt es nahe, in verunsichernden Situationen oder bei Einsamkeitsgefühlen zum Essen zu greifen.

Ob Nervennahrung, Trost- und Frustessen: Es ist nicht ungewöhnlich, dass sich unser Essverhalten in herausfordernden Situationen oder in Momenten, in denen starke Gefühle vorherrschen, anpasst. Das können Empfindungen wie Stress, Frustration oder Traurigkeit sein, manchmal aber auch Glücksgefühle wie Verliebtheit. Nach repräsentativen Befragungen isst jeder dritte Deutsche bei Stress mehr als üblich.[26]

Natürlich ist es legitim, nach einem anstrengenden Tag mal zur Schokolade zu greifen. Wenn Essen allerdings regelmäßig als Belohnung oder Trost eingesetzt wird, kann das ungesunde Essgewohnheiten fördern: Man isst mehr, als man will, womöglich bis der Magen unangenehm spannt, oder ständig zwischen den Mahlzeiten. Vielleicht werden auch die Essensmengen immer größer: Hat früher ein Teller Nudeln ausgereicht, sind es neuerdings immer zwei oder drei Portionen. Allerdings entsteht meist kein wirkliches Wohlbefinden – denn die Probleme, die das Verlangen nach Nahrung ursprünglich hervorriefen, werden ja nicht gelöst.

Das Eating Behavior Laboratory der Universität Salzburg untersuchte in einer 2016 veröffentlichten Studie das emotionsbedingte Essen erstmals nicht unter Laborbedingungen, sondern im Alltag.[27] Die Teilnehmenden dokumentierten mehrmals täglich per Smartphone, ob sie unter

Stress oder Zeitdruck standen, ob bei ihnen positiv oder negativ empfundene Emotionen vorherrschten und ob sie jeweils aus Hunger oder aufgrund des Geschmacks aßen.

Während sich schlechte Stimmung bei manchen Personen appetitmindernd auswirkte, aßen die emotionalen Esser bei Traurigkeit, Ärger, Einsamkeit oder Langeweile deutlich mehr. Ebenso die Teilnehmenden mit einem hohen BMI. Vor allem Frauen und zwei Arten von „Ess-Typen" griffen bei negativ empfundenen Gefühlen stark zu: Zum einen die so genannten „gezügelten Esser", die ihre Nahrungsaufnahme normalerweise streng kontrollierten – unter Belastung aber zu Essanfällen neigten. Zum anderen die „externalen Esser", die sich stark durch Sinneseindrücke zum Essen verleiten ließen.

Das „emotionale Essen" hat bei einigen Menschen also einen großen Einfluss auf ihr alltägliches Essverhalten – und gegebenenfalls auf ihre Gesundheit. Denn auch medizinische Behandlungen, die zwingend eine Veränderung des Essverhaltens erfordern, etwa bei Diabetes, werden dadurch erschwert.

Bleibt Essen dauerhaft die einzige Bewältigungsstrategie, kann emotionales Essen zu zwanghaftem Essverhalten oder sogar einer Essstörung wie Bulimie oder Binge Eating führen. Für eine gesunde, ausgeglichene Beziehung zum Essen ist es daher wichtig, körperlichen von emotionalem Hunger zu unterscheiden, das emotionale Essen zu verstehen und andere Strategien zu erlernen, um mit Gefühlen umzugehen.

Was, wann und wie viel wir essen, entscheiden wir im Lauf unseres Lebens also zunehmend unabhängig von unserem Hunger- und Sättigungsgefühl. Gerade unsere Emotionen können körperliche Signale deutlich dominieren. All diese Faktoren, die unser Essverhalten, unsere Nahrungsauswahl und unsere Esskultur prägen, sind natürlich nicht trennscharf und beeinflussen sich wechselseitig. Was zusätzlich eine Rolle spielt: das finanzielle Budget, die Nahrungsmittelpreise, das individuelle Ernährungswissen und die Lebensmittelwerbung. Entscheidend sind zudem auch das Angebot und die Qualität der verfügbaren Nahrung, die sich in den letzten Jahrzehnten enorm verändert hat.

ERNÄHRUNG IM WANDEL DER ZEIT

In seiner gesamten Entwicklungsgeschichte ernährte sich der Mensch überwiegend von ballaststoffreicher, wenig bearbeiteter, pflanzlicher Nahrung, ergänzt durch unterschiedliche Anteile tierischen Ursprungs. Das entspricht im Prinzip der auch heute noch von der Ernährungswissenschaft empfohlenen vollwertigen Mischkost mit überwiegend pflanzlichem Anteil. Seit der Industrialisierung – also in einer vergleichsweise kurzen Zeitspanne von etwa 200 Jahren – hat sich die menschliche Ernährung jedoch stark verändert, besonders beschleunigt durch die Entwicklungen in den letzten hundert Jahren.[28]

In der ersten Hälfte des 20. Jahrhunderts ging es vor allem darum, die Grundversorgung der Bevölkerung mit Lebensmitteln sicherzustellen. Während der Weltkriege starben noch Hunderttausende an Hunger und Unterernährung – nach den Entbehrungen lag der Fokus anschließend darauf, die Lebensmittelversorgung zu sichern und zu steigern. Hierfür wurde die Landwirtschaft ab den 1950er-Jahren in Deutschland staatlich subventioniert, wodurch die Produktion von Getreide, Fleisch- und Milchprodukten stark anstieg. In den Wirtschaftswunderjahren konnten die Teller gar nicht voll genug sein – der satte, runde „Wohlstandsbauch" war ein optisches Zeichen des wiedererlangten Status. Durch Importe und zunehmende Urlaubsreisen hielten immer mehr neue Nahrungsmittel, Gerichte und Zubereitungsformen aus anderen Ländern Einzug in die deutsche Küche. Zur Steigerung der Lebensmittelproduktion trugen veränderte Anbaumethoden, Pflanzenschutzmittel und Arzneimittel in der Nutztierhaltung bei.

Kaum war genug zu essen da, wollte man schon wieder abnehmen: 1969 löste das Buch „Hurra, die Punkt-Diät ist da" eine Diätwelle aus. Der Bestseller enthielt Punktetabellen, Wochenpläne und Rezepte. Für bestimmte Lebensmittel wurden je nach Fett-, Kalorien- oder Ballaststoffanteil Punkte vergeben. Bereits 1971 wurde von der „Volkskrankheit Übergewicht" gesprochen.[29]

Die landwirtschaftliche Produktion, die der Staat nach dem Krieg durch Agrarsubventionen und Abnahmegarantien ankurbeln wollte, konnte die Nachfrage schließlich decken – Ende der 1970er-Jahre/Anfang der 1980er-Jahre überstieg sie sogar deutlich den Bedarf. Durch diese Überproduktion (und darauffolgende staatliche Ankäufe) von Lebensmitteln in Westeuropa entstanden die so genannten „Milchseen" sowie „Butter- und Fleischberge".[30]

Ab den 1980er-Jahren stieg auf der einen Seite die Nachfrage nach Feinkost und Luxusprodukten, wie Champagner und Krabbencocktail. Auf der anderen Seite entstand der Wunsch nach mehr Umweltschutz und die Aufklärung zu Ernährungs- und Gesundheitsfragen: Nach diversen Lebensmittelskandalen, dem so genannten „Rinderwahnsinn" BSE (Bovine Spongiforme Enzephalopathie) oder nach dem Fund von Schadstoffen sowie Medikamenten im Essen ging es zunehmend um Lebensmittelsicherheit,

Ökologie und Tierschutz.[31] Zwischen 1979 und 1989 ver-
zehnfachte sich schließlich die Zahl an Naturkost- und
Bioläden.

Anfang der 1980er-Jahre kamen kalorienreduzierte Produkte und Light-Getränke neu auf den Markt. Da immer
mehr Frauen berufstätig waren und weniger Zeit zum
Kochen blieb, hielt die Mikrowelle Einzug in der Küche,
Supermärkte boten ein wachsendes Angebot an Fertig-
und Dosengerichten, Backmischungen, fertigen Soßen oder
Tiefkühlgerichten. Auch Fast Food wurde beliebter.

Heute sind in Deutschland Lebensmittel in großer Menge, Vielfalt und hoher Qualität praktisch rund um die Uhr
und unabhängig von der Jahreszeit verfügbar. Innerhalb
weniger Generationen hat sich in den Industrieländern
die Ernährung gewandelt von natürlichen, überwiegend
pflanzlichen Bestandteilen hin zu konzentrierter, teilweise
stark verarbeiteter, ballaststoffarmer Nahrung mit einem
hohen Anteil an tierischen Produkten. In einigen Ländern
der Europäischen Union lag dieser Anteil vor 50 Jahren
noch bei 16 bis 20 Prozent, heute beträgt er bereits 23 bis
37 Prozent. Diese vergleichsweise schnelle Nahrungsum-
stellung birgt jedoch gesundheitliche Risiken, insbesondere in Kombination mit nachlassender körperlicher Aktivität[32] – denn unsere Körper sind dazu gemacht, sich zu
bewegen. Waren unsere Vorfahren noch viel zu Fuß unterwegs und verrichteten meist körperliche Arbeit, bewegen
sich heute laut WHO mehr als ein Viertel der Erwachsenen
zu wenig: Durch mehr körperliche Aktivität ließen sich
weltweit vier bis fünf Millionen vorzeitige Todesfälle pro
Jahr verhindern.[33]

Statt durch Hunger und Mangelerscheinungen treten in
den Industrienationen gesundheitliche Probleme also vermehrt durch zu viel und zu einseitige Nahrung auf. Die Ärz-

tin Petra Bracht und der Ernährungswissenschaftler Claus Leitzmann erklären in ihrem Buch „Klartext Ernährung", dass sich die typischen Zivilisationskrankheiten als „Überlastung der menschlichen Regulationssysteme" deuten ließen. „Die Folge sind die weit verbreiteten ernährungsbedingten Erkrankungen, die seit Jahrzehnten die Hauptkrankheitslast in den Wohlstandsgesellschaften ausmachen."[34]

Industriell verarbeitete Nahrung

Ob Fertiggerichte, Süßspeisen, Fruchtgetränke oder Wurstwaren – stark verarbeitete Lebensmittel mit ihrem hohen Anteil an Auszugsmehl, Einfachzucker und industriell verarbeiteten Fetten spielen eine große Rolle in der heutigen Ernährung. Viele dieser Produkte werden angereichert mit Zusatzstoffen, die Geschmack, Aussehen, Verarbeitung und Haltbarkeit verbessern sollen, wie Süßungsmittel, künstliche Aromen, Backtriebmittel oder Farb- und Konservierungsstoffe. Unser Geschmack wird dadurch mit starken Reizen konfrontiert, auch eine beispielsweise besonders schmelzende Konsistenz regt den Appetit an. Für die Nahrungsqualität und unsere Gesundheit bedeuten diese Lebensmittel allerdings eine Verschlechterung. Denn stark bearbeitete, weiche und wenig voluminöse Nahrung kann schnell in großen Mengen verzehrt werden – noch bevor der Körper eine erste Sättigung registriert. Gleichzeitig sind industriell gefertigte Lebensmittel oft energiereicher, so dass in kürzerer Zeit umso mehr Kalorien aufgenommen werden.[35]

Claudia Niggemeier und Almut Schmid, Ernährungswissenschaftlerinnen der Universität Paderborn, untersuchten 2015, wie sich der Konsum hoch verarbeiteter Lebensmittel auf die Gesundheit von Kindern und Erwachsenen auswirkt. Das Ergebnis war eindeutig: Je mehr Fertigprodukte die Personen zu sich nahmen, desto übergewichtiger waren sie.[36, 37] Denn hohe Fett- und Zuckeranteile werden von unserem Gehirn besonders „belohnt", weil energiereiche Nahrung in früheren Zeiten das Überleben sicherte. Mit Zucker angereicherte Produkte führen zu starken Blutzuckerschwankungen, die wiederum Heißhungeranfälle auslösen können. Daneben gehen im Verarbeitungsprozess lebensnotwendige Nährstoffe, Vitamine, Mineral- und Ballaststoffe verloren, so dass der Körper selbst bei mehr als ausreichender Energie unter Umständen immer noch nicht gesättigt ist – und nach mehr verlangt.

Die süße Versuchung

Vom Schoko-Croissant am Morgen über die Kekse im Büro und den Kuchen zum Kaffee bis zu Gummibärchen abends vor dem Fernseher – so natürlich die Vorliebe für Süßes ist, so unnatürlich hoch ist inzwischen der Zuckeranteil in unserer Nahrung. Sogar industriell verarbeitete Nahrungsmittel, die auf den ersten Blick gar nicht sehr süß wirken, enthalten oft erstaunlich hohe Zuckermengen, wie Tiefkühlpizza oder Toastbrot, Salatsaucen oder Ketchup. Problematisch ist, dass wir uns dadurch an immer mehr Zucker gewöhnen. Die Empfindlichkeit gegenüber dem extremen Geschmack lässt nach, wir süßen umso stärker nach.

Die Einfachzucker in Süßigkeiten, Eis oder Gebäck können direkt verwertet werden, geben schnell Energie und wirken aufmunternd. Was für Leistungssportler sinnvoll sein kann, wird im Überangebot des Alltags eher zum Verhängnis. Denn körperlich richtet zu viel Zucker Schaden an: Der Blutzuckerspiegel schnellt in die Höhe, die Bauchspeicheldrüse schüttet Insulin aus, um den Zucker verfügbar zu machen. Ebenso schnell aber fällt der Blutzuckerspiegel wieder, und das Insulin steht ohne Nachschub da – neuer Süßhunger entsteht. Mit der Zeit erschöpft sich die Bauchspeicheldrüse, der Körper legt überschüssige Energie in Fettreserven an. Ein dauerhaft hoher Zuckerkonsum kann so zu Diabetes und Übergewicht führen.

Aus diesem Grund fordert die gemeinnützige Verbraucherorganisation foodwatch e. V., dass stark gezuckerte Getränke nach dem Vorbild Großbritanniens auch in Deutschland mit einer Sonderabgabe belegt werden, damit die Hersteller den Zuckergehalt reduzieren. Künstliche Süßstoffe sind allerdings auch keine Lösung: Sie verstärken den Süßhunger eher noch. Der Körper erwartet durch den Geschmack einen Energieschub und wird enttäuscht – was dazu anregen kann, noch mehr zu essen. Studien deuten darauf hin, dass sich synthetische Süßstoffe negativ auf Stoffwechsel, Appetit, Geschmackswahrnehmung und Darmflora auswirken und damit sogar eher zu einer Gewichtszunahme führen könnten.[38]

Verzichten wir eine Weile auf süße Speisen und Fertigprodukte, die viel Zucker enthalten, erholt sich das Geschmacksempfinden. Schon wenig Süße nehmen wir wieder viel stärker wahr, die Gier nach Zucker sinkt. Heißhungerattacken oder auch extreme Energietiefs, wie das berüchtigte „Suppenkoma", schwinden, der Energiehaushalt wird stabiler.

Lebensmittelwerbung

Marketing und Werbung spielen eine nicht geringe Rolle dabei, wenn Konsumentinnen und Konsumenten nach Produkten greifen, die weder besonders gesund noch gut verträglich sind. Die warme Tasse Kakao an einem deprimierenden Regentag, Karamellbonbons vom Großvater oder der spritzige Aperitif mit Freunden im Straßencafé:

Dass wir Nahrung und Getränke mit Emotionen und Erinnerungen verbinden, macht sich die Lebensmittelwerbung häufig zunutze, indem sie die Produkte mit einem bestimmten Ambiente und Erlebnisqualitäten verknüpft. Was als „Wohlfühlnahrung" oder „Soul Food" angepriesen wird, ist oft energiereich und schnell sättigend (und kann dadurch tatsächlich beruhigend wirken).

Ein Großteil der täglichen Werbung entfällt auf Lebensmittel – und gerade aufwändig hergestellte und ungesunde Produkte werden besonders stark vermarktet: die knackigen Chips in der neuesten Geschmacksrichtung, die fluffige Pizza mit extra Käse, der noch cremigere Schokopudding – das Marketing suggeriert, dass die Verarbeitung Geschmack und Genuss immer weiter verbessert.

Besonders perfide sind die Marketing-Methoden der Lebensmittelindustrie bei Produkten, die sich gezielt an Kinder wenden: Wurst in Bärchenform gepresst, vergoldete Waffelsternchen zum Joghurt, lustige Spielzeuge als Zugabe. Das Angebot an industriellen Lebensmitteln für Kinder besteht zu einem großen Teil aus Snacks und Süßigkeiten. So warnt die Verbraucherorganisation foodwatch: 90 Prozent der Lebensmittel und Getränke, die für Kinder beworben werden, enthalten zu viel Fett, Salz und Zucker.[39] Dabei sind in Deutschland 15 Prozent der Kinder übergewichtig, sechs Prozent gelten als adipös (fettleibig).[40] Einer der Gründe dafür ist die Fehlernährung: Kinder nehmen zu viel Süßes, fettige Snacks und Fleisch zu sich, trinken zu viel zuckerhaltige Getränke. Unverarbeitete pflanzliche Nahrung wie Obst und Gemüse kommen dagegen zu kurz.

Die Lebensmittelwerbung trägt über die diversen Kommunikationskanäle gezielt dazu bei, dass Kinder neugierig auf die Industrieprodukte werden und sie probieren wollen. Die Fähigkeit, die Werbebilder und -botschaften einzuordnen, untersuchte 2013 eine Studie mit österreichischen Grundschulkindern. Dabei zeigte sich, dass deren Kompetenz, mit Lebensmittelwerbung umzugehen, nicht allein von ihrem Alter abhing. Faktoren wie ihr Gewicht, ihre Körperwahrnehmung, das Selbstbewusstsein und die üblichen Ernährungsgewohnheiten der Kinder spielten dabei ebenfalls eine Rolle.[41]

Zahlreiche medizinische Fachgesellschaften bis hin zur WHO fordern deshalb, dass an Kinder gerichtetes Marketing nur für gesunde Lebensmittel erlaubt sein sollte.

....

Fazit: Lebensmittel werden aus ernährungsphysiologischen, psychologischen, sinnlichen, kulturellen und vielen anderen Gründen gewählt. Daran zeigt sich, wie komplex die Faktoren sind, die unsere Ernährung, unsere Gesundheit und ernährungsbedingte Krankheiten bestimmen. In den Industrienationen nehmen die Unzufriedenheit mit dem eigenen Essverhalten sowie ernährungsbedingte Erkrankungen und Essstörungen zu. Neben dem Gesundheitsaspekt bestimmen viele weitere Faktoren unsere Nahrungsauswahl und unser Essverhalten – so auch das zunehmende Angebot, die industrielle Verarbeitung und die Bewerbung von Lebensmitteln. Verbraucherinnen und Verbraucher sind mit einer großen Menge an Produkten konfrontiert, denen es aber teilweise an Qualität fehlt und die natürliche Prozesse wie Hunger und Sättigung aushebeln können.

2. LEBEN IM ÜBERFLUSS

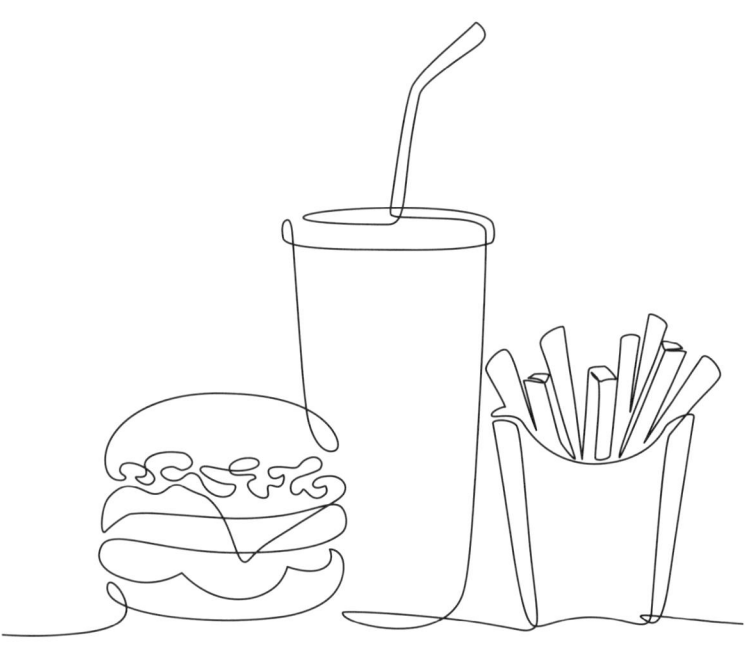

Von „all you can eat" bis „all you can netflix" – unser Ess-
und Konsumverhalten wird zwar von vielen individuellen
Faktoren bestimmt, aber auch von gesellschaftlichen Entwicklungen.

Unsere moderne Gesellschaft befindet sich in ständiger,
immer schnellerer Veränderung: Das Angebot an Lebensmitteln, Produkten, Dienstleistungen und damit verbundenen Möglichkeiten wächst stetig, Digitalisierung und
Globalisierung erhöhen die Taktzahl. Innerhalb weniger
Jahrzehnte – von der Nachkriegszeit bis heute – hat sich ein
Wandel vom Mangel zum Überfluss vollzogen.

Neben der Ernährung zeigen sich Parallelen in anderen
Bereichen: Auch bei Konsumgütern, in der Mediennutzung
und dem Informationsangebot ist in kurzer Zeit ein Über-
maß entstanden, bei dem es schwerfallen kann, mit jeder
weiteren Entwicklung Schritt zu halten. Immer wieder
müssen wir uns neu damit auseinandersetzen, was wir auf
welche Weise nutzen möchten und welches Maß für unser
Wohlbefinden förderlich und individuell passend ist.

Fehlen uns diese persönlichen Maßstäbe, ist der Umgang
mit dem Angebot oft eher spontan und unreflektiert: vom
unkontrollierten Aufnehmen über eine Verweigerungshal-
tung bis zum Schwanken zwischen den beiden Extremen.
Das erinnert an die Erscheinungsbilder von Essstörungen:
An Binge Eating mit seinen unkontrollierten Heißhungerattacken, an Anorexie mit ihrer Essensverweigerung oder
an Bulimie mit ihren Essanfällen und anschließendem
Erbrechen.

Wohl nicht zufällig verweisen Sprachbilder zu Zeitgeist-
Phänomenen auf krankhaftes Essverhalten: etwa „Binge
Watching" – also das endlose Konsumieren von Filmen und
Serien über Streaming-Dienste – an „Binge Eating". Oder der
Ausdruck „Bulimisches Lernen" für die Art und Weise, mit

der sich beispielsweise Studierende in kürzester Zeit große Mengen Lernstoff „einverleiben", um ihn punktgenau zur Prüfung wieder von sich zu geben.

Umgekehrt spiegeln reale Essstörungen neben individuellen Konflikten auch gesellschaftliche Phänomene wider, wie es der Psychotherapeut Georg Milzner in Bezug auf seelische Erkrankungen beschreibt:

> „Gesellschaftlich relevante Krankheitsbilder lassen erkennen, was im Unbewussten einer Lebensform gärt und arbeitet. Sie verweisen auf die Fehler dieser Lebensform, die von den Betroffenen nicht beachtet werden oder sie in ihrem Handlungsspektrum überfordern."[42]

Essstörungen und ihre Erscheinungsbilder können also auch auf problematische Aspekte unseres täglichen Lebens hindeuten, die uns im Hinblick auf unser Essverhalten und dessen gesundheitliche Auswirkungen krank machen können. Wenn inmitten des Überangebots und der individuellen Wahlmöglichkeiten dann ein persönlicher Filter und eigene Auswahlkriterien fehlen, entsteht Überforderung. Welche Auswirkungen das haben kann, zeigt sich auch im Ernährungsbereich mit seinen gegenwärtigen Ausprägungen: Zwischen all den Angeboten, den Informationen und Regeln zur Ernährung, zu diversen Produkten und Lebensstilen kann sich der Einzelne orientieren – unter Umständen aber auch verlieren.

DER ERNÄHRUNGSMARKT

„So is(s)t Deutschland " – unter diesem Titel befragte das Institut für Demoskopie Allensbach 2019 im Auftrag von Nestlé 1.636 Personen zwischen 14 und 84 Jahren. Die Studie zeigt:

Das Ernährungsverhalten der Menschen in Deutschland hat sich innerhalb der letzten zehn Jahre stark verändert.[43] Das hängt zum einen mit dem wachsenden Lebensmittelangebot, der Vielfalt und Verfügbarkeit von Speisen und Getränken zusammen, aber auch mit gesellschaftlichen Veränderungen.

In unserem Alltag lösen sich feste Strukturen mehr und mehr auf, er ist häufig von Zeitmangel geprägt. Dadurch wird unsere Esskultur immer individueller und differenzierter: Die Essenszeiten, die Auswahl der Gerichte und ihre Zubereitung sind weniger festgelegt und variieren von Haushalt zu Haushalt. Familien finden sich immer seltener mehrmals täglich gemeinsam am Esstisch ein, weil sich der Tagesablauf der einzelnen Familienmitglieder voneinander unterscheidet: Berufstätige essen zunehmend in der Kantine oder auswärts, Kindertagesstätten oder Ganztagsschulen bieten Mittagessen vor Ort. Aßen 2009 noch 54 Prozent der Befragten mittags zuhause, waren es zehn Jahre später nur noch 42 Prozent. Mahlzeiten passen sich zunehmend an Arbeitszeiten oder Freizeitaktivitäten an und sind nicht mehr an feste Orte gebunden. Durch all diese Veränderungen entstehen diverse Ernährungsstile mit teilweise gegenläufigen Entwicklungen, wie wir in diesem Kapitel sehen werden.

Von Fressmeilen & Butterbergen

Weit mehr als 100 000 Nahrungsmittel werden heute im Markt angeboten – während wir laut Ernährungswissenschaftlern nicht mehr als 100 verschiedene bräuchten, um uns abwechslungsreich und gesund zu ernähren.[44] Welche Fülle und Marktmacht die Ernährungsindustrie heute besitzt, zeigt sich auch anhand der Umsatzzahlen: Die Hersteller von Nahrungs-, Futtermitteln und Getränken zählen laut Statistischem Bundesamt mit einem jährlichen Umsatz von rund 185 Milliarden Euro im Jahr 2019 zu den fünf mächtigsten Industrien Deutschlands. Den größten Anteil daran erzielt immer noch der Bereich „Schlachten und Fleischverarbeitung".[45] 2019 gaben private Haushalte für Nahrungsmittel und alkoholfreie Getränke insgesamt mehr als 180 Milliarden Euro aus.[46]

Gleichzeitig wird aber fast ein Drittel der Lebensmittel umsonst produziert – so wie die schon erwähnten „Butterberge", die teilweise vernichtet werden mussten. Eine Studie der Gesellschaft für Konsumforschung aus 2017 ergab, dass in nahezu allen der 7000 befragten Haushalte täglich Lebensmittel im Müll landen.[47] Insgesamt bis zu 18 Millionen Tonnen Lebensmittel werden laut einer WWF-Analyse zufolge jährlich in Deutschland verschwendet – 10 Millionen davon wären durch besser geplante Einkäufe, richtige Lagerung und konsequentere Verwendung einzusparen.[48]

Allein die Privathaushalte kommen auf sechs bis sieben Millionen Tonnen, ergab eine Studie der Uni Stuttgart. Pro Kopf sind das etwa 85 Kilogramm jährlich – was etwa dem durchschnittlichen Gewicht eines erwachsenen Mannes entspricht.[49] Niederländische Forscher sahen auch einen Zusammenhang zwischen dem Wohlstand von Verbrauchern und der Menge an weggeworfenem Essen: Die Verschwendung stieg ab einem bestimmten Lebensmittel-Budget schnell an.[50] Ein realistisches Maß dafür, was sie benötigen und verarbeiten können, scheint vielen Gesellschaften abhandengekommen zu sein.

Jochen Brühl, Chef der Tafel Deutschland e. V., die überschüssige Lebensmittel sammelt und an Menschen in Not verteilt, fordert daher dazu auf, Mindesthaltbarkeitsdaten nicht als Verfallsdaten zu verstehen. Er wolle „die Menschen ermutigen, wieder auf ihre Sinne zu vertrauen, zu riechen, zu schmecken, einfach zu probieren, ob etwas noch gut ist oder nicht."[51] Eine Orientierung an eigenen Maßstäben, an der eigenen Urteilskraft – statt an einer aufgedruckten Zahl.

Neben der Lebensmittelindustrie verzeichnet auch die Gastronomie steigende Umsätze: 2019 lag ihr Umsatz in Deutschland bei über 61 Milliarden Euro.[52] In den Innenstädten hat sie die bisherige Nummer eins, die Bekleidungsgeschäfte, verdrängt. Immer mehr Kaffeeläden, Bäckereien oder Systemgastronomie-Ketten siedeln sich in den Fußgängerzonen an und bilden so genannte „Fressmeilen". Auf den weiteren Plätzen folgen bei den City-Immobilien Drogeriemärkte, Kosmetikläden und Fitness-Studios.[53] Dieser Branchenmix spiegelt damit ziemlich genau das Spannungsfeld wider, in dem sich Konsumentinnen und Konsumenten heute bewegen: zwischen Essen, Schönheit und Gesundheit.

Snack to go – vom Dauerfuttern

Der Geruch frischer Croissants oder eine appetitanregende Werbung: Nicht selten wird der Impuls zu essen spontan ausgelöst. In unserer gegenwärtigen Esskultur sind Speisen und Getränke praktisch permanent verfügbar – im gut gefüllten Kühlschrank zu Hause ebenso wie an Imbiss-Ständen oder in Fast-Food-Läden. Selbst Tankstellen bieten rund um die Uhr Schokoriegel und warme Gerichte an. Die Zahl der Menschen, die angaben, spontan zu essen, stieg von 2009 bis 2019 von 24 auf 34 Prozent.[54] Statt fester Mahlzeiten wird immer mehr zwischendurch gegessen, auch wenn das ständige Naschen für den Stoffwechsel eine Belastung ist. Praktisch ununterbrochen könnten wir mit einem Kaffeebecher, einem Pizzastück, einem Smoothie oder einem Bagel durch die Gegend laufen. Durch das allgegenwärtige Angebot gewöhnen wir uns daran, uns beim Essen eher nach einem spontanen Verlangen zu richten als nach körperlichem Hunger.

„To go", „Take away", „Ready to eat" – unter diesen modern klingenden Begriffen reagieren Gastronomie, Lebensmittelindustrie und Werbung auch auf eine wachsende Zeitnot in der Bevölkerung. Denn im Alltag ist unsere Ernährung oft von Eile geprägt: Rasch wird ein Fertiggericht erwärmt, ein belegtes Brot vor dem Bildschirm gegessen.

Da Einkaufen und Zubereitung viel Zeit kosten können, entstehen neue Produkte und Dienstleistungen: Küchenmaschinen, die wiegen, schneiden, garen und sich hinterher selbst reinigen. Vorkonfektionierte Kochboxen mit allen Zutaten und entsprechenden Rezepten, beworben beispielsweise für Berufstätige oder Mütter. Oder sogenanntes „Convenience-Food" – also bequeme, vorgefertigte Nahrung –, von Tiefkühlpizza bis „Frühstückscerealien". 2020 setzten die Hersteller damit rund 4,1 Milliarden Euro um.[55] Bringdienste von Restaurants oder Supermärkten boomen ebenfalls: rund 3,4 Milliarden Euro gaben die Deutschen dafür im Jahr 2018 aus – mit steigender Tendenz.[56] Diese Angebote im Ernährungsmarkt reagieren natürlich zum einen auf die Entwicklungen unserer Zeit und den Bedarf, der sich daraus ergibt. Zum anderen tragen sie auch selbst zur Beschleunigung bei, indem sie die Abläufe rund ums Essen – einen geplanten Einkauf, eine bewusste Nahrungszubereitung und eine Mahlzeit in ruhiger Atmosphäre – noch verkürzen.

Kochen & Kochen lassen

85 Prozent der Deutschen würden sich gerne besser ernähren, haben allerdings keine Zeit dafür – sie sind hin- und hergerissen zwischen dem alltäglichen Stress und ihrem eigenen Anspruch an eine gute Ernährung.[57] Je weniger Zeit im Alltag bleibt, umso mehr wird das Kochen und Essen punktuell zu einem besonderen Erlebnis, zum Beispiel, wenn Familie oder Freunde zusammenkommen. Dazu passt, dass

Kochbücher boomen: Statt einfacher Rezeptsammlungen werden immer mehr thematische Bildbände mit aufwändig arrangierten Fotos verkauft: für Gourmets, Veganer oder Berufstätige, mit Diäten, neuen Gesundheitstrends oder internationaler Küche. Digitale Angebote wie Rezepte-Apps, Kochschulen oder Food-Blogs erfreuen sich ebenfalls großer Beliebtheit, und schließlich verbuchen Kochsendungen im Fernsehen Quotenrekorde: Vom Star-Gastronomen bis zum Hobbykoch werden kulinarische Köstlichkeiten serviert, oft noch in Form eines Duells oder einer Castingshow – selbst wenn das Esserlebnis erstmal ein virtuelles bleibt.

Das Essengehen hat ebenfalls eine hohe Bedeutung: Laut einer forsa-Umfrage essen drei Viertel der Befragten mindestens einmal pro Monat im Restaurant, knapp jeder Fünfte sogar mindestens einmal pro Woche.[58]

Genauso wichtig wie der leibliche Genuss ist dabei zunehmend die Präsentation, das Dokumentieren der schönen Erfahrung: Die selbst gekochten Gerichte oder die dekorierten Speisen im Restaurant werden fotografiert, umgehend mit Freunden geteilt oder gepostet. Essen bekommt auf diese Weise einen besonderen Status und wird auch Teil einer Selbstinszenierung.

Ernährungswissen & Kochkompetenz

Ernährung ist ein beliebtes Thema und verkauft sich gut – Magazin- und Buchtitel zu den Themen Essen, Gesundheit und Diäten erzielen hohe Auflagen. Täglich werden in diversen Medien neue Ernährungsempfehlungen publiziert: aus der Medizin, der Lebensmittelbranche, von Ernährungswissenschaftlern und nicht selten auch von PR-Leuten. Insgesamt sind die verfügbaren Informationen über Nahrung, Nährstoffe und Produktion gestiegen: Schon auf der Verpackung sollen Lebensmittel-Ampeln, Nährwertangaben oder bestimmte Kennzeichen darüber aufklären, ob die Nahrungsmittel in ihrer Zusammensetzung aus Fett, Zucker, Süßstoffen, Salz und Kaloriengehalt ausgewogen sind oder nicht. Gleichzeitig versuchen auch die Lobbyisten der Nahrungsmittelindustrie Einfluss zu nehmen: sowohl hinsichtlich der Lebensmittelproduktion als auch der Kennzeichnung und der Inhaltsstoffe. Ein grundlegendes Ernährungswissen und eine kritische Auseinandersetzung können also nicht schaden.

65 Prozent der Menschen in Deutschland erklärten laut einer Studie, dass Ernährung für sie eine große oder sehr große Rolle spielt. Allerdings geht die Schere bei diesem Thema in den letzten Jahren immer weiter auseinander zwischen besser gestellten und sozial benachteiligten Gruppen: Während Ersteren gute Ernährung wichtiger geworden ist, scheinen Letztere weniger Wert darauf zu legen.[59]

So ist ein hoher Bildungsgrad und ein höheres Einkommen häufig mit einem stärkeren Gesundheitsbewusstsein und auch einem besseren Ernährungswissen verbunden. Der Wunsch nach „gutem Essen" ist bei Menschen mit hohem sozioökonomischem Status ausgeprägter – schon Jüngere setzen sich beim Einkauf und bei der Zubereitung bewusst und differenziert mit gesunder Nahrung auseinander.

Bei Menschen mit geringerer Bildung und niedrigerem ökonomischem Status sinkt dagegen das Interesse – oder es fehlen schlicht die finanziellen Spielräume. Denn gute Ernährung hat auch eine sozioökonomische Komponente: Neben dem notwendigen Ernährungswissen muss man sich beispielsweise Lebensmittel in Bio-Qualität leisten können, und die günstigsten Produkte sind ernährungsphysiologisch oft minderwertig. Ein niedriger Sozialstatus geht laut der KiGGs-Studie zur Gesundheit von Kindern und Jugendlichen in Deutschland oft mit Übergewicht und Adipositas einher.[60]

Zum Wissen um eine gute Ernährung gehören darüber hinaus Kochkenntnisse. Laut einer Studie der Gesellschaft für Konsumforschung, in der 30 000 Haushalte befragt wurden, benutzt allerdings nicht einmal mehr jeder vierte Deutsche täglich den eigenen Herd. Gerade Berufsanfänger, die aktuell einen Haushalt gründen, würden regelmäßige Mahlzeiten immer weniger kennen und oft auch nicht mehr kochen lernen.[61]

Doch selbst bei hohem Interesse und viel vorhandenem Wissen kann das Thema Ernährung überfordern. Immer wieder werden neue „Heilsbringer" angepriesen, die vermeintlich gesünder, glücklicher, fitter machen – letztlich ist all das auch ein riesiger Markt. Wir erleben Menschen, die permanent damit beschäftigt sind, was man essen oder nicht essen sollte. Immer wieder gibt es neue Dogmen, was gesund und was schädlich ist – mal ist Fett verpönt, mal sind es Kohlehydrate. Heute sind Smoothies in aller Munde, morgen sollte man auf zu viel Fruchtzucker verzichten. Als zum Abnehmen die Low-Carb-Ernährung angesagt war, kam „Eiweißbrot" auf den Markt, das zwar weniger Kohlehydrate, dafür aber extrem viele Kalorien hatte.

Angesichts der Menge an teilweise widersprüchlichen Informationen und den individuellen Wahlmöglichkeiten beim Essen scheint der Wunsch nach Orientierung zu steigen. Nicht von ungefähr führte monatelang das Sachbuch „Der Ernährungskompass" die Bestsellerlisten an, das Tausende von Ernährungsstudien miteinander verglich.[62]

Ernährung als Lebensstil und „mit Haltung"

Das gesteigerte Interesse an Ernährung und gesundheitlichen Zusammenhängen führt bei einem Teil der Bevölkerung zu einem bewussteren Umgang und auch einer Experimentierlust mit der eigenen Ernährung. Eine wachsende Zahl an Menschen wählt zeitweise oder langfristig eine alternative Ernährungsform mit unterschiedlichen Konzepten und Begründungen: In Deutschland wird ihre Zahl auf 11 bis 15 Millionen geschätzt, also immerhin 13 bis 18 Prozent der Bevölkerung. Neben Vollwert-Ernährung, Trennkost, Paleo-, makrobiotischer oder ayurvedischer Ernährung macht den größten Anteil die vegetarische und vegane Ernährung aus.[63] Oft sind diese Ernährungsformen zugleich mit einem umfassenderen Lebensstil verbunden, bei dem sich bestimmte Gesundheitsrituale anschließen oder beispielsweise auch bei der Kleidung auf tierische Bestandteile verzichtet wird.

Gemüse, Obst, Milchprodukte und Fleisch aus der Region, ökologisch hergestellte Produkte aus artgerechter Tierhaltung und entsprechende Gütesiegel: Für immer mehr Menschen ist ihre Ernährung nicht nur eine Frage von Gesundheit und Geschmack, sondern drückt auch eine Haltung aus. Der Anteil der Verbraucherinnen und Verbraucher mit „umwelt- und sozialethischer Konsumhaltung" ist zwischen 2007 und 2015 um rund ein Viertel gestiegen.[64] Beim Einkauf berücksichtigen sie die Auswirkungen der Lebensmittelproduktion auf die Umwelt, soziale Bedingungen und die Tierhaltung.

Zum einen steigt die Nachfrage nach entsprechenden Nahrungsmitteln, bei deren Produktion Schadstoffe oder Gentechnik, Artensterben oder Treibhausgasemissionen vermieden werden. 2001 wurde in Deutschland das staatliche Biosiegel eingeführt – 2019 setzte der deutsche Handel schon fast 12 Milliarden Euro mit Bio-Lebensmitteln um.[65] Innerhalb von zehn Jahren hat sich der Umsatz verdoppelt, mittlerweile sind Bio-Produkte in den Discountern angekommen.

Zum anderen verzeichnen Lebensmittel aus „fairem Handel" ein konstantes Wachstum: 2019 wurden in Deutschland

Produkte mit dem Fairtrade-Siegel im Wert von rund 2 Milliarden Euro konsumiert, ein Viertel mehr als im Vorjahr.[66] Konsumentinnen und Konsumenten wenden sich damit gegen Missstände bei den Produktionsbedingungen – sei es in ausländischen Textilfirmen oder auch in hiesigen Schlachtbetrieben.

Schließlich haben Phänomene wie BSE, Dioxin in Eiern oder Hormone in der Tiermast Verbraucherinnen und Verbraucher für die Auswirkungen der Massentierhaltung sensibilisiert. Zunehmend werden Fragen der Tierhaltung diskutiert – vom Töten männlicher Legehennenküken über die betäubungslose Ferkelkastration bis zu Tiertransporten quer durch Europa.

Vegetarismus & Veganismus

Tendenziell sinkt der Fleischkonsum in Deutschland: Immer mehr Menschen essen weniger Fleisch oder verzichten sogar ganz darauf. Zwar lag der durchschnittliche Fleischverzehr im Jahr 2019 noch bei fast 60 Kilogramm pro Kopf – zusammen mit dem Verbrauch für Tierfutter, industrieller Verwertung und Produktverlusten sogar bei knapp 88 Kilogramm.[67] Gleichzeitig liegt eine Ernährung ohne Fleisch oder sogar gänzlich ohne tierische Produkte im Trend: Laut Marktforschungsinstituten sollen sich in Deutschland derzeit knapp acht Millionen Menschen vegetarisch ernähren, 1,3 Millionen vegan.[68] In den meisten Erhebungen liegt das Verhältnis von Frauen und Männern bei 3:2[69], unter Jugendlichen und jungen Erwachsenen ist der Anteil, der vegetarisch oder vegan lebt, am höchsten. Seit 2008 nimmt der Umsatz an Fleischersatzprodukten jedes Jahr um rund 30 Prozent zu[70], und die Nachfrage nach pflanzlichen Fleisch- oder Milchalternativen wird wohl auch in Zukunft weiter steigen. Industrie und Werbung greifen die Entwicklung dankbar auf: Sogar Produkte, die von Natur aus ohne tierische Bestandteile auskommen, werden teilweise als vegetarisch vermarktet.

Für die vegetarische und vegane Ernährungsweise werden sowohl gesundheitliche Gründe genannt als auch ethische Argumente wie Umweltschutz, der schonende Umgang mit Ressourcen oder der Wunsch, Tierleid zu vermeiden. Gerade in Großstädten hat sich vielerorts eine vegane Szene entwickelt mit entsprechenden Lebensmittel- und Modeläden, Cafés und Restaurants.

Wichtig ist – wie bei jeder anderen Ernährungsform auch –, die Nährstoffversorgung zu berücksichtigen, um nicht keine Mangelzustände und dadurch Heißhungergefühle auszulösen. Hat jemand allerdings ohnehin eine Essproblematik und möchte sein Essverhalten stark kontrollieren, ist Vorsicht geboten bei einem Umstieg auf eine Ernährungsform, die sehr viele Nahrungsmittel ausschließt.

Fasten
Angesichts des Überangebots in unserer Wohlstandsgesellschaft kann der Wunsch nach Reduktion oder sogar Abstinenz entstehen. Vom zeitweiligen Verzicht auf feste Nahrung erhoffen sich Fastende eine seelische oder körperliche Reinigung, eine Lebensstilveränderung oder eine Gewichtsabnahme.

Nicht nur in religiös geprägten Fastenzeiten streichen sie dafür phasenweise Fleisch, Süßigkeiten oder Alkohol von ihrem Speiseplan, üben digitale Enthaltsamkeit oder entrümpeln ihr Zuhause. Statt immer mehr zu konsumieren, entledigen sie sich zumindest zeitweise bestimmter Genussmittel. Sie wünschen sich dadurch eine Art Entgiftung – so werden unter dem Label „Detox" wiederum alle möglichen Produkte beworben.

Im Unterschied zum klassischen Heilfasten – bei dem für einen Zeitraum von einigen Tagen oder Wochen auf feste Nahrung verzichtet wird –, wird seit einiger Zeit außerdem das so genannte Intervallfasten propagiert, bei dem nur einige Stunden oder einzelne Tage gefastet wird. Längere Pausen zwischen den Mahlzeiten können dem Körper guttun und ein besseres Gefühl für Hunger und Sättigung vermitteln. Ein bereits gestörtes Essverhalten kann durch radikales Fasten allerdings – ähnlich wie bei einer Diät – ins Gegenteil umschlagen oder unkontrollierte Heißhungerattacken auslösen. Daher stellt sich beim Fasten immer die Frage nach der Motivation: Es kann als Zeit der geistigen und körperlichen Selbstbesinnung dienen – unter Umständen aber auch dafür, Abnehmwünsche zu erfüllen, Tendenzen zu einer Essstörung zu verschleiern und diese damit im schlimmsten Fall noch verstärken.

Lebensmittelunverträglichkeiten

Der Begriff der Lebensmittelunverträglichkeiten umfasst Allergien (z. B. gegen Erdnüsse), Intoleranzen (wie bei Laktose oder Gluten), aber auch Überempfindlichkeitsreaktionen, etwa gegenüber bestimmten Zusatzstoffen. Diese Reaktionen werden in der öffentlichen Wahrnehmung oft vermischt oder verwechselt. Zum Vergleich: Etwa 20 Prozent der Erwachsenen in den Industrieländern berichten über Unverträglichkeitsreaktionen, Lebensmittelallergien treten aber nur bei 1 bis 5 Prozent auf.[71]

Die Häufigkeit von Unverträglichkeiten und Allergien nimmt weltweit zu. Laut der Deutschen Zöliakie Gesellschaft e. V. ging man bis vor einigen Jahren davon aus, dass im Durchschnitt etwa einer von 1000 bis 2000 Deutschen von Zöliakie (einer Entzündung des Darms durch das in manchen Getreidesorten enthaltene Klebereiweiß Gluten) betroffen ist, neuere Untersuchungen zeigen, dass die Häufigkeit tatsächlich etwa bei 1:100 liegt. Allerdings liegt dabei nur bei 10 bis 20 Prozent der Betroffenen das Vollbild einer Zöliakie vor.[72]

Immer wieder allerdings nehmen Menschen nur an, dass sie an einer Unverträglichkeit leiden – etwa weil sie diffuse Symptome nach dem Essen oder Verdauungsbeschwerden wahrnehmen. Sie kaufen daher vorsorglich gluten- oder laktosefreie Produkte, weil sie diese für generell gesünder und besser halten. Auch aus diesem Grund stellen Lebensmittel, die auf bestimmte Inhaltsstoffe verzichten, einen Wachstumsmarkt dar: Die weltweit größte Ernährungsmesse Anuga erklärte „Frei von ...“ zum Trendthema und zur stärksten Marktkategorie 2019. Bereits ein Jahr zuvor trug fast ein Viertel aller neu eingeführten Lebensmittel einen entsprechenden Hinweis.[73]

Während allergenfreie Produkte für Menschen mit nachgewiesenen Allergien natürlich existenziell sind, ist es gesundheitlich unsinnig, die Ernährung ohne eine klare medizinische Diagnose umzustellen. Gleichzeitig belastet es den Geldbeutel, denn die Spezialprodukte sind in der Regel deutlich teurer.

Manchmal kann sich hinter einer vermeintlichen Unverträglichkeit auch eine beginnende Essstörung verbergen: Die Selbstdiagnose „Intoleranz" (ohne ärztliche Bestätigung) bestärkt diejenigen, die ihr Essverhalten ohnehin kontrollieren möchten, sich intensiv mit dem Thema Ernährung zu beschäftigen. Gleichzeitig bietet es ihnen eine willkommene Gelegenheit, auch nach außen hin zu vertreten, dass diese oder jene Lebensmittel für sie schädlich sind – der Körper „verbietet" diese ja geradezu. Auf diese Weise kann eine Essproblematik versteckt bzw. verleugnet werden – vor anderen oder sogar vor sich selbst.

Essen als „Ersatzreligion"

Während unser Alltag komplexer und fordernder wird, nimmt Einsamkeit auch unter jüngeren Menschen zu. Der Wunsch nach sozialer Identität und Gemeinschaft, nach Einkehr und Sinnhaftigkeit wurde früher oft vom Glauben und einer Gemeinde abgedeckt. Heute bedienen andere Lebensbereiche diese Bedürfnisse. Statt in die Kirche gehen wir vielleicht sonntags ins Yoga-Studio, um Ruhe und Besinnung zu finden. Über einen bestimmten Lebensstil lässt sich Anschluss an eine Community finden. Coaching, Persönlichkeitsentwicklung und Ernährungsberatung können eine Seelsorgefunktion einnehmen. Auf diese Weise bekommen die Bereiche Gesundheit, Sport und Ernährung einen sehr hohen Stellenwert – und können im Extrem zu einer Art „Ersatzreligion" werden.

Wie sehr gerade das Thema Essen aufgeladen ist und mit moralischen Aspekten überhöht wird, zeigt sich schon in der Sprache: Wenn bestimmte Nahrungsmittel „tabu" sind, zwischen „gutem" und „schlechtem" Essen unterschieden wird, man „in Versuchung" gerät oder „sündigt". Beim Übertreten von Ernährungsgeboten entstehen Schuldgefühle, gegen „Völlerei" und Essanfälle hilft Enthaltsamkeit. Schwierig wird es, wenn die Ernährungsreligion zu einer Art „Fundamentalismus" führt und Andersdenkende missioniert statt toleriert werden.

Wenn Menschen dafür empfänglich sind, kann der gesundheitliche Aspekt beim Essen für sie zu einer Art Heilsversprechen werden – wer sich möglichst rein und „korrekt" ernährt, den erwarten Gesundheit, Glück und ein langes Leben. Dabei wird nicht berücksichtigt, dass ein gesundes und erfülltes Leben von vielen Faktoren abhängt.

Natürlich können ernährungsbedingte Krankheiten über eine andere Ernährung oft positiv beeinflusst oder im besten Fall sogar geheilt werden. Und selbstverständlich ist es sinnvoll, sich mit den Inhalten und Produktionsbedingungen unserer Nahrung auseinanderzusetzen. Allerdings kann sich unter bestimmten Umständen – wie schon zuvor beschrieben – eine übermäßige Beschäftigung mit der Ernährung auch negativ auf die körperliche und seelische Gesundheit auswirken. Aus einer sehr restriktiven Ernährungsform *kann* sich eine Essstörung entwickeln, wenn sie auf bestimmte Lebensumstände und eine entsprechende Disposition trifft. Ein ohnehin schon problematisches Essverhalten kann sich durch noch so gut gemeinte Ausschlusskriterien und eine entsprechende Ernährungsumstellung verstärken. Insbesondere Menschen, die Gewicht verlieren wollen, sind empfänglich für eine neue Art der Essstörung: die „Orthorexie", das zwanghaft „richtige" Essen, worauf wir in Kapitel 5 noch zu sprechen kommen.

Essen als Identitätsfaktor

Schlachtplatte oder Veggie-Burger? Donut oder Bananenbrot? Krautsalat aus dem Plastikeimer oder Buddha Bowl? Was sich auf unserem Teller befindet, kann zeigen, wer wir sind oder zu welcher Gruppe wir gehören möchten. Was wir essen, was wir kaufen, wie wir unser Leben gestalten – all das ist auch Ausdruck unserer Individualität. Mit der wachsenden Vielfalt an Produkten, Nahrungsmitteln und Ernährungsstilen haben wir mehr Wahlmöglichkeiten denn je und können unsere Ernährung im Rahmen unserer finanziellen Möglichkeiten, nach persönlichen Vorlieben und eigenen Kriterien zusammenstellen. Unsere Ernährung kann Lebensqualität ausdrücken, sie kann der Profilierung oder auch der Abgrenzung dienen und identitätsstiftend wirken – sei es durch besondere Erlebnisqualitäten, sei es über dazugehörige Prestigeobjekte wie exklusive Küchenmaschinen oder den Luxusgrill im Garten, sei es in Verbindung mit einem bestimmten Lebensstil oder einer ethischen Haltung. Das Essen hat neben seiner grundlegenden Funktion, unseren Körper zu nähren, damit noch viele weitere Bedeutungen für uns – und wird manchmal auch überfrachtet.

Nicht nur bei der Ernährung ist unser Leben durch ein Überangebot bestimmt. Daneben lässt sich das exemplarisch in drei weiteren Bereichen – Konsum, Information, Mediennutzung – beobachten, die uns durch die angebotenen Mengen und Verfügbarkeiten überfordern können. Hier müssen wir ebenfalls ein individuelles Maß finden, das allein bestimmt sein sollte durch unsere eigene Aufnahmefähigkeit und die eigenen Grenzen. Es ist notwendig, dass wir einen bewussten Umgang finden mit dem, was wir uns zuführen – nicht nur für das, was wir uns an Essen einverleiben, sondern auch, was unseren Konsum oder die „geistige Nahrung" betrifft. Denn wenn wir uns im Angebot verlieren, kann umso mehr der Wunsch nach klaren Vorgaben, Anwendungsempfehlungen oder Beschränkungen von außen entstehen. Das aber kann immer nur ein Hilfskonstrukt sein und, wie wir noch sehen werden, im Falle des Essens ein problematisches Essverhalten verstärken.

KONSUM

Während ein Haushalt in Deutschland noch vor hundert Jahren durchschnittlich 180 Gegenstände besaß, sind es heute durch industrielle Fertigung und Billigproduktion rund 10 000.[74] Früher wurde der Konsum beschränkt durch

ein begrenztes Sortiment, höhere Preise und feste Laden-
öffnungszeiten – heute ermöglichen uns nicht nur Einkaufs-
passagen und Discounter, sondern auch Online-Shops, rund
um die Uhr noch mehr zu konsumieren. Auf allen medialen
Kanälen werden wir mit Werbebotschaften konfrontiert,
oft personalisiert zugeschnitten auf unseren vermeintlichen Bedarf.

Beim „Shoppen" schüttet das Gehirn Dopamin aus und
belohnt Lust- oder Frustkäufe, ähnlich wie beim Konsum
von Alkohol oder Drogen. Immerhin 39 Prozent der Frau-
en und 27 Prozent der Männer neigen zu unkontrolliertem
Kaufen, so Franz Eidenbenz, Psychologe am Zentrum für
Spielsucht und andere Verhaltenssüchte Radix in Zürich.[75]
Oft hält die Freude am „Kaufrausch" allerdings nur kurz
an. Zum einen beantwortet der Konsum selten nachhaltig
reale Bedürfnisse, wie den Wunsch, die Stimmung langfristig zu heben oder sich etwas Gutes zu tun. Zum anderen kann auch das Überangebot an Waren Stress auslösen.
Wurden Gegenstände früher mehrfach repariert, müssen
wir heute lernen, uns nicht in der Flut von Billigartikeln zu
verlieren, deren Reparatur nicht möglich ist oder sich nicht
lohnt. Dafür erklären wiederum Regale voller Ratgeber,
wie wir mit Minimalismus oder bestimmten Aufräumtech-
niken der Überfülle Herr bzw. Herrin werden.

Ob beim Konsum, beim Energieverbrauch, in Klima-
fragen, beim Reisen oder bei der Tierhaltung – in allen möglichen Lebensbereichen stellen Menschen fest, dass sich
ohne eine Beschränkung auf ein gesundes Maß negative
Konsequenzen und Schäden nicht vermeiden lassen. Immer
stärker bestimmen Themen wie Nachhaltigkeit, faire Produktionsbedingungen und die Energiewende daher persönliche Kaufentscheidungen.

INFORMATION

Nicht nur unser Körper und unser Geldbeutel, auch unser Gehirn wird mit einem ständigen Überangebot konfrontiert: Permanent bricht die Weltlage medial in unser Leben ein, was eine starke Sogwirkung ausübt. Der Grat zwischen einem Gut-informiert-Sein und der Überforderung durch andauernde „News-Alerts" ist jedoch schmal. Mit der Informationsflut sinkt außerdem die kollektive Aufmerksamkeit – so halten sich Twitter-Hashtags zum Beispiel immer kürzer innerhalb der Top 50-Liste. Wissenschaftler nennen das Phänomen „Soziale Beschleunigung".[76] Das bedeutet: Wir bekommen immer mehr, können es aber immer schlechter nutzen.

Digitalisierung und Vernetzung ermöglichen uns Zugang zu enormen Mengen an Informationen, die früher nur Fachleuten vorbehalten waren. Allerdings mangelt es oft noch an Fähigkeiten, diese einzuordnen und zu verwerten. Selbst „Digital Natives" müssen lernen, mit dem Angebot umzugehen und das herauszufiltern, was für ihren Bedarf brauchbar, seriös und qualitativ gut ist.

Daneben sind wir mit negativen Entwicklungen wie Fehlinformationen, Verschwörungstheorien oder hasserfüllten Kommentaren in den Sozialen Medien konfrontiert. Als Gesellschaft müssen wir neue Regeln für den Umgang damit schaffen – gleichzeitig ist jeder Einzelne gefordert, sich einen persönlichen Filter zuzulegen.

Wenn wir vor dem Schlafengehen noch einmal alle Nachrichten durchscrollen, den düsteren Krimi und die neuesten Promi-Stories aufnehmen oder uns über Stunden mit sozialen Medien oder Serien beschäftigen, versucht unser Gehirn, all diese Informationen zu verarbeiten. Das kann zu einer Überlastung führen – ähnlich wie beim Verdauungsapparat.

MEDIENNUTZUNG

Seit wir über mobile Endgeräte nahezu durchgehend erreichbar sind, konkurrieren Anrufe, WhatsApp-Nachrichten, E-Mails, Tweets oder Instagram-Posts um unsere Aufmerksamkeit. Während sich Eltern darum sorgen, dass ihre Kinder zu viel mit dem Handy beschäftigt sind, lassen sie sich gleichzeitig oft selbst bei jedem Signalton ablenken. Das Abschalten funktioniert weder bei den Geräten noch im Kopf.

Sogar die kurzen Momente, die im Alltag der Besinnung dienen könnten – beim Warten an der Bushaltestelle, beim Essen – widmen wir immer öfter dem Smartphone. Die permanenten Reize unterbrechen aber nicht nur Handlungen und Gedanken, sondern auch die Verbindung zu uns selbst – was es schwerer macht, wirkliche Bedürfnisse wahrzunehmen. Angesichts der vielfältigen Kontakte und der medialen Überreizung müssen wir lernen zu entscheiden: Was ist für mich persönlich relevant? Was ist wert, gelesen, gepostet, geteilt zu werden? Welchen Einflüssen, Vorbildern und Botschaften will ich mich aussetzen?

....

Fazit: Sowohl bei möglichen Ernährungsentscheidungen als auch bei unserem Konsum oder unserer Mediennutzung müssen wir Verantwortung für uns selbst übernehmen. Weder das breite Angebot noch die leichte Verfügbarkeit von Lebensmitteln, Produkten oder Informationen sollte entscheidend sein – sondern unser ureigener Sensor für unsere Kapazitäten, für die Menge und Qualität dessen, was wir brauchen, konsumieren und „verdauen" können.

3. LEBEN UNTER DRUCK

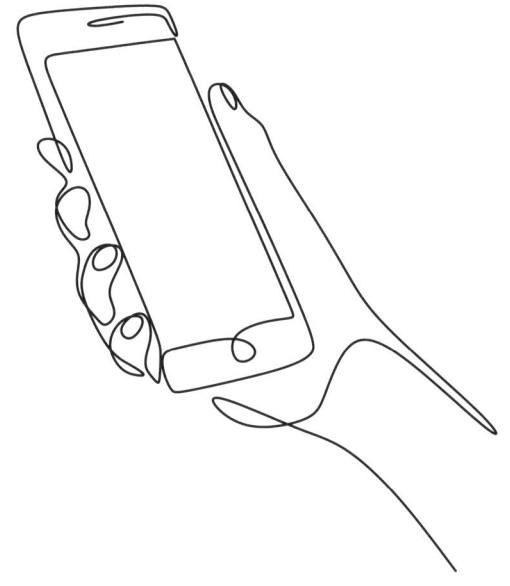

„Die Zeit rast immer schneller, im Gegenteil zur Bewegung von uns Menschen, die immer weniger wird, lassen wir uns kaum noch die Möglichkeit, in Ruhe unser Leben zu genießen, wollen wir doch stets und ständig informiert sein. Kein Wunder, wir befinden uns ja auch im Zeitalter der Information. Dass wir damit überfordert sind, zeigen die stark zunehmenden psychischen Krankheiten wie Angststörungen, Zwangskrankheiten, zu denen auch die Essstörungen gehören, Depressionen, schwere Erschöpfungszustände sowie Schlafstörungen."
Petra Bracht/Claus Leitzmann („Klartext Ernährung")[77]

DIE LEISTUNGSGESELLSCHAFT

Die rasanten Veränderungen unserer modernen Gesellschaft bieten uns neben der Fülle an Angeboten auch große Chancen und Entwicklungsmöglichkeiten. Sie erfordern von uns allen eine hohe Anpassungsleistung. Immer wieder muss ein neuer Umgang mit dem Angebot, mit neuen Technologien und veränderten Strukturen gelernt werden. Wie in dem vorangestellten Zitat beschrieben, kommt zum Überangebot noch eine Beschleunigung in unserem Lebensstil. Das Prinzip unserer Leistungsgesellschaft – Leistung ist Arbeit durch Zeit – und eine zunehmende Überfrachtung erzeugen oft chronischen Stress, der sich auf unsere Gesundheit auswirkt – und unser Essverhalten betreffen kann.

Laut dem Gesundheitsreport der Techniker Krankenkasse 2019 empfinden zwei Drittel der Befragten ihr Arbeitspensum als zu hoch.[78] Rund ein Drittel gab an, die Arbeit sei innerhalb des Vorjahres intensiver geworden: Durch Digitalisierung und technischen Wandel müssen neue Kenntnisse erworben werden. Außerdem wird die Arbeit als belastender empfunden, weil durch eine ständige Erreichbarkeit das Abschalten schwerer fällt und die Grenzen zwischen Beruf und Privatleben verschwimmen.

Zu einer Verdichtung kommt es also auch im Arbeitsleben: Belastung, Menge und Geschwindigkeit bei der Arbeit nehmen zu, viele Bereiche sind von Zeitdruck, Termindichte und Multitasking geprägt. Nach einer DGB-Studie beklagt ein Viertel der befragten Beschäftigten in Deutschland, dass sie ihre Arbeitsmenge nicht mehr in der vorgesehenen Zeit bewältigen können, was häufig mit gesundheitlichen Beeinträchtigungen verbunden ist.[79] Zusätzlich tragen Fachkräftemangel und Personalknappheit zur Überlastung bei. Betroffene machen Überstunden, lassen Erholungspausen ausfallen und fühlen sich nach der Arbeit erschöpft.

So melden Krankenkassen, dass die Krankschreibungen aufgrund von psychischen Erkrankungen und Burnout in den letzten Jahrzehnten stark angestiegen sind – fast jeder sechste Fehltag von Beschäftigten geht darauf zurück.[80]

Daneben steigt vielfach auch der Druck im privaten Bereich: Sei es durch die Doppelbelastung mit Arbeit und Familienorganisation, Scheidungen oder die Pflege von Angehörigen, um nur einige Beispiele zu nennen. Daraus resultierende Konflikte und finanzielle Belastungen können gesundheitliche Probleme noch verstärken.

Zu den Anforderungen von außen kommen innere Anforderungen: Der Wunsch, Erwartungen von außen gerecht zu werden oder ein eigener hoher Perfektionsanspruch spornen zu noch mehr Anstrengung an. Schwierigkeiten, sich abzugrenzen oder Nein zu sagen, können Überforderung und Selbstzweifel noch verstärken.

Nicht wenige Menschen gründen ihre Identität und ihren Selbstwert aber gerade auf ihre Leistungsfähigkeit und ihren beruflichen Status. Ihr Selbstwertgefühl hängt stark von Erfolgserlebnissen und der Bestätigung von außen ab – wofür wiederum das Aussehen oft einen hohen Stellenwert ein-nimmt. Das zeigt auch die Tatsache, dass „der Wunsch nach beruflichem Erfolg" vielfach als Grund für Schönheitsopera-tionen angegeben wird.[81] Sobald an dieser Identität gerüttelt wird – etwa durch Misserfolge, Arbeitslosigkeit, Krankheit oder Ruhestand – wird Ansehensverlust befürchtet.

STRESS

Stress ist zunächst eine natürliche Reaktion auf veränderte Lebensbedingungen oder Bedrohungen – der Körper wird in Alarmbereitschaft versetzt. Dafür aktiviert unser Gehirn Stresshormone, vor allem Adrenalin und Cortisol. Blutdruck, Puls und Muskelspannung steigen, damit wir schnell reagie-ren können, um die vermeintliche oder tatsächliche Bedro-hung zu überstehen – evolutionär bedingt durch Kampf, Flucht oder Erstarren. Heute noch folgen wir ähnlichen Mus-tern: Attackieren, vermeiden, aushalten. Mit zunehmendem Stress erleben wir im Alltag vermehrt, dass die Reizschwelle sinkt und das Erregungspotenzial steigt (ein extremes Bei-spiel sind die zunehmenden Angriffe auf Rettungskräfte, weil deren Einsatzfahrzeuge die Autofahrenden an der Durch-fahrt hindern). Alternativ kommt es zu sozialem Rückzug, Realitätsflucht oder Resignation.

Laut Studien sind über die Hälfte der Erwachsenen in Deutschland der Meinung, dass ihr Leben in den letzten drei Jahren stressiger geworden ist. Insbesondere Frauen sagen, dass sie auch durch eigene, hohe Ansprüche an sich selbst unter Druck stehen.[82] Die eigenen Wertvorstellungen treffen schließlich auf überzeichnete, mediale Darstellungen vom er-folgreichen, glücklichen Menschen. Das wiederum verstärkt noch den Anspruch an das eigene Leben – mit einer erleb-nisreichen Freizeitgestaltung, einer erfüllenden Beziehung, einer glücklichen Familie, einem attraktiven Zuhause und vielem mehr. Übersteigen der Leistungsanspruch und die Erwartungshaltung die Kraft und die Mittel des Einzelnen, entsteht Stress. So beschreiben Wissenschaftler der Universität Bern auch „die Bedrohung des Selbst" als Stress-Ursache – entweder aufgrund eines eigenen Scheiterns oder fehlender Anerkennung durch andere Personen.[83]

Schon junge Menschen fühlen sich belastet: Jeder vierte Studierende leidet unter starkem Stress, ebenso viele zeigen erste Anzeichen eines Burnouts.[84] Laut dem DAK-Präventionsradar von 2018/19 empfinden bereits vier von zehn Kindern und Jugendlichen in Deutschland oft oder sehr oft Stress. Liegt dieser Anteil bei den 10- bis 13-Jährigen noch bei etwas mehr als einem Drittel (35 %) steigt er bei den 14- bis 17-Jährigen auf über die Hälfte (52 %). Mädchen sind dabei mit 49 % deutlich häufiger als Jungen (35 %) oft oder sehr oft gestresst.[85]

Stress sollte eigentlich ein Ausnahmezustand sein, auf eine kurze Anspannung sollte ausreichend Erholung folgen. Wenn das körperliche und psychische Erregungslevel aber dauerhaft hoch bleibt, kann das zu gesundheitlichen Beeinträchtigungen wie Kopfschmerzen, Konzentrationsproblemen, Bluthochdruck oder Schlafstörungen führen. Stressbedingte Erkrankungen bis hin zu depressiven Störungen können die Folge sein.

In der heutigen Lebenswelt fehlen oft Strategien, um Anspannungen wieder zu lösen, etwa über Bewegung. Die Dienstleistungs- und Informationsgesellschaft verstärkt diese Tendenz: Wo früher körperliche Arbeit gefordert war, bestimmt heute eher geistige oder monotone Arbeit einen großen Teil der Arbeitsplätze. Die Technik nimmt uns weitere körperliche Anstrengungen ab, so dass wir uns immer weniger bewegen: Wir fahren mit dem Auto zur Arbeit, verbringen den Bürotag vor dem Computer und beschließen den Tag auf der Couch.

Gleichzeitig nehmen wir über die Nahrung mehr Kalorien auf, als wir verbrennen – nach der Nationalen Verzehrstudie II überschreitet rund ein Drittel der Erwachsenen die Richtwerte für die Energieaufnahme.[86] Stress, Bewegungsmangel und Überernährung aber erhöhen zusätzlich das Risiko, ernsthaft zu erkranken.

Stress und Schlaf

Dem Prinzip der Leistungsgesellschaft folgend, versuchen viele Menschen, mit möglichst wenig Schlaf auszukommen. Auch andere Faktoren, die sich aus unserem Lebensstil ergeben, können Stress erzeugen und sich damit auf den Schlaf auswirken, ihn verschlechtern oder verkürzen. Untersuchungen weisen darauf hin, dass sich die durchschnittliche Schlafdauer in den westlichen Industrieländern innerhalb der letzten hundert Jahre um mindestens 1,5 Stunden verringert hat.[87]

Schlaf ist aber nicht nur zur Entspannung, sondern auch für die Regeneration und die Selbstheilungsprozesse des Körpers notwendig. Er hilft dabei, Erfahrungen und Gefühle zu verarbeiten. Daher reduziert ausreichend Nachtschlaf die psychische Anspannung und sorgt sogar für ein ausgewogeneres Essverhalten. Studien legen verschiedene Mechanismen nahe, über die die Schlafdauer das Körpergewicht beeinflussen könnte. Zum einen sinkt durch wenig Schlaf und chronische Müdigkeit der Grundumsatz. Zum anderen werden Hunger und Appetit durch Hormone gesteuert, die bei zu wenigem oder schlechtem Schlaf aus dem Gleichgewicht geraten können, was das Verlangen nach süßer, kohlenhydratreicher Nahrung verstärkt. Daneben könnte Schlafmangel auch die Impulskontrolle reduzieren, so dass man während des Tages leichter spontan isst oder nascht. Und schließlich bietet sich durch längere Wachzeiten und jederzeit verfügbare Lebensmittel auch einfach öfter die Gelegenheit, zuzugreifen.[88]

Eltern von Säuglingen oder Nachtarbeitende kennen das – sie greifen zu Süßigkeiten, um den Schlafmangel zu kompensieren und „wach zu werden". Studien sehen außerdem einen Zusammenhang zwischen der nächtlichen Schlafdauer und dem Risiko für Übergewicht.[89]

Stress und Essverhalten

Wir müssen „die Zähne zusammenbeißen", wir „kauen auf etwas herum", „schlucken Probleme herunter" oder es „stößt uns etwas auf" – die enge Verbindung von Stress und Essverhalten zeigt sich in vielen Redewendungen. Manchen Menschen schlägt der Stress auf den Magen – ist er akut und intensiv, wird das Hungergefühl oft unterdrückt. Das kann dazu führen, dass sie in akuten Stressphasen an Appetitlosigkeit leiden (oder gar nicht zum Essen kommen) und dadurch kurzfristig abnehmen. Dauerhaft kann Stress allerdings auch eine Gewichtszunahme zur Folge haben: Zum einen neigen einige Menschen zum bereits erwähnten stress- oder emotionsbedingten Essen. Hier greift die erlernte Kompensationsstrategie – übermäßiges Essen gegen Stress und damit verbundene unangenehme Gefühle wie Überforderung, Versagensängste, Konfliktscheu. So isst repräsentativen Befragungen zufolge jede/r dritte Deutsche bei Stress mehr als normalerweise.[90] Zum anderen erhöhen Erschöpfungszustände das Verlangen nach zucker-, fett- und salzhaltigen Nahrungsmitteln, da diese kurzfristig die Energie erhöhen und Stresshormone und Botenstoffe regulieren. In jedem Fall erschwert Stress die Wahrnehmung unserer natürlichen Körpersignale, wenn wir Hunger und Durst übergehen, Essen zur Gefühlsregulation missbrauchen, Unwohlsein oder Verdauungsprobleme übersehen oder über Sättigungsgrenzen „hinwegessen".

Chronischer Stress hat damit großen Einfluss auf unsere Gesundheit und unser Essverhalten. Langfristig kann er zu Übergewicht und ernährungsbedingten Krankheiten führen, wie Bluthochdruck, Diabetes und Herz-Kreislauferkrankungen, aber auch zu Essstörungen. Umgekehrt wirkt sich auch die psychische Belastung, die mit einer Essproblematik verbunden ist, auf unser Stressempfinden aus und kann in eine Spirale von Überlastung, Kompensation, Frustration und noch mehr Stress münden.

Wie sich Stress und Anspannung auf das Essverhalten auswirken, wenn Menschen aktuell an einer Essstörung leiden oder in früheren Zeiten litten, ließ sich deutlich während der Pandemie beobachten, wie Sigrid Borse vom Frankfurter Zentrum für Ess-Störungen beschreibt: „Bei der Magersucht wird versucht, über das Einsparen von Essen Kontrolle wiederherzustellen, Ohnmachtsgefühle in den Griff zu bekommen, vermeintlich handlungsfähig zu sein. Bei der Bulimie wird Stress abgebaut, der durch die mit der Situation verbundenen Ängste und Unsicherheiten entstanden ist. Durch das Erbrechen wird oftmals eine innere Anspannung gelöst. Andere Menschen berichteten von Essanfällen aus Langeweile, aus Angst oder zum Trost."[91]

Zwischen Stressbewältigung und Leistungssteigerung

Der eine schafft es nur mit viel Kaffee und Zigaretten durch den Tag, die andere greift abends regelmäßig zum Glas Wein um „runterzukommen", der Nächste greift zur Kopfschmerztablette oder zu Beruhigungsmitteln.

Wieder andere setzen zur Stressbewältigung bestimmte Verhaltensweisen ein: Sie entfliehen dem Alltag in die sozialen Medien, beim Serien-Streaming oder beim Spielen in virtuellen Welten, sie gehen shoppen oder betreiben exzessiv Sport.

Wenn Menschen konstruktive Methoden der Stressbewältigung fehlen, greifen sie stattdessen auf gewohnte Hilfsmittel zurück. Da Essen nicht nur emotional besetzt, sondern auch permanent verfügbar ist, kann es besonders leicht zum alltäglichen Hilfsmittel gegen Stress werden.

Anhaltender Stress schränkt – neben vielen anderen Auswirkungen – auch die Selbstwahrnehmung ein. Statt zu spüren, was Körper und Psyche wirklich brauchen, bleiben die Antennen nach außen gerichtet. Wir bemerken vielleicht zu spät, dass unsere Muskeln verspannt, dass wir durstig oder erschöpft sind. Auch Empfindungen wie Unruhe oder Niedergeschlagenheit nehmen wir lange nicht wahr.

Neben der Bewältigung von Stress und seinen Auswirkungen gehört es für viele Menschen zum Alltag, ihre Leistungsfähigkeit über bestimmte Substanzen zu steigern, etwa über Koffein in Kaffee und Tee, über Nahrungsergänzungsmittel oder Energy-Drinks. Daneben sollen Medikamente helfen, Müdigkeit zu überwinden, Schmerzen nicht zu spüren oder sich für eine Prüfung oder besondere Termine fit zu machen.

Im Prinzip sind aber all diese erwünschten Wirkungen darauf ausgelegt, die natürliche Verbindung zum eigenen Körper auszuhebeln, um Erschöpfungszustände, Missempfindungen oder sogar Schmerzen zu ignorieren.

Solche Verhaltensweisen sind gesellschaftlich akzeptiert oder werden sogar noch gefördert. In einer Leistungsgesellschaft, die es oft genug scheinbar erforderlich macht, die eigenen Bedürfnisse nicht zu spüren oder sogar über sie hinwegzugehen, ist das Innehalten nicht unbedingt erwünscht. Wenn wir uns aber daran gewöhnen, dauerhaft Leistungsgrenzen zu überschreiten und körperliche Signale bewusst zu überhören, wirkt sich das natürlich auf unsere körperliche und seelische Gesundheit aus.

Die Hilfsmittel halten das System am Laufen – und die Bereitschaft, sich zu optimieren, abzulenken oder zu betäuben, trifft auf Industrien, die diese Bedürfnisse mit Nachdruck bedienen.

WER PROFITIERT?

Ob Fertignahrung, Tabak, Alkohol, Lifestyle- oder Diät-Produkte: Viele Anbieter greifen den Alltagsstress und den Wunsch nach Selbstoptimierung bei Konsumentinnen und Konsumenten auf. Sie versehen ihre Produkte über deren eigentlichen Zweck hinaus mit Heils- und Glücksversprechen – entweder, um sie aufzuwerten oder sogar, um ihre Schädlichkeit zu überdecken.

Wenn Menschen sich unzulänglich fühlen, lässt sich mit vermeintlichen Hilfsmitteln viel Geld verdienen. Hersteller aus der Lebensmittel-, Pharma- und Schönheitsindustrie ziehen gewaltigen wirtschaftlichen Nutzen daraus, gesunden Menschen Defizite einzureden. So entsteht eine endlose Flut an „Must-haves", die einen Energieschub, raschen Gewichtsverlust, Faltenfreiheit und vieles mehr versprechen: Abdeck-Creme gegen Augenringe? Eine Bauch-weg-Strumpfhose für die Konferenz? Oder doch lieber einen Drink?

Selten sah man das Prinzip so anschaulich dargestellt wie in den frühen Werbefilmen zu „Frauengold": Schon in den 1950er-Jahren wurde unter diesem Namen ein rezeptfreies Mittel für die gestresste Frau verkauft, das anregend und stimmungsaufhellend wirken sollte (und dessen Alkoholgehalt dem eines Likörs entsprach). Die Werbespots dieser Zeit demonstrieren, wie eine Telefonistin, eine Sekretärin und eine Hausfrau sich in Stresssituationen behelfen – statt „emotional" zu reagieren. Nach dem Genuss des „Tonikums" bleiben sie gelassen und zeigen sich bei Kunden, Chef oder Ehemann wieder „lebensfroh und jugendfrisch". Slogan: „Nach einer Kur mit Frauengold sieht man in allem nur noch die guten Seiten".[92] Die Schwester im Geiste, „Klosterfrau Melissengeist", wartet sogar mit 79 % Vol. Alkohol gegen „Unruhezustände" auf. Heute kommen die Werbekampagnen zwar etwas subtiler und moderner daher – die Botschaften bleiben aber ähnliche: Mag die Mehrfachbelastung noch so schlimm sein – mit Lavendel, Vitaminen, Johanniskraut oder anderen rezeptfreien Mittelchen kann es weitergehen wie bisher. Da tobt die Mutter gleich wieder mit drei Kindern, Hund und Ehemann durch den Garten.

Ein erschöpfter, überforderter Mensch, der nach Orientierung sucht, ist umso empfänglicher für diverse Versprechungen – besonders bei so grundlegenden Wünschen wie denen nach Wohlbefinden und Attraktivität. Bei Männern lässt sich der Wunsch nach Selbstoptimierung besonders im Sportbereich beobachten: Um die Leistungsstärke zu erhöhen, Belastungsgrenzen zu umgehen und den Muskelaufbau voranzutreiben, nutzen viele Freizeitsportler diverse Substanzen. Proteinpulver für die Muskulatur, Stimulanzien wie Amphetamine, um die motorische Aktivität zu steigern und Müdigkeitsgefühle zu unterdrücken. Narkotika sollen Muskelschmerzen und körperliche Überforderung betäuben, illegale Substanzen wie Anabolika Muskelwachstum fördern und Fett abbauen. So ergab eine repräsentative Studie in deutschen Fitness-Studios, dass mehr als jeder fünfte Mann verbotene Substanzen zu sich nimmt. Die Bundeszentrale für gesundheitliche Aufklärung (BzgA) schätzt, dass 3 bis 5 Prozent der Jugendlichen Anabolika benutzen, was ihre Gesundheit schädigen und abhängig machen kann.[93]

Gleichzeitig macht sich die Industrie das in der Bevölkerung gestiegene Bewusstsein für Gesundheit und Ernährung zunutze, in dem sie Produkte zur gesundheitlichen Optimierung verkauft – ein enormer Wirtschaftsfaktor.

Gesundheit to buy?

Sie aktivieren die Abwehrkräfte, unterstützen die Verdauung, stärken die Blase oder senken den Cholesterinspiegel – in den Supermarktregalen finden sich immer mehr „funktionelle" Lebensmittel, die gesundheitlichen Zusatznutzen versprechen. In einem Markt, der im Wortsinn „gesättigt" ist, muss sich die Lebensmittelindustrie neue Strategien suchen: Eine davon ist es, Nahrungsmittel wie Joghurt, Säfte oder Margarine mit angeblich gesundheitsfördernder Wirkung anzupreisen – über so genannte „Health-Claims".

Diese müssen nach einer EU-Verordnung seit einiger Zeit von der Europäischen Lebensmittelbehörde EFSA geprüft und genehmigt werden. Laut foodwatch e.V. konnten 90 Prozent der bislang kontrollierten Gesundheitsaussagen den Prüfungen allerdings nicht standhalten – sie waren schlicht Werbelügen. Die Verbraucherorganisation listet auf ihrer Website einige der blumigen Versprechen auf, die durchfielen: „Abgelehnt wurden zudem Aussagen, nach denen Hopfen den Busen vergrößere, Granatapfelsaft gegen erektile Dysfunktion und Cranberrysaft gegen Blasenentzündungen helfe sowie schwarzer Tee die Aufmerksamkeit steigere."[94]

Neben der Strategie, die angeblich positive Auswirkung des kompletten Lebensmittels zu loben, werden alternativ die gesundheitlichen Vorteile einzelner Bestandteile beworben: über so genannte „Nutrition Claims" – beispielsweise für Bonbons mit Vitaminen, Fruchtsaftgetränke mit Mineralstoffen oder Frühstücksflocken mit Eisen-Zusatz. So können sogar Lebensmittel, die ernährungswissenschaftlich betrachtet eher ungesund sind, punkten, indem ihnen etwa künstliche Vitamine zugesetzt werden.

Eine Fehlernährung kann das natürlich nicht ausgleichen. Gleichzeitig entspricht die Versorgung der deutschen Bevölkerung bei den meisten Vitaminen und Mineralstoffen durchschnittlich bereits den vorgegebenen Werten der Deutschen Gesellschaft für Ernährung (DGE) oder überschreitet diese sogar.[95]

Um die Verbrauchertäuschung zu begrenzen, wollte die EU-Verordnung Mindeststandards einführen für Lebensmittel, die entsprechend beworben werden dürfen – über so genannte „Nährwertprofile". Laut foodwatch e. V. ist das allerdings noch offen: „Auf Druck der Lebensmittellobby erwägt die EU sogar, die Profile ganz aus der Verordnung zu streichen."[96]

Hinzu kommen noch Nahrungsergänzungsmittel, die dem Körper als Kapseln oder Brausepulver fehlenden Schwung oder Nährstoffe wieder zuführen sollen. Knapp ein Drittel der Frauen und ein Viertel der Männer in Deutschland nehmen laut der Nationalen Verzehrstudie II Nahrungsergänzungsmittel zu sich – vor allem, wenn sie selbst ihren Gesundheitszustand als „schlecht" einschätzen.[97] Anders als Arzneimittel müssen Nahrungsergänzungsmittel allerdings keinerlei Nutzen nachweisen. Ob die Käuferinnen und Käufer überhaupt Bedarf an den enthaltenen Stoffen haben, ist als Kriterium für den Verkauf ebenfalls unerheblich.

....

Fazit: Die Anforderungen der Leistungsgesellschaft führen zu mehr Belastung im Berufs- und Privatleben – gleichzeitig steigt der Anspruch an das individuelle Lebensglück. Wer sich am meisten abrackert, sich selbst verleugnet, besonders viel an sich arbeitet, wird vermeintlich belohnt. Wir finden in uns selbst keine Ruhe: Alles muss besonders anstrengend und schwierig sein und gleichzeitig ganz leicht aussehen: Wir hätten gerne Yoga, aber mit Höchstleistung – oder gleich den Ironman.

Dieser Leistungsanspruch führt zu Stress, der sich negativ auf unsere körperliche und psychische Gesundheit und auch auf das Essverhalten auswirken kann. Von dem Spannungsverhältnis zwischen äußerem Überfluss und innerem Mangel, der sich zum Beispiel im emotionalen Essen ausdrückt, und dem gleichzeitigen Wunsch nach Entspannung und Leistungssteigerung profitieren diverse Industrien, indem sie vermeintliche Lösungen zur Selbstoptimierung verkaufen. Der Wunsch nach Ruhe, Gesundheit oder Ausgeglichenheit wird transformiert zum Wunsch nach Produkten, die Ruhe, Gesundheit und Ausgeglichenheit versprechen.

4. LEBEN IN BILDERN

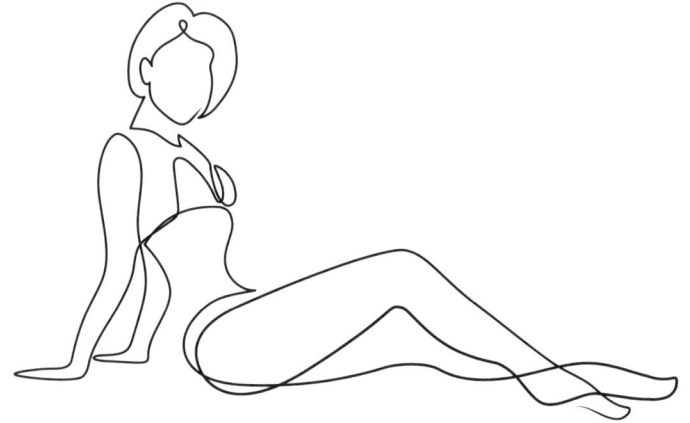

Das hohe Stress-Level der Menschen in den Industrieländern, ihre mangelnde Stressbewältigung und Selbstregulation – darauf führt der Neurobiologe Gerald Hüther die Zunahme psychischer Erkrankungen zurück, zu denen auch Essstörungen gehören. Gleichzeitig spielten ein hoher Erwartungsdruck und eigene unrealistische Vorstellungen eine Rolle.[98]

Zu den Anforderungen der Leistungsgesellschaft kommen also, wie schon beschrieben, die Ansprüche hinzu, die wir an unsere Lebensführung und uns selbst stellen – und das nicht zuletzt unter dem Eindruck der gigantischen Bildwelten der modernen Medien, mit denen wir tagtäglich konfrontiert sind: Großflächige Werbebanner, TV-Spots und Anzeigen konkurrieren um unsere Aufmerksamkeit. Werbung triggert unsere Wünsche und Sehnsüchte. Im Spannungsfeld Ernährung – Schönheit – Gesundheit senden viele Kampagnen doppelte Botschaften: Sie beschwören Bilder von Genuss, Gemeinschaftsgefühl, einem reichhaltigen Leben mit einzigartigen Momenten herauf – aber zumeist nur in Verbindung mit Schönheit, Schlankheit, Fitness und Jugendlichkeit. Dies wird wiederum mit Anerkennung, Erfolg und Begehrtsein verknüpft.

Genieße, aber lass dich keinesfalls gehen – dieser Appell nistet sich in den Köpfen ein und verstärkt den Wunsch nach Selbstoptimierung. Vieles, was Einzug in unseren Alltag genommen hat, wird dabei nicht mehr hinterfragt: riesige Reklametafeln mit extrem schlanken Teenagern, die Bikinis für erwachsene Frauen vorführen. Stars, die behaupten, ihr Aussehen sei lediglich auf gute Gene und viel Wasser trinken zurückzuführen. Castingshows mit dünnen Schülerinnen, die angetrieben werden, ihre Körper noch weiter zu optimieren – und dabei ihre „Personality" zu bewahren. In jeder Lebenslage sollen wir leistungsfähig, attraktiv und fit sein – wer kann da auf Dauer schon mithalten?

Wie sich mediale Darstellungen auf Essstörungen auswirkten, untersuchte eine Studie von Maya Götz, Caroline
Mendel und dem Bundesfachverband Essstörungen. Bei der
Befragung von Menschen, die aktuell wegen einer Essstörung behandelt wurden, gaben 27 Prozent an, die Darstel-
lung von dünnen Models auf Plakaten oder Großleinwän-
den hätte sehr starken Einfluss auf ihre Essstörung gehabt,
weitere rund 42 Prozent empfanden „etwas" Einfluss. Bei
Bildern in Modemagazinen sahen 22 Prozent einen sehr
starken, weitere 39 Prozent etwas Einfluss.[99]

Medienmacht

Die Maßstäbe dafür, was als erstrebenswert gilt, setzen heute
Printmedien, Werbung im öffentlichen Raum, Fernsehen und
Internet – durch ihre Omnipräsenz und ihre große Reichweite.

Schon Mitte der 1990er-Jahre zeigte sich eindrücklich,
wie schnell ein bestimmtes Ideal durch Medienkonsum
befördert wird: Auf den Fidschi-Inseln stellte die amerikanische Psychologin Anne Becker vom Harvard Eating
Disorders Center fest, dass Essstörungen bei Mädchen und
Frauen fünfmal häufiger auftraten, nachdem das US-Fern-
sehen Einzug gehalten hatte – und mit ihm das westliche
Schönheitsideal. Wurden dort zuvor stämmige Figuren als
attraktiv empfunden, fühlten sich anschließend fast 75 Prozent der Mädchen zu dick.[100]

Auch hierzulande wird das vorherrschende Schlankheitsideal schon früh vermittelt: So verglich die Universität
Rostock 327 Zeichentrickfiguren verschiedener Kinder-
sender und ermittelte das Verhältnis von Hüft- zur Taillen-
breite aller Protagonistinnen. Ergebnis: Nur 20 Prozent von
ihnen verfügten über Körperproportionen, die denen ech-
ter Kinder entsprachen. Deutlich über die Hälfte hatte keine
anatomisch realistischen Körpermaße. Problematisch war

dabei auch die Sexualisierung durch „Sanduhr-Figuren" – denn eine Wespen-Taille ist eben gerade nicht typisch für einen Kinderkörper. Zudem wurden einige der gezeichneten Heldinnen über die Jahre hinweg deutlich verschlankt, wie bei „Biene Maja" oder „Heidi" zu beobachten.

Die männlichen Charaktere in den Filmen und Serien hatten zwar teilweise einen idealisierten, V-förmigen Oberkörper – 75 Prozent von ihnen besaßen aber realistische Proportionen. Insgesamt waren die männlichen Körperformen deutlich natürlicher, vielfältiger und auch fülliger.[101]

Eine ebenfalls von der Uni Rostock zusammen mit ZDF, NRW-Filmstiftung und MaLisa-Stiftung durchgeführte Studie zeigte, dass die Frauenfiguren auch in modernen Streaming-Angeboten meist genormte, schlanke Körper besaßen. Außerdem waren sie „überwiegend jung und wurden nach traditionellen Geschlechterbildern besetzt – in Romantik-Formaten und in Berufen, die ihre emotionale Kompetenz betonen".[102] Selbst neuere Medienangebote setzen also eher auf herkömmliche Frauenbilder.

„6 Kilo plus – Huch, was ist denn da passiert?", „Ihr Mann findet sie zu dick!" oder „Falten-Schock – was ist nur mit XY los?" Nicht nur in Film und Fernsehen, auch in Printmedien werden Stereotype offensiv bedient – besonders hemmungslos von manchen Frauenzeitschriften: Da erleben die Stars „Figur-Frust", eine „Kilo-Krise" oder sitzen in der „Fett-Falle". Die bewusst abwertenden Formulierungen und unvorteilhaften Fotos vermitteln jeder Frau deutlich, wie tief Prominente durch angebliche Schönheitsmängel fallen können: Selbst Stars mit Bilderbuchkarriere und millionenschwerem Bankkonto sind optisch angreifbar. Damit es der Leserinnenschaft nicht ähnlich ergeht, gibt es passende Ratschläge: „Die neue Super-Diät der Stars", „So schmelzen deine überflüssigen Pfunde!" oder „Bauch weg in fünf Tagen".

Eigene Maßstäbe von Schönheit zu entwickeln kann schwerfallen angesichts dieser dominanten, bildmächtigen Beeinflussung. Nicht von ungefähr heißen die Stars des Internets „Influencer". Durch ihre Popularität und Reichweite wirken sie auf die Meinungen, Konsumgewohnheiten und Ideale ihrer Fangemeinde ein – und stehen gleichermaßen als Projektionsfläche und Werbeträger zur Verfügung.

Bilderflut

Bilder spielen in unserem Leben eine immer größere Rolle. Zum einen gilt der Sehsinn in der westlichen Kultur als wichtigster Sinn für unsere bewusste Wahrnehmung: Es fällt uns viel leichter, Gesehenes zu beschreiben, als etwa einen Geruch, wie eine weltweite Studie herausfand. In anderen Kulturen waren dagegen andere Sinne dominanter.[103] Zum anderen dominieren Bilder auch Inhalte. Nach dem so genannten „Picture Superiority Effect" werden visuelle Informationen vom Gehirn vielfach schneller aufgenommen als Textinhalte. Und das in Zeiten, in denen unsere Aufmerksamkeitsspanne ohnehin immer geringer wird.[104] Daher haben Bilder gerade in der Werbung eine stärkere Wirkung, funktionieren unmittelbarer und besser als inhaltliche Aussagen – was auch den Erfolg von Bild-Netzwerken wie Instagram oder Pinterest ausmacht.

Durch Internet, soziale Medien und mobile Endgeräte haben wir zugleich rund um die Uhr Zugriff auf eine überwältigende Anzahl von Bildern. Werbefachleute, PR-Strategen und Influencer verbreiten professionell fotografierte und optimierte Motive, aufgeladen mit Botschaften von Erfolg, Glück, Schönheit und Erotik. Diese Bilder entwerfen und prägen wiederum unsere gesellschaftlichen Ideale. Welchen Einfluss hat diese Flut an Bildern, die tagtäglich auf uns einströmt, damit auf unsere persönlichen Vorstellungen und Maßstäbe?

In seinem Buch „Die Macht der inneren Bilder" erklärt der Hirnforscher Gerald Hüther, wie wir von Kindesbeinen an innere Bilder entwickeln. Mit ihnen machen wir uns eine Vorstellung von uns selbst, unserer Lebenswelt, von anderen Menschen und unseren Beziehungen zu ihnen. Diese Bilder werden normalerweise von unseren persönlichen Erfahrungen und unserem sinnlichen Erleben geformt. Sie bestimmen unser Denken, Fühlen und Handeln, unsere gesamte Lebensgestaltung. Je mehr Raum aber eine medial erschaffene Welt in unserem Leben gewinnt, desto leichter können die fremderzeugten Bilder unsere innere Bildwelt – und damit unsere ureigenen Vorstellungen und Erfahrungen – überlagern.

„Nur wenn wir uns der Herkunft und der Macht dieser Bilder bewusst werden, können wir auch darüber nachdenken, wie wir es anstellen, dass künftig wir die Bilder und nicht die Bilder uns bestimmen." **Gerald Hüther**[105]

Zu der Bilderflut von außen kommt aber noch ein weiterer Faktor: Wir selbst wirken mit an der Verbreitung künstlicher, geschönter, gefilterter Bilder – und multiplizieren damit eine verzerrte Wirklichkeit. Denn die verführerischen Werbemotive und Bildmodelle werden in Amateurbildern zigfach über die sozialen Medien reproduziert und geteilt. Niemals zuvor konnten wir so viele Bilder von uns selbst herstellen und die Resultate in so kurzer Zeit überprüfen, kuratieren, korrigieren. Laut der BRAVO Dr. Sommer-Studie von 2016 posteten im Alter von 13 Jahren schon zwei Drittel der Mädchen und knapp die Hälfte der Jungen Selbstportraits im Netz.[106] So wird auch die mediale Selbstdarstellung Teil unserer sozialen Identität – und sei es nur über das Profilbild einer WhatsApp-Gruppe.

Dabei lernen schon Kinder, wie sie sich optimal inszenieren – im Zweifelsfall finden sich im Netz wiederum Tipps, „mit denen auch du wie ein Insta-Model aussehen kannst".

Es bleibt die Frage, wie sich die künstlichen Bilder zu unseren persönlichen Vorstellungen und unserem realen Erleben verhalten. Was wird beispielsweise aus unseren Fantasien und Träumen, wenn wir vor einer Reise schon hundertfach dasselbe Motiv vom Zielort gesehen haben? Wenn man dort vor lauter Selfie-Sticks und posierenden Menschen nichts mehr wahrnehmen kann? Und wie sieht unser Selbstbild aus, wenn für sämtliche Altersstufen und Rollen längst ein mediales Bild vorgezeichnet wurde – wie etwa Jugendliche, Berufstätige, Mütter oder Senioren idealerweise auszusehen haben? Wieviel Raum bleibt für unsere vielleicht unperfekten, aber eigenen Vorstellungen und Lebensentwürfe?

Die allgegenwärtigen Bilder animieren schließlich zum optischen Vergleich, dazu, andere Körper zu bewerten – und natürlich auch den eigenen. Das kann Unzufriedenheit und Komplexe verstärken oder überhaupt erst entstehen lassen – was sich wiederum negativ auf das Essverhalten auswirken und ein Risiko für Essstörungen bergen kann.

Dass sich der gesellschaftliche Druck auf Kinder und Jugendliche über Soziale Medien und Werbung immer früher auswirkt, beklagt auch Sigrid Borse vom Frankfurter Zentrum für Ess-Störungen. „Die Einflüsse, einem bestimmten Ideal entsprechen zu müssen, sind ja überall präsent. Irgendwann setzt eine Normierung ein, was man von sich erwartet – nur das inszenierte Bild kann noch bestehen. Dadurch geht ein unbedarftes Gefühl zum eigenen Körper in immer früherem Alter verloren."[107]

Schönheitsideale

Schönheitsideale gab es zu allen Zeiten und in allen Teilen der Welt. Oft entsprechen sie dem, was in der jeweiligen Gesellschaft gerade nicht so leicht zu haben ist: Als die Menschen noch viel im Freien arbeiteten, galt die vornehme Blässe als Ideal. Bei der heutigen Schreibtischarbeit ist Bräune begehrt. In Zeiten von Hungersnöten schätzte man volle Rundungen, die für Fruchtbarkeit und Gesundheit standen, in der Überflussgesellschaft den sehr schlanken Körper.

Gerade das weibliche Figurideal ist besonders vielen Einflüssen und Schwankungen unterworfen, wie allein die letzten hundert Jahre zeigen: Während der ersten Frauenbewegung Anfang des 20. Jahrhunderts erkämpften sich Frauen zwar das Wahlrecht und befreiten sich vom Korsett. Auf ihre Emanzipationsbewegungen folgte jedoch ein extrem dünnes, fast androgynes Schlankheitsideal in den „Goldenen Zwanzigern".

Nach dem Zweiten Weltkrieg und den nachfolgenden „Hungerjahren" waren zunächst üppige weibliche Formen gefragt – „Kurvenwunder" wie Marilyn Monroe, Brigitte Bardot oder Sophia Loren. In den 1960er-Jahren kam ein konträres Ideal auf: Die zarte Audrey Hepburn wurde zur Stil-Ikone, über die der Regisseur Billy Wilder sagte, sie schaffe es, „den Busen aus der Mode" zu bringen.[108] Zeitgleich erschien die Barbiepuppe, für deren unrealistische Körperproportionen, wie es die Medienwissenschaftlerinnen Margit Herche und Maya Götz schrieben, „eine Frau mindestens zwischen 1,88 m und 2,26 m groß sein oder sich eine Rippe entfernen lassen" müsse.[109] Die neue Mode mit Minirock und Bikini forderte eine sehr schlanke Figur. Parallel zur zweiten Frauenbewegung, die ab Ende der 1960er-Jahre für das Recht auf körperliche Selbstbestimmung eintrat, wurde die extrem dünne Teenagerin Twiggy („Zweiglein") zum erfolgreichen Fotomodell.

In den 1980er-Jahren sollten die weiblichen Körper durch Aerobic – vorgeturnt durch Schauspielerin Jane Fonda – und Bodybuilding gestählt werden. Neben Schlankheit waren jetzt auch bei Frauen Muskeln erwünscht, Schulterpolster verstärkten den Eindruck. In die 1990er-Jahre fiel das Zeitalter der „Supermodels", in dem einige wenige Fotomodelle zu regelrechten Ikonen aufstiegen: „90-60-90" beschrieb die Maße der Idealfigur. Ende der 1990er-Jahre kam mit dem sogenannten „Heroin Chic" wieder das Ideal der Kindfrau auf, etwa mit Kate Moss, die eine zerbrechliche Magerkeit aufwies. Mittlerweile sind wieder mehr Rundungen gefragt, etwa bei der „Sanduhrfigur" einer Kim Kardashian – Schlankheit bleibt dennoch oberstes Gebot.

Auch bei Jungen und Männern wurde die äußere Erscheinung und eine bewusste Körperpräsentation in den letzten Jahrzehnten immer wichtiger. Gerade jüngere Männer gestalten ihre Körper gezielter und umfassender, vom Haar-Styling über modische Kleidung bis hin zu Tattoos und Piercings. Trends setzen beispielsweise Fußballer mit ausgefallenen Frisuren, großflächigen Tätowierungen und durchtrainierten Körpern. Auch Schauspieler und Musiker – etwa Rapper, die oft selbst Modelinien herausgeben, Schmuck und Luxusmarken promoten – sind gleichzeitig Vorbilder und Werbeträger.

Die gängige Körperästhetik ist in der Regel noch stark vom traditionellen Männlichkeitsbild bestimmt, dessen Attraktivität von Fitness, Leistungsstärke und Sportlichkeit abhängt – was wiederum mit Durchsetzungskraft und Erfolg gleichgesetzt wird. Daher steht bei vielen Männern weniger der Wunsch abzunehmen als vielmehr der Muskelaufbau im Vordergrund. Entsprechende Werbemotive und Medientrends verstärken den Schönheitsdruck auch bei Jungen und Männern.

Mit der gestiegenen Lebenserwartung steigt außerdem die Erwartung an Frauen wie Männer, länger jugendlich-attraktiv zu wirken: Schlagzeilen wie „50 ist das neue 30" propagieren, entsprechend jung, schlank, muskulös und faltenfrei zu erscheinen. Um diesem Bild zu entsprechen, soll immer mehr gemacht werden: mehr Diät, mehr Sport, mehr Kosmetik, mehr chirurgische Eingriffe.

So erzeugt das unrealistische Schönheitsideal bei vielen Menschen Unzufriedenheit – beim Blick auf die Waage, in den Spiegel, in Zeitschriften oder auf Instagram. Die immer größere Kluft zwischen einem künstlichen Ideal und der Wirklichkeit natürlicher Formen verstärkt das Risiko für Körperunzufriedenheit – und damit für ein gestörtes Essverhalten.

Schlankheit – ein Glücksversprechen

„Schlank und länger jung mit der Detox-Diät" – Schlankheit gilt in den westlichen Industrienationen als ultimatives Ziel und Glücksversprechen. Daher wollen die meisten Menschen nicht nur abnehmen, um gängigen Maßstäben zu entsprechen, sondern auch um attraktiver und begehrenswerter zu wirken. Wer schlank ist, gilt außerdem als diszipliniert, erfolgreich und gesünder. Frauen, die immer noch stärker als Männer über ihr Äußeres definiert werden, sind umso empfänglicher für diesen Druck.

Die Mode spielt dabei eine große Rolle: Je körperbetonter, ausgeschnittener oder transparenter sie ist, desto mehr diktiert sie, wie die Körper auszusehen haben, die in diese Kleidungsstücke passen. Die entsprechenden Maße zeigen sich dann wiederum an extrem schlanken, oft untergewichtigen Models in Werbeanzeigen und auf Laufstegen. Mit „Size Zero" entwickelte sich ein gefährliches Ideal, das der amerikanischen Kleidergröße Null (in Deutschland der Größe 32) und damit in etwa der einer Elfjährigen entspricht. Nach medizinischen Maßstäben gelten erwachsene Frauen mit einer solch dünnen Figur als unterernährt. Dennoch sind in jeder Fußgängerzone Schaufensterpuppen zu sehen, deren Körpermaße unrealistisch und ungesund sind. Britische Forschende haben diese Figuren ausgewertet und unter

anderem festgestellt, dass reale Frauen mit diesen Körpermaßen keine Menstruation bekommen würden.[110]

Schon Mädchen und junge Frauen werden über Werbung
und Medien mit diesen unerreichbaren Vorbildern konfrontiert, wenn in Kampagnen Frauen, die eigentlich noch Teenager und deren Körpermaße weit vom Durchschnitt entfernt
sind, gestylt in Szene gesetzt werden. Gleichzeitig sollen sich
ältere Frauen noch mit diesen Körpern identifizieren.

All diese Botschaften und Bilder können ein gestörtes
Verhältnis zum eigenen Körper fördern. Daher gibt es im-
mer wieder Forderungen, die Auswirkungen des extremen
Schlankheitsideals zu bekämpfen, indem etwa ein Min-
dest-BMI für Models und Schauspielerinnen festgesetzt, Size
Zero abgeschafft, Schaufensterpuppen mit realistischen
Maßen aufgestellt und weniger einseitige Körperbilder in
Werbung und Medien etabliert werden.

Mit bescheidenem Erfolg: Zwar gilt Diversität gesellschaftlich mittlerweile als wichtiger Wert. Auch die Werbe-
welt versucht dem nachzukommen, indem sie zunehmend
Bildmotive von Personengruppen mit unterschiedlicher
Hautfarbe, Religionszugehörigkeit, Geschlecht und Alter
zeigt. Nur bei der Körpervielfalt besteht Nachholbedarf.
Nach wie vor werden Werbung und Medien von Menschen
mit stereotypen Körperformen dominiert.

So sind in Filmen beispielsweise selten Protagonistinnen
und Protagonisten zu sehen, die nicht schlank sind – zumindest nicht, ohne dies speziell zu thematisieren. Meistens
handelt es sich in diesem Fall dann eher um die beleibte
Freundin beziehungsweise den lustigen, dicken Kumpel
der Hauptfigur. Werbekampagnen von Kosmetikmarken
oder spezielle Modestrecken mit dickeren Models („unsere
Big-is-beautiful-Strecke") gibt es zwar vereinzelt, sie sind
aber noch lange keine Normalität.

Besonders schwer vermittelbar scheint die Kombination von „dick" und „alt" zu sein – also der Widerspruch nicht nur zum Schlankheits-, sondern auch zum Jugendlichkeitsideal. Exemplarisch ließ sich das gut anhand der Werbung einer bekannten Kosmetikmarke beobachten: Zunächst wurde eine Kampagne für Bodylotion lanciert mit jungen Frauen in Unterwäsche, die jeweils dünner oder dicker waren. Später folgte eine weitere Kampagne mit unbekleideten älteren Frauen – diese wiederum waren alle durchgehend schlank. „Zwei negative ‚items' auf einmal lassen sich in der Werbung nicht vermitteln", lautete der Kommentar einer Marketing-Expertin dazu.

Das lässt sich auch bei Fotomodellen beobachten: Auf der einen Seite gibt es Models mit so genannter „Übergröße" (oft ab Größe 42 – einer Durchschnittsgröße von erwachsenen Frauen), die wohlwollend als „curvy" oder „Plus Size" bezeichnet werden. Auf der anderen Seite ältere Models – dann aber wieder nach gängigen Schlankheitsnormen.

Zwei Seiten einer Medaille

Einerseits sollen also alle Menschen bis ins hohe Alter fettfreie, schlanke und durchtrainierte Körper haben – andererseits gelten aber so viele Menschen als übergewichtig und leiden an ernährungsbedingten Krankheiten: Wie passt das zusammen? „Wer Anorexie verstehen will, muss sich erstmal mit seinen eigenen Abneigungen gegenüber Dicken auseinandersetzen", so formuliert es der klinische Psychologe und Autor David M. Garner, der zu Körperbild und Essstörungen forscht.[111]

Denn gerade von denen, die mühsam mit ihrem Essverhalten ringen, werden dicke Menschen schnell besonders abgestraft. Das bedeutet: Das extreme Schlankheitsideal bis hin zur Anorexie und die realen Körperformen bis hin zu starkem Übergewicht haben mehr miteinander zu tun, als es auf den ersten Blick scheint. Im Prinzip sind es zwei Seiten einer Medaille: Schon normalgewichtige Menschen, die sich angesichts der unrealistischen Ideale „zu dick" finden, scheitern wieder und wieder an ihrem Essverhalten, an Diäten und Sportprogrammen. Im ungünstigsten Fall nehmen sie dadurch langfristig zu oder entwickeln sogar eine Essstörung. Gleichzeitig prägen die Ideale den Blick auf übergewichtige Menschen so negativ, dass Essstörungsexperten schon von einer „fettphobischen" Gesellschaft sprechen. Bei der Verachtung und Abwehr gegenüber denen, die sich vermeintlich unreflektiert und ungesund ernähren, spielen daher auch eigene Unsicherheit oder Unzufriedenheit eine Rolle.

Die Ideale unserer diät- und körperfixierten Gesellschaft machen es somit für alle schwer. Denn auch die Menschen, die in irgendeiner Form gesellschaftlich nicht mithalten können, haben ja die vorherrschenden Ideale dieser Gesellschaft vor Augen – selbst, wenn sie diese niemals erreichen werden. So bleibt jemand, der 120 kg wiegt und sich mühsam auf 100 kg herunterhungert, dennoch unerreichbar weit entfernt von allem, was um ihn herum als erstrebenswert gilt. Weitere brachiale Abnehmversuche und Gewichts-Jojo schädigen zusätzlich die Gesundheit.

Diese Ambivalenz zwischen Ist- und vermeintlichem Soll-Zustand erklärt auch die Faszination von Unterhaltungsshows im Fernsehen, in denen stark übergewichtige Menschen vor Publikum zum „ultimativen Abnehm-Wettbewerb" oder „Fettkampf" gegeneinander antreten. Solche Formate tragen kaum zur Akzeptanz verschiedener Körperformen bei, sondern befriedigen eher die Sensationslust: Die meisten Menschen erahnen (oder wissen aus eigener Diäterfahrung), was für eine schwere, kaum zu bewältigende Aufgabe vor den Teilnehmenden liegt. Vielleicht nährt es aber auch die eigene, noch so kleine Hoffnung nach durchschlagender Veränderung („40 Kilo Unterschied – Laura vorher und nachher") – wobei selbst diese in der Regel nicht von Dauer ist.

Nicht nur durch die Schlankheitsnormen, auch durch die gesundheitspolitische Diskussion fühlen sich Kritiker auf der richtigen Seite – denn ein schlanker Körper oder etwaiges Abnehmen wird ja nicht nur von der Gesellschaft, von Werbung und Medien propagiert, sondern auch oft von Medizinern gefordert. Dies zeigte sehr anschaulich eine Debatte im Sommer 2019. Anlass: Die Firma Nike führte in ihrem Londoner Stammhaus erstmals „Plus Size"- und Behindertensport-Schaufensterpuppen ein, um „Diversität und Inklusion auch im Sport" widerzuspiegeln. Zu sehen war unter anderem eine Puppe in etwa Größe 46, mit enganliegenden Leggins und Sport-BH – eben Sportkleidung. Eine Journalistin kritisierte in der britischen Zeitung „Telegraph" daraufhin, die Puppe vermittele, dass Übergewicht nicht etwa ungesund, sondern in Ordnung sei – womit Frauen eine „gefährliche Lüge" verkauft würde. Die Puppe sehe aus, als ob sie an Diabetes leide oder bald ein künstliches Hüftgelenk brauche.[112] Daraufhin entstand eine lebhafte Diskussion, vor allem in den sozialen Medien: Eine Nutzerin beispielsweise twitterte ein Bild von sich selbst und schrieb, dass sie mit einer ganz ähnlichen Figur Marathon laufen würde. Andere kritisierten, genau diese Haltung würde Mobbing gegenüber Dicken schüren.

Nun könnte man fragen, ob es eine weniger „gefährliche Lüge" ist, Frauen mit den üblichen Heerscharen untergewichtiger Schaufensterpuppen zu konfrontieren. Vor allem aber zeigt das Beispiel unterschiedliche Aspekte unseres Umgangs mit dem Thema Übergewicht: Auf der einen Seite wird es grundsätzlich mit Krankheit assoziiert. Gesundheit und Fitness drücken sich allerdings nicht allein in Kleidergrößen und Körpergewicht aus – und auch mit einem gewissen Übergewicht können Menschen sehr wohl gesund und sportlich sein. Zudem sollten Menschen jeglicher Konfektionsgröße ihre Körper nicht verhüllen müssen und beim Sport funktionale und ansprechende Kleidung tragen können – insoweit repräsentiert die erwähnte Schaufensterpuppe einfach einen Teil der Bevölkerung, der in Bekleidungsläden bisher weniger sichtbar war.

Gleichzeitig zeigt es, wie groß die Angst vor einer Art Maßlosigkeit und Enthemmung zu sein scheint, vor dem Kippen von einem Extrem in das andere – als ob Menschen angesichts von gängigen statt idealisierten Körpermaßen automatisch in einen ungesunden Lebensstil verfielen. Und wobei umgekehrt längst festgestellt wurde, dass die Ächtung weder zum Rückgang von Übergewicht noch zu einer gesünderen Lebensweise führt.[113]

Auf der anderen Seite zeigt die Debatte um die Schaufensterpuppe, wie gering die Akzeptanz unterschiedlicher Körperformen nach wie vor ist. Diversität und Inklusion scheinen bei den Schaufensterpuppen zwar für Menschen mit einer Behinderung zu gelten, aber nicht für einen von der Schönheitsnorm abweichenden Körper. Während Antidiskriminierungsgesetze und gesellschaftlicher Diskurs darauf hinwirken, dass niemand hinsichtlich Geschlecht, ethnischer Herkunft, Alter, Behinderung oder Religionszugehörigkeit benachteiligt werden darf, hört bei den Körperformen die Vielfalt auf. Entsprechend wird Diskriminierung zwar in vielen Bereichen geächtet – nicht aber beim Übergewicht.

Übergewicht – die salonfähige Diskriminierung

„Jetzt isst die auch noch ein Eis!" Für sehr dicke Menschen kann es ein täglicher Spießrutenlauf sein, sich in die Öffentlichkeit zu begeben – und das von Kindesbeinen an. Sie werden angestarrt, belehrt, verachtet, etwa wenn sie öffentlich essen. Was auch immer sie tun, wird von Kommentaren begleitet: von „Der würde ein bisschen Sport guttun" bis hin zu „Schau mal, wie der Dicke schwitzt" oder Schlimmerem, wenn er oder sie dann tatsächlich Sport macht.

Zudem bekommen Menschen mit Übergewicht ungefragt Ratschläge und Ernährungstipps erteilt – ohne dass die Ratgebenden sie oder ihre Geschichte kennen, oder wissen, wie sie sich tatsächlich ernähren, ob vielleicht eine Krankheit oder Medikamente zu ihrem Übergewicht geführt haben, wie gesund, belastbar oder zufrieden sie tatsächlich sind. Dahinter steht die Annahme, dass dicke Menschen „selbst schuld" seien und abnehmen könnten, wenn sie nur wollten. Sie scheinen sich jedoch dem gesellschaftlichen Konsens zu entziehen, woraufhin es zu regelrecht feindseligen Reaktionen kommt – von Alltagserlebnissen auf der Straße bis hin zu Kommentaren im Netz.

Träge, undiszipliniert, ungepflegt: Dicksein wird mit vielen negativen Attributen verbunden. Entsprechend weit verbreitet ist die Ablehnung in unserer Gesellschaft: Eine repräsentative Studie des Instituts für Ernährungspsychologie der Universität Göttingen ergab, dass fast ein Viertel aller Deutschen Übergewichtige stigmatisiert. Aber nicht nur im Alltag, auch in Schule und Berufsleben erleben diese häufig Benachteiligung bis hin zu Mobbing: Insgesamt 14 Prozent der Bevölkerung würden – hätten sie selbst Personalentscheidungen zu treffen – stark Übergewichtige aufgrund ihres Gewichts nicht einstellen.[114] Tatsächlich legen Untersuchungen nahe, dass adipöse Menschen bei der Jobsuche von Personalchefs seltener berücksichtigt werden.[115]

Häufig entwickeln übergewichtige Menschen daher eine tiefsitzende Scham bis hin zum Selbsthass. Zu den psychischen Auswirkungen von starkem Übergewicht zählen unter anderem Resignation und Rückzug bis hin zu Depressionen.

Die Stigmatisierung ist auch deshalb problematisch, weil Ablehnung und Körperscham *gerade* dazu führen können, dass Menschen resignieren, Essanfälle bekommen, zunehmen und weniger auf ihre Gesundheit achten. Studien deuten darauf hin, dass eine starke oder wachsende Körperunzufriedenheit ungesunde Lebensgewohnheiten und Essstörungen fördert.[116] Die große Diskrepanz zwischen den unerreichbaren Idealen und der eigenen Existenz macht müde – sie wirkt nicht als Ansporn, sondern lässt verzweifeln. Es ist keine Motivation zur Veränderung – wie diese stattdessen aussehen könnte, beschreiben wir in den Kapiteln 7 und 8.

Aus der Arbeit mit Übergewichtigen ist bekannt, dass selbst noch so gut gemeinte Ratschläge aus dem Umfeld Veränderungen eher erschweren als vorantreiben. Natürlich ist es wichtig, dass beispielsweise Kinder, die bereits deutlich übergewichtig sind, in ihr Gewicht „hineinwachsen". Oder dass Erwachsene, für die ihr Übergewicht gesundheitsgefährdend ist, nicht weiter zunehmen und ihre Gesundheitswerte verbessern. Dafür sollte jedoch nie ein Abnehmziel formuliert und Diäten angesetzt werden, sondern die Betreffenden sollten mit Freude an Bewegung und ein verändertes Essverhalten herangeführt werden (mitsamt der Lieblingsgerichte, wenn auch in kleineren Portionen).

Ein Beschämen, ein Spiegel-vorhalten-Wollen ist in jedem Fall kontraproduktiv. Im Gegensatz dazu kann eine bessere Körperwahrnehmung und -akzeptanz zu mehr Selbstfürsorge und womöglich zu einer natürlichen Gewichtsreduktion führen. Daher müssen wir uns die Frage stellen: Soll sich beispielsweise ein übergewichtiges 15-jähriges Mädchen unwohl fühlen, weil ihre Figur den gesellschaftlichen Normen

widerspricht, weil schon leichtes Übergewicht als „ungesund" gilt, damit ihr Leidens- und Veränderungsdruck ausreichend groß ist? Oder können wir es akzeptieren und sogar
fördern, dass sie sich in ihrem Körper wohl fühlt?

Sämtliche Maßnahmen und Prävention sollten also statt
auf das Gewicht eher auf die Gesundheitsförderung, die
Stärkung des Körpergefühls und die Akzeptanz verschiedener Körperformen abzielen, wie wir später noch ausführ-
licher beschreiben.

Leider ist die gesellschaftliche Entwicklung in großen
Teilen eher gegenläufig. Denn statt sich auf das individuell
Machbare – das eigene Maß – zu konzentrieren, wird der Rah-
men des „Machbaren" ausgeweitet: etwa durch Operationen.

Schönheitsoperationen

Jenseits von Plastischer Chirurgie, die beispielsweise nach
Krankheiten, Unfällen oder Verbrennungen Körperformen
und -funktionen wiederherstellt, boomt die Ästhetische
Chirurgie – die so genannte „Schönheitschirurgie". Mit
ihrer Verbreitung werden zunehmend Körper als „normal"
wahrgenommen, die nicht nur durch Diät und Kosmetik,
sondern zusätzlich durch operative Eingriffe verändert
wurden – etwa ein extrem schlanker Körper mit einer
starken Brustvergrößerung. Damit geht es nicht mehr um
eine natürliche Bandbreite und Individualität von Aussehen mit wenigen, als besonders attraktiv empfundenen
Ausnahmeerscheinungen. Es wird ein Ideal geprägt, das
weitgehend unrealistisch ist – aber trotzdem einen Kon-
formitätsdruck auslösen kann. So gab in einer Umfrage
knapp die Hälfte der Frauen und ein Drittel der Männer
an, dass sie sich angesichts des durch Erotik in den Medien
propagierten Schönheitsideals unter Druck gesetzt fühlen,
etwas an ihrem Körper zu ändern.[117] Ein weiteres Beispiel

dafür ist die wachsende Zahl an Intim-Operationen, deren Ideal unter anderem durch die Pornografie geprägt wird. Laut Sexualwissenschaftlern verändert der steigende Pornokonsum die Idealvorstellung von Genitalien, verstärkt den Wunsch nach einem „perfekten" Körper und führt zu mehr Schönheitsoperationen im Intimbereich, etwa einer Schamlippen-Verkleinerung.[118]

Über solche Eingriffe wird selten geredet. Doch die Zahl der Schönheitsoperationen in Deutschland und weltweit spricht eine deutliche Sprache: Die International Society of Aesthetic Plastic Surgery (ISAPS) erfasste 2019 rund 24,9 Millionen Schönheitseingriffe weltweit, knapp die Hälfte davon chirurgische – ein Anstieg von rund 66 Prozent in neun Jahren. Deutschland gehört dabei mit 336.244 Schönheitsoperationen zu den Ländern mit den meisten ästhetisch-plastischen Eingriffen weltweit. Mit knapp 20 Prozent ist die Brustvergrößerung der beliebteste Eingriff in Deutschland, gefolgt von der Fettabsaugung.

Weltweit entscheiden sich Frauen etwa sechsmal häufiger für einen operativen Eingriff als Männer. Bei den Männern hat sich die Zahl der Schönheitsoperationen allerdings in kurzer Zeit verdoppelt: Sie streben vor allem Lidstraffung, Nasenkorrektur oder Bauchdeckenstraffung an.[119]

Ob Fettpolster entfernen, „Rundum-Erneuerung" nach der Geburt eines Kindes oder Intimchirurgie: Der Anstieg von Schönheitsoperationen prägt nicht nur die Vorstellung, wie Körper aussehen müssten, sondern verstärkt auch das Gefühl der „Machbarkeit". Je häufiger Menschen mit solch künstlich erzeugten Erscheinungsbildern konfrontiert werden, desto frustrierender fällt der Abgleich mit dem eigenen Körper aus. Entsprechende Vorbilder erhöhen die Nachfrage: Prominente, die öffentlichkeitswirksam ihre neuen Nasen oder Brüste vorführen. Idealisierte Vorher-Nachher-Abbildungen, die Eingriffe verharmlosen und mögliche Komplikationen ausblenden. Oder Influencerinnen, die sich rund um ihre Operationen filmen lassen („Ich habe gar keine Angst und gar keine Zweifel und bin überzeugt, dass ich danach superglücklich sein werde.") Besonders perfide ist das, wenn die Zielgruppe vor allem aus sehr jungen Mädchen besteht und das Angebot von Schminktipps zu OP-Fragen übergeht (Wieviel sollten die Implantate wiegen? Kugel- oder Tropfenform?).[120] Statt zu lernen, sich selbst, die eigenen Körperformen oder den natürlichen Alterungsprozess anzunehmen, werden chirurgische Eingriffe damit zunehmend zur Handlungsoption. Die Frage „Warum lässt du nichts machen?" liegt umso näher und kann den Druck zusätzlich erhöhen.

Bildbearbeitung

Augen größer, Zähne weißer, Gesichtskontur schmaler, Hautunreinheiten weg: Neben den Schönheitsoperationen entstehen heute auf eine weitere Art unrealistische Vorbilder.

Jedes Foto, das auf Werbeplakaten oder in Magazinen erscheint, wird vorher digital bearbeitet. Mit professionellen Bildbearbeitungsprogrammen retuschieren Werbegrafiker die Motive minutiös am Computer. Die Idee, Anzeigen mit Warnhinweisen zu kennzeichnen, um für die künstlichen Bilder zu sensibilisieren, ist dennoch überholt: Mittlerweile kann jede Jugendliche ihre Selfies über kostenlose „Beauty-Apps" mit Bearbeitungs-Filtern und Retusche-Werkzeugen blitzschnell eigenständig verändern. Jeder vermeintliche Makel wird entfernt. Die Werbung für die Apps vermittelt eine doppelte Botschaft: „Natürlich bist du großartig, genau wie du bist – aber mit dieser App kannst du noch perfekter, noch schöner sein!" Da wird gejubelt, dass man dank dieser App kein Botox mehr „braucht".

Wenn aber schon Jugendliche selbst daran mitwirken, ihre Bilder bis zur Unkenntlichkeit zu bearbeiten und über die sozialen Medien zu verbreiten – welche Auswirkung hat das auf ihre Wahrnehmung von Wirklichkeit und damit ihre Wahrnehmung von sich selbst?

Der Kreis schließt sich, wenn die digitale wieder auf die chirurgische „Optimierung" trifft: So berichtet die Vereinigung der Deutschen Ästhetisch-Plastischen Chirurgen (VDÄPC) von jungen Frauen, die mit bildbearbeiteten Selfies als Vorlage für eine Operation in die Praxis kommen.[121]

Castingshows – jede/r kann ein Star sein

Lange Zeit waren Stars und Prominente unerreichbar, wurden aus der Ferne angehimmelt. Doch die Grenzen verschwimmen: Seit einigen Jahren kann man ganz „normalen" Menschen im Fernsehen zusehen, wie sie darum ringen, für eine Show gecastet und womöglich zum „Superstar" oder „Topmodel" gekürt zu werden. Natürlich gelingt das den wenigsten – aber die Kluft zwischen den Jugendlichen vor dem Fernseher und jenen im Fernsehen scheint dennoch überwindbar zu sein: Letztere werden in der Auftaktsendung beispielsweise vom Fernsehteam in einem ähnlichen Zuhause wie dem der Zuschauenden besucht. Wenige Folgen später singen sie bereits an tropischen Stränden oder absolvieren ein spektakuläres Fotoshooting.

Was als Möglichkeit in denkbare Nähe rückt, kann umso mehr Druck erzeugen. Denn die ungewöhnlich schlanken, sehr großen Model-Anwärterinnen mit maximal Kleidergröße 36 geben eine vermeintliche Norm vor, wie junge Mädchen aussehen sollten – dabei sind deren Statur und Gesichtszüge eher eine seltene Ausnahme. Bei den Zuschauerinnen kann das sowohl eine überkritische Haltung zum eigenen Körper als auch einen Abnehmwunsch fördern. Diesen Effekt belegte das Internationale Zentralinstitut für Jugend- und

Bildungsfernsehen zusammen mit dem Bundesfachverband Essstörungen: Ihre Studie zum Einfluss von Fernsehsendungen stellte fest, dass insbesondere die Sendung „Germany's Next Topmodel" Essstörungen verstärken kann. Zwei Drittel der befragten Betroffenen sahen ihre eigene Erkrankung durch die Model-Castingshow beeinflusst.[122]

Vorbilder im Netz

Ob Model, Popstar, YouTuber, das Mädchen oder der Junge von nebenan – nie zuvor gab es so viele Möglichkeiten, sich einem weltweiten Publikum zu präsentieren. Das meistgenutzte soziale Netzwerk in Deutschland ist Instagram, 73 Prozent der 14–29-Jährigen sind hier mindestens wöchentlich aktiv. Bei der täglichen Nutzungsdauer liegt YouTube bei den 16- bis 19-Jährigen mit durchschnittlich 150 Minuten pro Tag vorne.[123] Hier bedienen schöne, schlanke Menschen in modischen Outfits und an außergewöhnlichen Reisezielen die Fantasie. Dort begleiten lustige Videos, Schminktutorials und Live-Sessions der Internet-Stars den Alltag. Teil der Fangemeinde zu sein, vermittelt den Followern eine Form von Zugehörigkeit.

Bereits im Grundschulalter suchen sich Kinder Vorbilder, was sich in der Pubertät noch verstärkt. 59 Prozent der 6- bis 13-Jährigen schwärmen für eine Person oder Gruppe: Am häufigsten aus Film und Fernsehen, gefolgt von Sport- und Musikstars.[124] Gerade Jugendliche orientieren sich stark an ihren Idolen und sind daher besonders empfänglich für Tipps und Ratschläge, etwa von Gamern oder Influencerinnen. Diese erscheinen oft wie große Geschwister – „echte" Personen, die über die Interessen und die Lebenswirklichkeit ihrer Anhängerschaft Bescheid wissen, vermeintlich spontan und persönlich zu ihnen sprechen. Sie bestimmen auch die Vorstellungen ihrer jugendlichen Fans, wie man aussehen, sich kleiden und was man kaufen sollte: dieses Lipgloss, jene Sneaker, diesen Smoothie. Oder auch „Junk Food": So nutzt die Lebensmittelindustrie gezielt Influencerinnen und Influencer, um Softdrinks, Burger oder selbst gestaltete Torten bei der jungen Zielgruppe zu bewerben. Wenn die selbst oft noch jugendlich wirkenden Vorbilder dann Kuchenteig löffeln oder Pizzasorten vergleichen, animiert das ihre Fans, es ihnen gleichzutun.[125]

Gleichzeitig investieren Mode- und Kosmetikfirmen wiederum Millionen in reichweitenstarke Internet-Stars, die makellose Körper, modische Kleidung und Accessoires präsentieren, Fitnessübungen oder Styling-Tipps vorstellen. Auf der Empfänger-Seite kann das Minderwertigkeitskomplexe befördern: Eine Untersuchung zeigte, dass schon der halbstündige Konsum von Fitness-Bildern auf Instagram reichte, um bei Nutzerinnen zwischen 18 und 25 Jahren eine negative Körperwahrnehmung auszulösen.[126] Der Abgleich mit der virtuellen Welt kann den kritischen Blick auf sich selbst verstärken und dafür sorgen, dass Jugendliche ihr Essverhalten ändern oder beginnen, für eine ebenso perfekte Figur zu trainieren. So berichtet die Journalistin und ehemalige Influencerin Nena Schink in ihrem Buch „Unfollow", dass ihr junge Mädchen schrieben, „sie müssten sich mit Depression, Beklemmung, Essstörungen und Kaufsucht auseinandersetzen. Die Ursache: Instagram."[127]

Auch Jungen sind davor nicht gefeit: Männliche Fitness-Blogger präsentieren beispielsweise ihre perfekt trainierten Körper und Motivationsbotschaften zum Muskelaufbau („Extreme Sixpack Workout").

Sigrid Borse vom Frankfurter Zentrum für Ess-Störungen beschreibt diese Entwicklung so: „Früher gab es eine deutlichere Abgrenzung von Idealbildern und Idolen, da war klar: Das ist nicht erreichbar. Jetzt wird insbesondere über

Influencerinnen und Influencer vermittelt: „Du kannst alles erreichen, wenn du dich nur ausreichend anstrengst – falls nicht, scheiterst du nur an dir selbst."[128]

Selbstdarstellung im Netz

Zum Konsum der Bilder kommt die Selbstdarstellung in den sozialen Netzwerken: Das eigene Bild wird genau kontrolliert und inszeniert, oft mit Körperhaltungen oder nachgestellten Posen, die besonders schlank, attraktiv und sexy wirken sollen. Fotos werden instagramtauglich gefiltert, Videos mit bestimmten Codes versehen. Die sorgfältig arrangierten Profile dienen den Jugendlichen zur Selbstvergewisserung und sollen Anerkennung bringen. Allerdings: „Durch ihr inneres Wertungssystem, das gnadenlos mit Abweichungen vom dominanten Schönheitsideal umgeht, und den Vergleich mit den professionellen Instagramerinnen nehmen sie Defizite in ihrer Selbstinszenierung wahr", erklärt Maya Götz, Leiterin des Internationalen Zentralinstituts für das Jugend- und Bildungsfernsehen (IZI) nach einer Studie mit der MaLisa Stiftung.[129]

Die Jugendlichen sind also schon so geschult im Einschätzen von Bildern, dass der Abgleich mit ihren Vorbildern Frustration und Minderwertigkeitsgefühle auslösen kann. Wenn man sich vergegenwärtigt, dass ein übergroßer Stellenwert von Figur und Gewicht und dessen Wirkung auf das Selbstwertgefühl Essstörungen befördern kann, wird deutlich, wie riskant dieser permanente Vergleich sein kann.

Über die Schattenseiten der öffentlichen Selbstinszenierung berichtete kürzlich auch eine der bekanntesten deutschen Fitness-Influencerinnen, Sophia Thiel. Die Bodybuilderin, die bislang Tipps zu Workout, Ernährung und „Traumfigur" gab, war 2019 plötzlich für zwei Jahre von der Bildfläche bzw. aus den sozialen Medien verschwunden. Der Grund dafür war eine Bulimie, wie sie schließlich berichtete. Um ihre Essstörung zu therapieren, nahm sie sich eine längere Auszeit.[130] Mittlerweile berichtet die Influencerin über ihre Erfahrungen und wirbt für einen ehrlicheren Umgang mit Fitness und Schönheitsidealen.

Gerade bei Mädchen und Frauen, die im Netz aktiv sind, stellen Äußerlichkeiten zudem eine beliebte Angriffsfläche dar. Das so genannte Body Shaming, also Häme und Demütigungen aufgrund des äußeren Erscheinungsbildes, ist mittlerweile ein weit verbreitetes Phänomen. Die Möglichkeit, sich anonym mit wenigen Klicks oder Worten über Aussehen und Figur zu äußern, wird von weiblichen wie männlichen Personen gern genutzt. Indem sie ihren virtuellen Daumen heben oder senken, üben Nutzer Macht aus – und können gerade bei Heranwachsenden das Selbstwertgefühl beschädigen.

Laut der JIM-Studie (Jugend, Internet, Medien) von 2019 haben schon mehr als ein Drittel der Mädchen und etwa ein Viertel der Jungen zwischen 12 und 19 Jahren mitbekommen, wie jemand per Smartphone oder online „fertig gemacht wurde". 13 Prozent der Jugendlichen erlebten, dass „peinliches oder beleidigendes Bildmaterial" über sie selbst verbreitet wurde. Am häufigsten treten Mobbingfälle in der Altersgruppe der 16- bis 17-Jährigen auf, Mädchen sind dabei häufiger Opfer als Jungen.[131]

Natürlich stellen Social Media an sich nicht die Ursache von Essstörungen dar. Sie können unter Umständen aber einen Auslöser darstellen, wenn die darüber vermittelten Botschaften auf eine entsprechende Empfänglichkeit treffen. Auf die Spitze getrieben wird die Figur-Konkurrenz im Internet über Schlankheits-„Challenges": „Thigh Gap", „Ab Crack" oder „Bikini Bridge" heißen die Schlagworte dieser virtuellen Wettbewerbe, in denen sich manche Mädchen und junge Frauen gegenseitig motivieren, eigene Bilder zu posten: von der Oberschenkellücke, dem Bauchmuskelspalt oder der Bikini-Hose, die auf den Hüftknochen aufliegt.

Essstörungen im Internet

Nicht zuletzt werden im Netz auch kranke und krankmachende Ideale regelrecht zelebriert: Zum Beispiel über so genannte „Thinspiration"-Bilder, die als Motivation zum Abnehmen dienen sollen und Fotos von sehr dünnen jungen Frauen zeigen, teilweise stark bearbeitet. Oder über die so genannten Pro Ana- und Pro Mia-Bewegungen von essgestörten Menschen im Internet, die ein extrem mageres Schönheitsideal propagieren. Pro Ana steht dabei für die Verharmlosung von Anorexie, Pro Mia von Bulimie. In Foren, Communities und Netzwerken, deren Zugänge teilweise über Codes geschützt sind, werden Essstörungen als attraktiver, erstrebenswerter Lifestyle dargestellt.

Manche Netzwerke setzen bestimmte Aufnahmekriterien wie ein niedriges Gewicht oder einen möglichst geringen Body-Mass-Index (BMI) voraus. Gleichgesinnte tauschen sich aus, vergleichen sich untereinander und spornen sich gegenseitig zum Hungern an. Es kursieren „Gesetze", nach denen das Leben gestaltet werden sollte, oder Tipps, wie man eine Essstörung vor seinem Umfeld geheim halten oder sich leichter erbrechen kann. Die meist weiblichen Nutzer bilden eine Art verschwörerische Schicksalsgemeinschaft und fühlen sich in ihrem Wunsch nach Hungern und Gewichtsabnahme verstanden. Manche verherrlichen auch eine Art Todessehnsucht.

Gerade weil Essstörungen erstmals vor allem bei jüngeren Menschen auftreten und Kinder und Jugendliche in ihrem Selbstbild, ihren Ansichten und ihrer Entwicklung angreifbar sind, können diese Angebote so gefährlich werden. Denn sie antworten auf den Wunsch nach Zugehörigkeit – sei es real oder virtuell.

Daneben gibt es im Netz viele Angebote zur Prävention, zur Aufklärung und zur Beratung von Menschen mit Essstörungen. Diese Internetseiten, Communities und Foren machen deutlich, dass Essstörungen lebensbedrohliche, behandlungsbedürftige psychische Erkrankungen sind und akzeptieren keine verharmlosenden oder verherrlichenden Beiträge. Darüber hinaus bieten sie beispielsweise Selbsttests, Informationen und Kontaktadressen für Betroffene und Angehörige an (Adressen und Links siehe Anhang).

Body Positivity – vom Ideal zur Körpervielfalt

Ebenfalls über das Internet verbreitet hat sich die so genannte „Body Positivity"-Bewegung. Ursprünglich aus dem „Fat Acceptance Movement" in den USA hervorgegangen, wurde sie vor allem durch die Sozialen Medien zu einem internationalen Phänomen. Aktivistinnen und Aktivisten setzen sich dafür ein, dass Körper in ihrer Vielfalt respektiert werden – dicke oder dünne, junge oder alte Körper, jeglicher Hautfarbe, mit Narben oder Behinderungen. Dazu wollen sie die Bandbreite der öffentlichen Bilder vergrößern, um der Bilderflut stereotyper Schönheit etwas entgegenzusetzen.

Hier drei Beispiele: Die Fotografin Taryn Brumfitt postete vor einigen Jahren Fotos von sich, die sie im Bikini vor und nach ihren drei Schwangerschaften zeigten – um damit andere Frauen zu ermutigen, zu ihren Körpern zu stehen. Mehr als 100 Millionen Mal wurden ihre Bilder weltweit angeklickt. Mit der deutschen Schauspielerin Nora Tschirner drehte Brumfitt daraufhin den Dokumentarfilm „Embrace". Darin erzählt sie vom langwierigen Kampf mit ihrer Figur und ihrem Gewicht und sprach mit Frauen aus aller Welt über deren Selbstwahrnehmung und Körperscham.[132]

Die Komikerin Celeste Barber stellt unter dem Hashtag #celestechallengeaccepted („Celeste nimmt die Herausforderung an") regelmäßig Werbe- und Promibilder nach. Ungestylt, mit einem durchschnittlichen Körper und im ganz normalen Alltag aufgenommen, entlarvt sie mit ihren Motiven humorvoll die extreme Inszenierung, die unnatürlichen, sexualisierten Posen und die glamourös dargestellte Mutterschaft ihrer „Vorbilder" – mit riesiger Resonanz.[133]

Um die Illusionen der Instagram-Welt aufzudecken, zeigt die Journalistin und Influencerin Danae Mercer auf ihrem Account immer wieder Gegenüberstellungen verschiedener Selbstportraits: einmal in weichem Licht und schmeichelhaften Posen, die ihren Körper vermeintlich „perfekt" in Szene setzen – und einmal Aufnahmen, die in einem etwas anderen Winkel oder mit einer anderen Körperhaltung „ungeschönt" Cellulite, Schwangerschaftsstreifen, Falten und Speckröllchen offenbaren.[134]

....

Fazit: Die Flut an Bildern hat sich in den letzten Jahren durch mobile Geräte, das Internet und soziale Medien vervielfacht und ist rund um die Uhr zugänglich. Nicht nur Werbe-, Mode- und Kosmetikfirmen, sondern auch die Konsumentinnen und Konsumenten selbst verbreiten und reproduzieren teilweise die vorherrschenden Ideale. Diese bestimmen in zunehmendem Maß das Selbstbild und können eigene Vorstellungen und Bilder überlagern.

5. WENN ESSEN ZUM PROBLEM WIRD

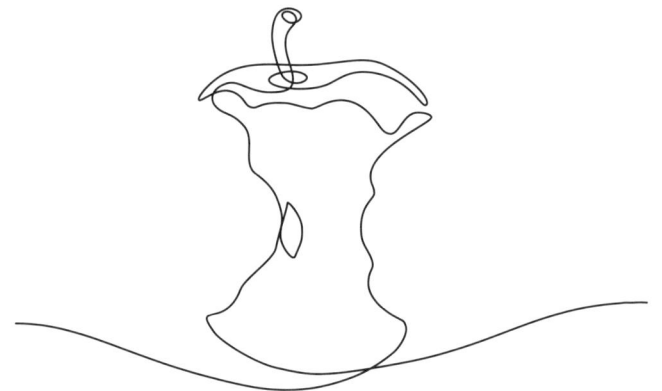

Meine erste Diät habe ich mit 11 Jahren gemacht. Ich war ein dickes Kind und wollte nicht mehr gehänselt werden. Meine gesamte Jugend und Studienzeit über habe ich gehungert, zu viel gegessen, viele Diäten und Ernährungsformen ausprobiert – und jedes Jahr mehr gewogen."

Eine solche „Diätkarriere" ist nicht ungewöhnlich. Natürlich hat nicht jeder Mensch, der sein Gewicht kontrolliert und manchmal eine Diät durchführt, ein problematisches Essverhalten. Dennoch sind eine anhaltende Diätmentalität, gestörte Essgewohnheiten und eine belastete Einstellung zum eigenen Körper sehr weit verbreitet: Eine amerikanische Studie mit 4000 Frauen zwischen 25 und 45 Jahren ergab 2009, dass knapp ein Drittel von ihnen über die Hälfte ihrer Lebenszeit versucht hatte abzunehmen. Drei Viertel der Frauen gaben an, dass die Figursorgen sich sogar auf ihr Lebensglück auswirkten.[135]

Auch hierzulande dürfte das nicht wenige Menschen betreffen, Frauen wie Männer. Wenn das Nahrungsüberangebot einerseits und der Leistungsdruck und eigene Ansprüche andererseits auf ein allgegenwärtiges, unerreichbares Schlankheitsideal treffen, können Menschen, die dafür empfänglich sind, körperlich und emotional aus dem Gleichgewicht geraten – und damit auch ihr Essverhalten.

Wesentliche Faktoren dafür sind die Unzufriedenheit mit dem eigenen Körper, ein hoher Stellenwert von Figur und Gewicht in Bezug auf den eigenen Selbstwert, aber auch ein Hang zum emotionalen Essen und zu häufigen Diäten. Wie sich diese Faktoren gegenseitig verstärken und das Leben zunehmend belasten können, wollen wir in diesem Kapitel beleuchten.

Körperunzufriedenheit

„Wenn ich erst zehn Kilo abgenommen habe, wenn mir meine alten Kleider wieder passen, wenn der Bauch endlich weg ist ...“ Zum Ziel, anziehend und begehrenswert zu sein, gehört für viele Menschen eine schlanke, möglichst auch muskulöse Figur. Dabei empfinden laut dem an das Max-Planck-Institut für Psychiatrie angeschlossene Therapie-Centrum für Essstörungen (TCE) 73 Prozent aller Frauen ein Gewicht unterhalb des Normalgewichts als am attraktivsten.[136]

Die Unzufriedenheit mit dem eigenen Körper kann dazu führen, dass Essen zunehmend mit Angst und Unsicherheiten verbunden ist. So fanden Studien heraus, dass vor allem Frauen, die sich von dem gesellschaftlichen Schlankheitsideal unter Druck gesetzt fühlen, kalorienreiche Nahrung häufig als eine Bedrohung für ihre körperliche Attraktivität empfinden – je höher der Energiegehalt, desto stärker die ablehnende Reaktion. Das gilt neben Frauen, die an Anorexie oder Bulimie erkrankt waren, auch insbesondere für Frauen mit Übergewicht und einem gezügeltem Essverhalten.[137] Die Figurziele von Jungen und Männern beziehen sich – neben dem Wunsch nach Schlankheit – entsprechend der männlichen Körperideale zusätzlich auf eine hohe Fitness, Stärke und eine modellierte Muskulatur.

Da die idealisierten Vorstellungen oft unerreichbar bleiben, verharren manche Menschen in einer Art „Vorbereitungszustand“. Das Leben wird auf später vertagt – wenn die Traumfigur erst erreicht ist. Erst dann scheint es möglich, jemanden kennenlernen, wieder Strandurlaub zu machen, unter Leute zu gehen.

Beziehungsstörungen

Die Einsamkeit, der Frust im Job, der sinnlose Streit – Menschen mit einem problematischen Essverhalten haben, wie schon erwähnt, oft Schwierigkeiten damit, unangenehme Gefühle zu bewältigen. Über Essstörungen heißt es, sie seien immer auch Beziehungsstörungen – zu sich selbst, zur Familie, zum Umfeld. Daher haben Essgestörte nicht nur Defizite, ihre Gefühle und Bedürfnisse wahrzunehmen, sondern auch Probleme, in adäquater Form zu kommunizieren und in ihrem Sinne zu lösen.

Die Partnerschaft ist beispielsweise schon länger in der Krise – aber statt sich damit auseinanderzusetzen, werden die Probleme auf das Essen und die Figur verlagert („Wenn ich erst abgenommen habe, findet er mich bestimmt wieder attraktiver"). Oder: Statt ein ungeliebtes, aber von den Eltern favorisiertes Studium abzubrechen, versucht eine junge Frau mehr Autonomie zu finden, indem sie ihr Essverhalten streng kontrolliert. Oder: Statt Meinungsverschiedenheiten mit den Kollegen auszutragen, versucht ein junger Mann, die Konflikte mit übergroßen Mahlzeiten zu verdrängen.

Das emotions- und stressbedingte Essen ist der Versuch, sich zu beruhigen oder in klassischen Trigger-Momenten eine innere Spannung abzubauen – wenn Unzufriedenheit mit sich selbst aufkommt oder Disharmonien mit dem Umfeld entstehen.

Die inneren Konflikte mit sich selbst auszutragen und mit Essen zu kompensieren, scheint zunächst einfacher zu sein. Das verschlimmert die Situation aber oft noch und führt zu einem Teufelskreis: Nach dem Essen ohne körperlichen Hunger, manchmal auch nach regelrechten Essanfällen, fühlen sich die Betroffenen erschöpft, körperlich unwohl und frustriert. Der kurzfristig beruhigende Effekt weicht schnell Reue und Selbstvorwürfen. Hinzu kommt womöglich noch eine Gewichtszunahme durch die Essanfälle, wodurch sich die Betroffenen noch schlechter fühlen.

Wenn die Beziehungsprobleme oder Konflikte anhalten, kann dies für „emotionale Esser" zu einem täglich neuen Kampf werden. Sie geben dem Impuls immer öfter nach, leiden darunter, schaffen es aber nicht, aus ihrem zwanghaften Essverhalten ausbrechen. Gab es vielleicht zunächst nur einen Essanfall im Monat oder in der Woche, kommt es schließlich jeden Tag dazu. Mögliche Gegenmaßnahmen, um die Essanfälle zu kompensieren – Mahlzeiten ausfallen lassen, Kalorien reduzieren, bis zum Umfallen trainieren – rufen fast automatisch die nächsten Essanfälle hervor, weil der Körper in einen Hungermodus gerät. Auf diese Weise wird der Problembewältigungsversuch irgendwann zum zentralen Problem.

Regeln und Verbote

Nur ein Stück, einen Riegel, dann doch die ganze Tafel … Manche Menschen erleben einen starken Essensdruck, den sie schwer kontrollieren können. Vielleicht achten sie tagsüber genau auf eine gesunde, kalorienbewusste Ernährung – abends leeren sie dann aber den Kühlschrank oder das Süßigkeitenfach. Über diese Art von Essattacken klagt, wie bereits beschrieben, ein Drittel der Befragten in Deutschland.[138]

Um ein solches Verhalten „in den Griff zu bekommen", werden immer wieder die besten Vorsätze gefasst: ab morgen, ab nächster Woche, nach der Essenseinladung wird alles anders, es werden sich selbst gegenüber Verbote ausgesprochen. Wenn es dann wiederum nicht klappt, diese Vorsätze zu befolgen, wirkt sich das Scheitern immer negativer auf das Selbstwertgefühl aus.

Das kann zu einer Art „Entfremdung" führen: ein Bewusstsein für das eigene Wohlbefinden, die intuitive Wahrnehmung des eigenen Körpers mit seinen Bedürfnissen und der unterschiedlichen Gefühle geht immer mehr verloren. Je weniger man sich aber selbst wahrnimmt, desto größer kann wiederum das Bedürfnis nach Rückmeldung und Bestätigung von außen sein. Oder auch der Wunsch nach klaren Regeln und Richtlinien: Die Verunsicherung über die eigene Figur und das Gewicht sowie der Wunsch nach Orientierung führen immer weiter weg von der Kompetenz für den eigenen Körper und für eine individuell angemessene Ernährung. Das verstärkt die Bereitschaft, die Verantwortung für den eigenen Körper nach außen abzugeben – an Coaches, Influencerinnen, Ernährungsexperten, um über eine Diät, eine Ernährungsumstellung, ein noch strafferes Sportprogramm das widerspenstige Selbst zu zügeln.

In einem ohnehin schon fordernden Alltag muss man so nicht immer neue Entscheidungen treffen, was man essen „darf". Kontrollmechanismen wie das tägliche Wiegen oder eine klare Verboteliste geben vermeintlich Sicherheit. Es zählt nicht so sehr, ob man sich wohl, gesund, belastbar fühlt, sondern ob man die Vorgaben erfüllt. Tabellen und Normen bieten vermeintlich Halt – ob sie nun zur eigenen Physis passen oder nicht.

Das „getrackte" Leben

Eine Möglichkeit, den Körper zu kontrollieren, sind digitale Geräte: Abnehm-Apps zählen Kalorien, dienen als Ernährungstagebuch und Diätplaner. Ernährungs-Apps zeigen an, wie viele Kohlehydrate, Fett oder Eiweiß bestimmte Lebensmittel enthalten. Online-Diät-Programme, gern mit Promi-Coach, verkaufen im Prinzip alte Botschaften, nur etwas reißerischer formuliert: „In vier Wochen zum sexy Beach-Body", „Waschbrettbauch in 30 Tagen", „abgerechnet wird am Strand". Gleichzeitig vermessen Fitness-Armbänder das eigene Leben: Sie zählen Schritte, verrechnen Kalorien und überwachen den Schlaf. Vor allem Jungen und Männer sind für dieses „Quantified-Self" zu begeistern – also die Selbstvermessung über Zahlen und Werte durch neue Technologien, vielleicht noch vernetzt im Vergleich oder im Wettbewerb mit anderen Nutzern.

Schon für Kinder und Jugendliche gibt es in den USA eine Diät-App, bei der jeder Gewichtsverlust und energieverbrauchende Aktivitäten dokumentiert und belohnt werden (der Hersteller geriet allerdings in die Kritik, weil das digitale Diätprogramm restriktives Essverhalten und Essstörungen fördern könne).[139]

Das tägliche Tracken entspricht zwar einem modernen Lebensstil und gibt das Gefühl, dass alles unter Kontrolle sei. Ein Bewusstsein für die tatsächlichen körperlichen und psychischen Bedürfnisse entsteht durch Uhr oder App aber nicht, im Gegenteil. Indem die Zuständigkeit für den eigenen Körper nach außen oder an die Technik delegiert wird, kann sich der Zugang zum eigenen Körperwissen noch verschlechtern.

Körpernormen

Mit verschiedenen Systemen wurden Körper in den vergangenen Jahrzehnten vermessen und eingeordnet. Mal gab es die Unterscheidung von Normal- und Idealgewicht, mal wurden Gewichtstabellen herangezogen, mal wurden ideale Maße für Brust-, Bauch- und Hüftumfang bestimmt, mal wurde zusätzlich der Körperfettanteil festgehalten. Mittlerweile ist der Body-Mass-Index (BMI) zur medizinischen Diagnose gebräuchlich: Er berechnet sich aus dem Körpergewicht einer Person in Kilogramm, geteilt durch das Quadrat ihrer Körpergröße in Metern (kg/m^2). Dies soll anzeigen, ob ein Mensch unter- oder übergewichtig ist oder sein Gewicht im Normalbereich liegt – mit einem BMI über 30

gilt er als adipös, mit einem Wert unter 16 als stark unter-
gewichtig.

Im mittleren Wertebereich ist die Aussagekraft des BMI
über Gesundheit und Figur der vermessenen Person jedoch
begrenzt. Denn neben Körpergröße und Gewicht gibt es viele Varianten an Körperform und Statur, die alle im Rahmen
einer gesunden, individuellen Ausprägung liegen: fein-
gliedrig oder athletisch, kräftig oder zierlich, mager oder
muskulös. Die Marke zum „Übergewicht" der ersten Stufe
überschreitet beispielsweise eine Frau mit der in Deutschland durchschnittlichen Größe 1,66 m schon bei rund 69 kg,
ein Mann mit der Durchschnittsgröße 1,80 m bei 81 kg. Das
durchschnittliche Gewicht bei Frauen in Deutschland liegt
allerdings bei 71,7 kg, bei Männern bei 88,7 kg.[140]

Das heißt nun aber eben nicht, dass wir alle zu dick,
krank, ungesund wären. Faktoren wie die Stärke der Knochen oder den Körperbau berücksichtigt der BMI dabei
nicht, ebenso wenig wie das Verhältnis von Muskelmasse
zu Fettgewebe. So kann beispielsweise auch ein Leistungssportler nach seinem BMI als übergewichtig gelten.

Auch das Lebensalter und das Geschlecht der erwachsenen Person werden beim BMI erst einmal nicht berücksichtigt. Körpermaße und Gewicht werden als feste Größen
betrachtet, ein Zwanzigjähriger wird mit einem Fünfzig-
jährigen gleichgesetzt – obgleich sich der Körper im Laufe
des Lebens verändert. Daneben kann leichtes Übergewicht
in höherem Alter eine gewisse Reserve für den Krankheits-
fall darstellen. Eine Metaanalyse kam sogar zu dem Ergebnis, dass Menschen mit leichtem Übergewicht die längste
Lebenserwartung hatten.[141]

Aus diesen Gründen muss der BMI auf jeden Fall im Ge-
samtbild beurteilt und entsprechend interpretiert werden,
zum Beispiel auch das Geschlecht und Lebensalter berück-

sichtigen (wie es manche BMI-Rechner bereits tun). Jenseits von Zahlen und Normen sollte es aber vor allem um das individuelle Wohlbefinden und ein positives Körpergefühl gehen. Denn Statur und Körperform sind genetisch festgelegt – wer sein Gewicht dauerhaft stark absenken will, kämpft womöglich lebenslang gegen die eigene Natur.

Selbstabwertung und Körperscham

Warum hast du das bloß noch gegessen? Bist du nicht schon dick genug? Wieder ein halbes Kilo mehr! Wird der eigene Körper ständig mit unrealistischen äußeren Normen abgeglichen, hat das einen starken Einfluss auf das Selbstwertgefühl. Das kann bis zur Selbstabwertung führen: Eine innere Stimme kritisiert auf Schritt und Tritt das eigene Aussehen, den defizitären Körper, das disziplinlose Verhalten, den Wunsch zu essen. Schließlich kann es dazu führen, dass sich Menschen für ihren Körper geradezu schämen – selbst bei ganz durchschnittlichen, gesunden Körperformen. Sie entwickeln Komplexe aufgrund einzelner Körperteile und vermeiden bestimmte Kleidung, verbieten sich etwa ein T-Shirt, bei dem die Oberarme zu sehen sind, oder eine kurze Hose bei heißem Wetter.

Diese Entwicklung beginnt immer früher: So fand das Gesundheitsamt in Bremen in einer wissenschaftlichen Untersuchung heraus, dass bereits die Hälfte der objektiv normalgewichtigen Achtklässlerinnen und Achtklässler im Stadtstaat eine verzerrte Körperwahrnehmung hat – die meisten davon fanden sich zu dick.[142] Die Ablehnung des eigenen Körpers kann zu einer ständigen Begleiterin werden und sich bis zum Selbsthass steigern. Verstärkt wird eine Körperscham manchmal noch von außen durch das bereits erwähnte Bodyshaming – wenn andere Personen beispielsweise durch abfällige Blicke oder hämische Kommentare das Aussehen herabwürdigen. Nicht selten ist dieses Verhalten Ausdruck der eigenen Körperunzufriedenheit oder des eigenen Ringens um eine besonders schlanke Figur, das sich als Hass auf andere Bahn bricht.

Diäten und Jojo-Effekt

Fett-weg-Tricks, Schlankwunder, Zaubersuppen – und übermorgen zwei Kilo leichter: was wie Beschwörungsformeln klingt, veranlasst viele Menschen immer wieder aufs Neue, ihre Ernährung zeitweise anzupassen. Jede zehnte Elfjährige und jede vierte Zwölfjährige in Deutschland hat bereits Diäten gemacht.[143] Dafür existieren zahlreiche Konzepte, von denen die wenigsten wissenschaftlich überprüft sind, sondern vielmehr wechselnden Trends unterliegen: Von älteren Programmen wie FdH („Friss die Hälfte") Atkins- und Kohlsuppendiät bis zu neueren wie Keto-, Blutgruppen- und DNA-Diät: Mit pseudowissenschaftlichen, vor allem aber verkaufsfördernden Argumenten verspricht jede Diätform aufs Neue eine Zauberformel zum Abnehmen.

Gerade zum Jahresbeginn mit seinen guten Vorsätzen und vor dem Sommerurlaub werden alle möglichen neuen Methoden präsentiert: Sogenannte Blitzdiäten („Zehn Kilo in zwei Wochen", „So sind Sie in fünf Tagen Bikini-fit") sollen einen Ausnahmezustand darstellen, in dem man schnell und effektiv Gewicht verliert.

Allein die große Anzahl an Diäten könnte misstrauisch machen. Wenn irgendeine davon erwiesenermaßen Erfolg hätte, warum sollte es immer wieder neue geben? Daneben stellen Diäten einen Risikofaktor für die seelische und körperliche Gesundheit dar, insbesondere, wenn Menschen ein ohnehin problematisches Essverhalten haben. Außerdem machen Diäten langfristig eher dicker: 2012 ergab eine Umfrage der Gesellschaft für Konsumforschung (GfK), dass

73 Prozent der befragten Frauen ein Jahr nach der Diät entweder genauso schwer waren wie zuvor – oder noch schwerer.[144] In einer 2015 im American Journal of Public Health veröffentlichten Studie untersuchten Forscher die Daten von rund 100 000 Frauen und 77 000 Männern, die übergewichtig waren und ihr Gewicht mithilfe verschiedener Abnehmprogramme reduzieren wollten. Die Wahrscheinlichkeit, ein normales Gewicht oder einen Gewichtsverlust aufrechtzuerhalten, war gering – nur 2245 der Frauen und 1283 der Männer erreichten im Beobachtungszeitraum von bis zu neun Jahren Normalgewicht.[145] Der ehemalige Präsident der Deutschen Gesellschaft für Ernährung (DGE), Professor Helmut Heseker, bestätigt das: „Wir wissen, dass 80 bis 90 Prozent aller Gewichtsreduktionsprogramme keinen Erfolg bringen."[146]

Nach der Diät ist also oft vor der Diät. Das liegt an verschiedenen Mechanismen: Schon im Vorfeld einer geplanten Diät neigt man dazu, quasi vorsorglich mehr zu essen. Während der Diät bekommt der Körper durch die beschränkte Kalorienzufuhr weniger Energie, als er verbraucht, und verliert dadurch zunächst an Gewicht. Kurzzeitig zeigen die meisten Diäten daher Erfolg. Dazu kommen Glücksgefühle: Ich schaffe es! Obendrein produziert der Körper am Anfang der Diät das Hormon Adrenalin, das Energie verleiht (eigentlich ein Stresshormon, das zur Nahrungssuche animieren soll).

Unser Körper erlebt eine Diät als eine Art Hungersnot: Ist diese überstanden, versucht er sich möglichst rasch wieder zu stabilisieren und Energiespeicher und Fettpolster aufzufüllen – als Vorbereitung auf die nächste Versorgungskrise. Der berüchtigte Jo-Jo-Effekt tritt ein. Bei vielen Diäten werden dem Körper außerdem wichtige Nährstoffe vorenthalten – auch das möchte der Körper ausgleichen. Hat er erst einmal den „Hungermodus" erlebt, hortet er sogar Extrapfunde als Schutz. Und während der Körper bei der Diät zunächst vor allem Muskeln abbaut, lagert er anschließend hauptsächlich Fett ein.

Hinzu kommt ein psychologischer Mechanismus: Die bei der Diät „verbotenen" Nahrungsmittel wirken besonders verlockend. Dadurch kann es irgendwann zu einem Dammbruch kommen: Heißhungeranfälle, gefolgt von Versagensgefühlen, lassen einen Kreislauf aus Hungern, Auslassen von Mahlzeiten und Essattacken entstehen.

Das Hunger-Experiment

Was eine stark reduzierte Kalorienzufuhr, kombiniert mit intensiver körperlicher Bewegung, mit Menschen macht, hat schon vor über 70 Jahren das „Minnesota-Experiment" gezeigt. Der Wissenschaftler Ancel Keys startete mit seinem Team 1944 einen Versuch, der die wissenschaftlichen Erkenntnisse zu Hunger und Gewichtsverlust revolutionierte. Auch heute noch sind die Ergebnisse für alle interessant, die sich mit Diäten und Essverhalten beschäftigen.

Bei dem Experiment sollten gesunde junge Männer innerhalb eines halben Jahres knapp ein Viertel ihres Gewichts verlieren und dafür etwa ein Kilo pro Woche abnehmen. Dafür wurde ihre ursprüngliche Kost von täglich 3.500 Kalorien sechs Monate lang auf etwa die Hälfte (1600 Kalorien) reduziert. Zusätzlich mussten sie intensiv körperlich arbeiten und sich viel bewegen. Die körperlichen Folgen waren so drastisch, dass der Studienleiter wie folgt zitiert wird: „Was tue ich diesen jungen Männern nur an? Ich hatte keine Vorstellung davon, dass es so schwer sein würde."

Ausdauer, Kraft und Reaktionsgeschwindigkeit gingen deutlich zurück, Herzfrequenz und -volumen nahmen ab, die Körpertemperatur sank. Die Probanden klagten über

Schlafstörungen, Kopf- und Bauchschmerzen. Ihre Haut wurde dünner, die Haare fielen aus, das sexuelle Verlangen ließ stark nach, sie zeigten sogar Anzeichen von beschleunigter Alterung. Der Grundumsatz – also die tägliche Energie, die der Körper schon bei völliger Ruhe für seine Grundfunktionen benötigt – verringerte sich um 40 Prozent.

Sobald die Beschränkungen aufgehoben wurden, nahmen die Männer durchschnittlich mehr als dreimal so viel Kalorien zu sich wie in der Hungerphase. Nach drei Monaten hatten sie ihr Ausgangsgewicht wiedererlangt oder sogar überschritten. Muskelmasse und psychische Gesundheit wiederherzustellen, dauerte allerdings deutlich länger. Denn mindestens so gravierend wie die körperlichen waren die kognitiven, psychischen und sozialen Folgen: Die Teilnehmer konnten sich schlecht konzentrieren, ihr Urteilsvermögen und Verständnis waren beeinträchtigt. Sie wirkten apathisch und reizbar, litten unter Müdigkeit, Niedergeschlagenheit bis hin zu Depressionen und fixierten sich gedanklich völlig auf Essen (indem sie beispielsweise Kochbücher sammelten, andere Menschen obsessiv beim Essen beobachteten oder Lebensmittel stahlen). Noch schwieriger als die Hungerphase war dabei sogar die dreimonatige reglementierte Aufbauphase, in der es zu unkontrollierten Heißhungeranfällen kam.

Das sind Effekte, die man auch von gestörtem Essverhalten kennt – und bei alltäglichen Diäten beobachten kann. Dabei propagieren viele moderne Diäten sogar nur 1000 Kalorien täglich und weniger, um „schnelle Erfolge" zu erzielen. Zur Ablenkung setzen sie zusätzlich auf viel Bewegung. Studienleiter Ancel Keys aus Minnesota befand nach dem Experiment schließlich: „Über den Willen von Menschen zu sprechen, wenn man ihnen nichts zu essen gibt, ist absoluter Blödsinn."[147] Was das wohl für die Willenskraft von Diättreibenden bedeutet ...?

All das zeigt: Langfristig funktionieren Diäten nicht. Sie zerstören ein intuitives Essverhalten, das körpereigene Hunger- und Sättigungsgefühl gerät durcheinander. Eine Diätmentalität erhöht das Risiko für Übergewicht, latente oder sogar ausgeprägte Essstörungen wie Anorexie, Bulimie oder Binge Eating. Für den Vorsitzenden des Bundesverbandes Essstörungen, den Diplom-Psychologen Andreas Schnebel, gelten Diäten sogar als „Einstiegsdrogen für Essstörungen". Wenn unsichere junge Menschen mit geringem Selbstwertgefühl durch Diäten dem geltenden Schlankheitsideal entsprechen möchten, drohe ihnen Gefahr, lebenslang nicht dem Teufelskreis „kontrollierten Essens" zu entkommen. Therapieeinrichtungen würden heute Frauen zwischen 50 und 60 Jahren kennen, die nie normal gegessen hätten.[148]

Sportsucht und Bewegungszwang

Neben Diäten wird auch Sport häufig als gewichtsregulierende Maßnahme eingesetzt. Wenn er allerdings ausschließlich zur Selbstoptimierung betrieben wird und statt Bewegungsfreude ein Zwang entsteht, kann zu viel Sport schließlich zu einer Art Sucht führen.

Menschen, die zur Sportsucht tendieren, setzen Körpertraining zunächst gezielt ein, um den Körper zu modellieren, Gewicht zu verlieren oder es zu halten. Schließlich wird die Bewegung aber zur Pflicht: So „verdienen" sie sich ihr Essen beim exzessiven Ausdauersport, „arbeiten" zwanghaft an ihrem Äußeren. Wenn sie keinen Sport treiben können, kann es zu entzugsähnlichen Symptomen wie Gereiztheit oder zu Selbstvorwürfen kommen. Der Tag wird danach bewertet, ob das Trainingsprogramm geschafft wurde oder nicht. Sport bekommt höchste Priorität, soziale Kontakte werden vernachlässigt.

Dem Körper werden immer mehr Trainingseinheiten abverlangt, Ruhephasen und Überlastungsanzeichen ignoriert. Daraus kann sich schließlich ein krankhafter Bewegungszwang entwickeln. Nach einem ausführlichen Krafttraining werden beispielsweise nochmal zwei Stunden Ausdauertraining absolviert, um Gewicht zu verlieren. Das extreme Training macht müde und schwächt, was wiederum Hunger und Essanfälle provozieren kann. Wird die Sportsucht von Essstörungen wie Anorexie oder Bulimie begleitet, spricht man von „Sport-Anorexie" oder „Sport-Bulimie".[149] Gerade Menschen, die beruflich besonders strenge körperliche Standards erfüllen müssen, wie Leistungssportler, Schauspielerinnen oder Models, sind dafür anfällig.

Die Diätmentalität

Schon in unserem Alltag erleben wir oft eine regelrechte Diätmentalität: Schülerinnen vergleichen untereinander, wie viel sie abgenommen haben. Im Kollegenkreis wird debattiert, wer auf welche Nahrungsmittel verzichtet, und die einzig wahre Ernährungsform wird zum Partygespräch.

Die meisten Menschen erfahren nach einem Gewichtsverlust zunächst Anerkennung und Komplimente. Um die Figur zu halten, stellen sie womöglich auch nach einer Diät strenge Vorschriften auf: keine Süßigkeiten mehr, nur noch fettarm essen, vor jeder Mahlzeit einen halben Liter Wasser trinken … Beim ersten Übertreten der strengen Regeln ist die Enttäuschung da, die kleinste Gewichtszunahme wird von Sorge begleitet. Um das Gewicht dennoch zu halten oder weiter abzusenken, formen sich manche Menschen ein Leben strikt nach Diät- und Trainingsplänen – das Korsett aus Vorschriften verspricht gleichzeitig Halt. Das erfordert jedoch viel Selbstdisziplin und nimmt Zeit und Energie in Anspruch: Da werden Kalorien genau gezählt, selbst Gurkenscheibe abgewogen, ganze Mahlzeiten ausgelassen oder es wird nur unregelmäßig gegessen. Nikotin oder Kaffee sollen helfen, den Appetit zu kontrollieren, zusätzlich wird vielleicht gefastet oder täglich ein aufwändiges Sportprogramm absolviert.

Flexibilität ist bei einem solchen Essverhalten kaum mehr vorhanden, es gibt nur noch Schwarz oder Weiß: Ein guter Tag ist ein Tag, an dem nicht „gesündigt" wurde. Die Woche ist vertan, wenn man nicht jeden Tag beim Sport war. Selbst unterwegs oder im Urlaub werden nur selbst vorbereitete Mahlzeiten zu sich genommen.

Das „Versagen" ist durch unrealistische Ziele bereits vorprogrammiert: Nie wieder Schokolade, nur noch kalorienarme Nahrung, abends nichts mehr essen … In den meisten Fällen ist eine so streng regulierte Ernährung dauerhaft nicht durchzuhalten. Darüber hinaus können Mangelerscheinungen auftreten, Appetitzügler, Abführmittel und entwässernde Substanzen den Stoffwechsel durcheinanderbringen.

Orthorexie – vom zwanghaft richtigen Essen

Ob bio, allergenfrei, ohne Zusätze oder vegan – auch grundsätzlich sinnvolle Überlegungen zu einer gesunden Nahrungsauswahl können unter bestimmten Umständen zum Problem werden. Bei schätzungsweise ein bis drei Prozent der deutschen Bevölkerung entwickelt sich der Wunsch nach einer guten Ernährung zum Zwang[150] – dieses Phänomen wird „Orthorexie" genannt.

Geprägt wurde der Begriff von dem US-amerikanischen Arzt Steven Bratman, der – selbst betroffen – erstmals Ende der 1997 in einem Yoga-Magazin und später in seinem Buch „Health Food Junkies"[151] von seiner zunehmend krankhaften Fixierung auf gesunde Ernährung berichtete.

Bei der Orthorexie, die nach offiziellen Diagnose-Kriterien bislang nicht als Essstörung eingestuft wird und deren Erforschung noch am Anfang steht, wird die „richtige" Ernährung zum Lebensmittelpunkt: Betroffene sind fixiert auf die Auswahl von „reinem" und gesundem Essen. Sie vermeiden streng immer mehr Nahrungsmittel, Zusatzstoffe oder andere Bestandteile, die sie für ungesund halten. Sie beschäftigen sich zeitlich weit überdurchschnittlich mit Gesundheitstrends, speziellen Lebensmitteln, dem Mikronährstoffgehalt und der Zubereitung ihres Essens. Manchmal wird dies noch von aufwändigen Gesundheitsroutinen oder Reinigungsritualen begleitet.

All das bietet Menschen mit Orthorexie ein Gefühl der Sicherheit und Kontrolle. Vordergründig geht es ihnen nicht um Gewichtsabnahme, die Kriterien für die Nahrungsauswahl scheinen rational.[152] Das Selbstwertgefühl wird durch die perfektionierte Ernährungsweise gesteigert, was auch zu Überlegenheitsgefühlen und Intoleranz gegenüber anderem Essverhalten führen kann. Gerade Ernährungsstile, die zusätzlich mit bestimmten Weltanschauungen verbunden sind, bieten dafür eine Basis.

Bei der Orthorexie werden zudem Kriterien erfüllt, die auch bei Essstörungen eine Rolle spielen: Die Gedanken können stundenlang um Essen und Nichtessen kreisen. Scheitern die Betroffenen an ihren strengen Vorgaben oder weichen von ihrem Ernährungsplan ab, verspüren sie Schuldgefühle oder machen sich Sorgen. Die zwanghafte Auseinandersetzung mit der Ernährung schränkt Spontaneität, Genussfähigkeit und Lebensfreude ein.

Ob das Verhalten krankhafte Züge trägt, hängt auch davon ab, ob es Leidensdruck erzeugt oder wie stark die Lebensqualität durch Zwangsgedanken und Zwangshandlungen eingeschränkt wird. Es kann dazu führen, dass

Auswärtsessen oder die Zubereitung von Mahlzeiten durch andere als Kontrollverlust empfunden werden und sich Betroffene daher sozial isolieren.[153] Unter Umständen kann die eingeschränkte Ernährung Mangelerscheinungen und gesundheitliche Probleme hervorrufen.

Gerade Menschen, die unterschwellig bereits an einer Essstörung leiden, tarnen ein zwanghaftes Essverhalten manchmal als „Ernährungsumstellung" oder erklären eine Gewichtsabnahme mit „gesundheitlichen Gründen". Manchmal ist auch ein tatsächliches gesundheitliches Problem der Auslöser, bestimmte – und dann immer mehr – Lebensmittel auszuschließen. Verstärkend kommt hinzu, dass das gesellschaftliche Klima mit seiner Fixierung auf Gesundheit und Selbstoptimierung das Verhalten der Betroffenen honoriert. Dadurch wird eine Orthorexie von außen oft gar nicht als problematisches Essverhalten erkannt. Häufiger sind junge Frauen betroffen und auch Personen, die sich beruflich intensiv mit Ernährung beschäftigen, die zum Beispiel zu diesen Themen bloggen, Fitnesstraining oder Diätassistenz anbieten. 2017 zeigte eine Studie, dass die intensive Nutzung von Instagram die Tendenz zur Orthorexie verstärken kann.[154]

Abgrenzen muss man die Orthorexie hingegen von einer eingeschränkten Ernährung oder speziellen Diät, die aufgrund bestimmter Erkrankungen erforderlich ist.

Von Schweinehunden und Cheat Days

Die Tendenz der Leistungsgesellschaft, über innere Widerstände und körperliche Grenzen hinwegzugehen, gilt für viele auch bei der Ernährung und „Körperarbeit": den „inneren Schweinehund" zu überwinden, Gelüste zu zügeln, zu trainieren bis zum Umfallen. Die Fitness-Influencerin Sophia Thiel, die ihre Essstörung öffentlich machte, formulierte das in einem Video besonders drastisch: „Ich dachte, bei mir selbst muss ich so hart sein, weil mein Körper ein Arschloch ist und nur so funktioniert ... Ich muss ihn unterwerfen. Nur wenn es richtig weh tut, siehst du richtige Erfolge".[155] Doch diese Härte, dieser Kampf gegen sich selbst funktioniert nicht auf Dauer.

Das kann dazu führen, dass Menschen sich selbst nicht mehr verstehen: Sie sind vielleicht gut in der Schule oder leisten beruflich viel, kümmern sich um Familie und Freunde, sind in vielen Lebensbereichen erfolgreich. Während sie ansonsten im Leben viele Herausforderungen bewältigen, scheint ihnen bei einem so simplen Thema wie Essen jede Willensstärke und Disziplin abhandenzukommen. Immer wieder haben sie verzweifelt versucht, ihr Gewicht über ihr Ess- und Sportverhalten „in den Griff zu kriegen". Die Tage, an denen sie die Kontrolle über sich selbst, über ihr Essverhalten verlieren, häufen sich. Ihre vergeblichen Abnehmversuche empfinden sie als persönliches Scheitern.

Ein Kompromiss scheinen dann so genannte „Cheatdays" (Schummeltage) zu sein, bei denen Diäthaltende eine Pause in ihrem strengen Ernährungs- und Fitnessplan machen und sich einen Tag lang alles gönnen, wonach ihnen der Sinn steht. Die Ernährungsmedizinerin Mareike Awe schreibt in ihrem Buch „Wohlfühlgewicht" dazu:

„Dieser Trend aus der Fitnessbranche ist in meinen Augen nichts anderes als ein wöchentlich antrainierter Fressanfall. Alles konzentriert sich auf diesen einen Tag in der Woche, und dann fallen alle Hemmungen. Eventuell erhöhst du damit den kurzfristigen Abnehmerfolg, da du dir keinen kompletten Verzicht bestimmter Lebensmittel auferlegst und somit wenigstens ein wenig Balance in die Diätmentalität bringst, aber langfristig gesund und ausgewogen ist dieses Essverhalten nicht."[156]

Sie erlebe oft, dass Menschen gerade durch Cheatdays ein gestörtes Essverhalten entwickelten und „aus dem Cheaten nicht mehr heraus" kämen, berichtet die Ärztin – bis schließlich jeder Tag zum Cheatday mit Essanfällen würde.

Der Kipp-Punkt

Wenn Menschen an ihrem strengen Regelkorsett scheitern, wenn sie auf der Waage nicht die gewünschten Ergebnisse sehen, kann es zu einem Kontrollverlust kommen und das Essverhalten in die eine oder andere Richtung kippen: Die einen reduzieren die Nahrungsmenge immer weiter, um ihr Gewicht noch stärker abzusenken, und greifen zu allen möglichen Mitteln, um den Appetit zu hemmen. Die anderen haben einen immer unwiderstehlicheren Drang nach Essen, verspüren danach aber Panik und wollen die Kalorien direkt wieder loswerden – sei es durch exzessiven Sport, Abführmittel, Fasten bis hin zu Erbrechen. Dabei kann kurzzeitig die Hoffnung aufkommen: Das ist es – ich kann essen und trotzdem schlank bleiben, wenn … ich mich nach meinen Essanfällen übergebe/Abführmittel nehme/täglich trainiere. Wieder andere bekommen heimlich Essanfälle, bei denen sie wie im Wahn große Mengen zu sich nehmen, bis sie nicht mehr können – oft genau die Nahrungsmittel, die sie sich sonst verbieten.

Dabei kann ein solches Essverhalten schwankend sein – vielleicht gibt es über Monate hinweg keine Auffälligkeiten, dann häufen sich wieder Rückfälle. Menschen, die ein solches Essverhalten an den Tag legen, gestehen sich ihr Problem häufig erst spät ein – wenn überhaupt: Manche begleitet es ihr ganzes Leben lang. Diese Verhaltensweisen sind jedoch Hinweise auf ein behandlungsbedürftiges Essverhalten. Es besteht die Gefahr, in eine Anorexie, Bulimie oder Binge-Eating-Störung abzuleiten.

Sozialer Rückzug

Wie schaffe ich es bloß, im Urlaub bei dem riesigen Buffet Maß zu halten? Wie kann ich bei der Betriebsfeier das Essen umgehen? Wie überstehe ich nur meine eigene Geburtstagsfeier? – Irgendwann kann sich die Essproblematik auch auf soziale Kontakte und die Beziehung zu anderen Menschen auswirken. Betroffene versuchen oft, ihr auffälliges Essverhalten geheim zu halten, im Rahmen dessen sie ausschließlich bestimmte Nahrungsmittel oder nur sehr geringe Mengen zu sich nehmen – oder eben im Gegenteil übermäßige Heißhungeranfälle erleben. Daher meiden sie vielleicht mehr und mehr Freizeitaktivitäten, die mit Essen zu tun haben. Sie ermuntern andere, beim Essen zuzugreifen, während sie selbst dankend ablehnen. Sie schlagen Essenseinladungen aus oder finden Ausreden, warum sie nicht mitessen können. Sie wollen ihren Körper aus Scham nicht zeigen und ziehen sich womöglich allgemein zurück. Psychische Erkrankungen, die oft parallel zu Essstörungen auftreten, wie Depressionen, Zwangshandlungen oder Ängste, können diesen sozialen Rückzug noch verstärken.

Wo fängt die Störung an?

Die Kinder- und Jugendpsychiaterin Dagmar Pauli konstatiert in ihrem Buch „Size Zero", dass viele Symptome von Essstörungen nicht nur auf den Einzelnen, sondern auch auf unsere Gesellschaft als Ganzes zutreffen: der Schlankheitswahn, die Ablehnung normaler Körperformen, unrealistische Ideale, ein gestörtes Verhältnis zu Nahrungsmitteln – und ein Mangel an Einsicht.[157]

Viele der genannten Verhaltensweisen treffen wir im Alltag an, in unterschiedlicher Ausprägung. Natürlich muss nicht jedes ungewöhnliche Essverhalten oder eine eingeschränkte Ernährungsweise für den Einzelnen ein Problem darstellen. Da Diäten, Ernährungsexperimente und das extreme Schlankheitsideal aber so allgegenwärtig sind, können wir ein Verhalten als normal oder gesundheitsbewusst empfinden, ohne die Problematik dahinter zu erkennen. Daher lohnt es sich, im Zweifelsfall genauer hinzusehen.

Entscheidend ist zum einen der subjektiv empfundene Leidensdruck. Menschen, die an der Schwelle zu einer Essstörung stehen, leiden oft ebenso sehr wie diejenigen mit einer ausgeprägten Essstörung. Zum anderen ist die Frage wichtig, wie stark die Essgewohnheiten das Leben bestimmen und die Lebenszufriedenheit beeinträchtigen: Sind Hunger- und Sättigungsgefühl, Stoffwechsel und Verdauung schon ganz durcheinander? Stehen die Themen Essen, Figur und Gewicht stark im Fokus und sind deutlich belastet? Bleibt kaum mehr Energie für Schule, Studium oder Beruf? Sind das Privatleben und die Beziehungen zu anderen Menschen durch das Essverhalten eingeschränkt?

Ob eine behandlungsbedürftige Essstörung vorliegt, können nur Fachleute beantworten. Menschen, die sich selbst fragen, ob sie an einer Essstörung leiden, sollten sich daher an eine Ärztin/einen Arzt, eine/n Psychotherapeuten/in oder eine Beratungsstelle für Essstörungen wenden.

Essstörungen haben viele Ursachen

Ob ein Mensch eine Essstörung entwickelt und welche Erscheinungsform diese annimmt, hängt von vielen verschiedenen Faktoren und bestimmten Auslösern ab: Neben körperlichen gibt es psychische und soziokulturelle Faktoren, die eine Rolle spielen und bei den drei Haupterscheinungsformen Anorexie, Bulimie und Binge Eating unterschiedlich ausfallen können. Allerdings gibt es Risikofaktoren, die bei allen Arten von Essstörungen verstärkt auftreten: ein vermindertes Selbstwertgefühl, Schwierigkeiten, Gefühle auszudrücken sowie ein stark gezügeltes Essverhalten, häufiges Diäthalten oder erhöhtes Körpergewicht bis hin zu Adipositas in der Herkunftsfamilie. Zentral bei der Entwicklung einer Essstörung ist jedoch die „Unzufriedenheit mit dem eigenen Körper", so die Landesfachstelle Essstörungen NRW. Gleichzeitig empfinden die Betroffenen diese als eine der quälendsten Begleiterscheinungen der Erkrankung.[158]

Hinzu kommen unterschiedliche Auslöser: Das können Lebensphasen sein, die seelische oder körperliche Veränderungen mit sich bringen, allgemeine Umbruchphasen oder belastende Situationen, wie wir sie im nächsten Kapitel beschreiben.

Weitere psychische Erkrankungen, wie Depressionen oder Angststörungen, können Folge der Essstörung oder auch ein Auslöser sein, und diese können sich auf jeden Fall gegenseitig beeinflussen und verstärken.

....

Fazit: Wenn Menschen in Bezug auf ihr Äußeres und ihren Körper sehr verunsichert sind, versuchen sie beides oft durch äußere Vorgaben und Restriktionen zu kontrollieren: sei es durch die „richtige" Ernährung, die nächste Diät, übermäßiges Training oder andere Manipulationen. Dabei kann es mehr und mehr zu einer Entfremdung von sich selbst, dem eigenen gesunden Körperempfinden und einem intuitiven Essverhalten kommen. Daher ist ein Problembewusstsein wichtig: Sind meine Essgewohnheiten normal, schränken sie mich ein oder tendieren sie schon in Richtung Essstörung?

Dazu können folgende Fragen erste Ansatzpunkte bieten: Esse ich meist, worauf ich Appetit habe, und kann ich es auch genießen? Esse ich, bis ich gesättigt bin, oder esse ich regelmäßig über diesen Sättigungspunkt hinaus? Bin ich dauerhaft unzufrieden mit meinem Körper? Setze ich Mittel ein, um mein Essverhalten und Gewicht zu beeinflussen? Benutze ich häufig Essen, um mich zu belohnen oder zu trösten oder andere Gefühle zu kompensieren? Esse ich überwiegend kontrolliert, oder erlebe ich immer wieder einen Kontrollverlust beim Essen? Kreisen meine Gedanken häufig um Essen oder Nicht-Essen? Falls Sie mehrere dieser Fragen mit ja beantwortet haben, kann es sich lohnen, sich eingehender mit der Thematik zu beschäftigen, sich beraten zu lassen und gegebenenfalls Unterstützung zu suchen.

6. GESCHLECHTERBILDER UND LEBENSPHASEN

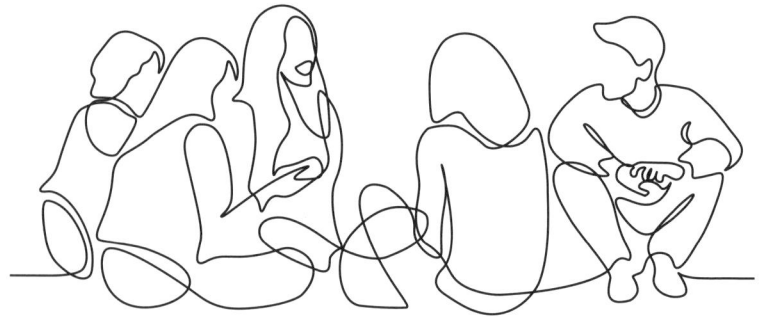

Menschen kämpfen mittlerweile oft ein Leben lang mit ihrem Körper und ihrem Essverhalten. Das beginnt schon bei sehr jungen Kindern, macht aber auch vor älteren Frauen und Männern nicht Halt. Je nach Geschlecht und Altersstufe gibt es aber eine unterschiedliche Verletzlichkeit in Bezug auf das Aussehen und das Körperbild.

GESCHLECHTERBILDER

Auch wenn unsere Gesellschaft im Wandel ist und Rollen und Geschlechterbilder langsam aufbrechen, sind gerade die idealisierten Bilder von Weiblichkeit und Männlichkeit, mit denen wir alle konfrontiert sind, oft noch sehr traditionell angelegt. Genau diese Bilder aber beeinflussen oft den Blick auf uns selbst, die Zufriedenheit mit dem eigenen Äußeren beziehungsweise den Wunsch, sich körperlich zu verändern, um möglichst attraktiv und begehrenswert zu erscheinen.

Essstörungen haben auch mit den jeweiligen Geschlechterbildern zu tun: Zum einen gelten Essstörungen nach wie vor als „Frauenkrankheit" – einerseits mit gutem Grund, haben sie in ihrer Entwicklung doch viel mit der Frauenrolle, den sehr rigiden weiblichen Figuridealen und der Objektifizierung von Frauen zu tun.

Zum anderen werden durch diese Zuschreibung Männer mit Essstörungen seltener gesehen, ihr vergleichsweise geringerer (aber wachsender) Anteil immer wieder betont. Auch das kann sehr wahrscheinlich mit dem herkömmlichen Geschlechterbild zu tun haben, das psychische Erkrankungen bei Männern als vermeintliche Schwäche lange ignoriert.

Insofern muss das Thema Essverhalten und Essstörungen auch unter der Geschlechterperspektive betrachtet werden. Welche optischen Anforderungen werden gestellt, wie ist das damit verbundene Rollenverständnis und zu welchen inneren Konflikten kann das führen?

Essstörungen und Frauenrolle

In der geschichtlichen Entwicklung der Essstörungen zeigen sich deutlich Zusammenhänge mit der gesellschaftlichen Rolle von Frauen. Zeitgleich zu den Emanzipationsbestrebungen des letzten Jahrhunderts kamen besonders rigide Schlankheitsideale auf. Parallel zur ersten Frauenbewegung und dem Erringen des Frauenwahlrechts wurde Anorexie als Krankheit bekannt, im Zuge einer Schlankheitswelle bis hin zum knabenhaften Schönheitsideal der 1920er-Jahre trat sie immer häufiger auf. In den 1970er-Jahren thematisierten Feministinnen der zweiten Frauenbewegung die obsessive Beschäftigung von Mädchen und Frauen mit Diäten und die sich verbreitenden Krankheitsbilder Anorexie und Bulimie. So behandelte unter anderem die Psychoanalytikerin Susie Orbach 1978 in ihrem Buch „Fat is a Feminist Issue" das Schlankheitsdiktat und seine Folgen für Frauen.[159] Und die Frauenrechtlerin Alice Schwarzer schrieb 1984 im EMMA-Sonderband „Durch dick und dünn"[160]:

> *„Es scheint so zu sein, dass ausgerechnet in den Zeiten, in denen wir Frauen es geschafft haben, äußere Fesseln zu sprengen, sich neue, innere Fesseln um uns gelegt haben. Und, dass eine der schlimmsten inneren Fesseln eben dieser Schlankheitswahn ist, der größere Folgen hat, als wir ahnen. Es beginnt mit einem tief gestörten Verhältnis zum Essen. Millionen Frauen essen entweder nicht. Oder sie essen zu wenig. Oder sie essen, haben dabei ein schlechtes Gewissen. Oder aber, neuere Entwicklung, sie schlingen das Essen hinunter. Aus Hunger. Hunger nach Leben. Und sie kotzen es wieder aus. Weil das Leben zum Kotzen ist."*

Im 21. Jahrhundert stehen Frauen in den westlichen Gesellschaften mehr Lebensentwürfe denn je zur Wahl, äußere Begrenzungen brechen auf. Gleichzeitig gilt nach wie vor ein strenges Diktat von Schönheit, Schlankheit und Jugendlichkeit.

Zwei Zeitphänomene illustrieren zugespitzt diesen Spagat: Junge Mädchen in Deutschland, die aktuell 15 oder 16 Jahre alt sind, wuchsen bislang mit einer Frau an der Spitze ihres Landes auf. Gleichzeitig aber auch damit, dass im deutschen Fernsehen jedes Jahr aufs Neue das schönste, schlankste Mädchen gekürt wird: Denn die erste Bundeskanzlerin erschien fast zeitgleich auf der Bildfläche wie Heidi Klums Casting-Show „Germany's Next Top Model". Durch diese Rollenvorbilder wird Mädchen heute vermittelt: ‚Wenn du dich anstrengst, kannst du alles werden, sogar Bundeskanzlerin – oder auch ein begehrtes Super-Model.' Allerdings ist die Strahlkraft (und der Druck) des gesellschaftlich verankerten Weiblichkeitsideals dann wohl doch meist stärker – selbst wenn es unerreichbar bleibt und womöglich krank macht. Nicht von ungefähr berichten junge Frauen, dass sich die TV-Sendung negativ auf ihre Essstörung ausgewirkt habe.[161]

Fachleute sehen gerade in der Bulimie eine Reaktion auf den modernen weiblichen Rollenkonflikt, wenn Mädchen und Frauen darum ringen, teilweise konträre soziale Anforderungen zu erfüllen [162]: erfolgreich in Schule, Studium und Beruf zu sein, eine glückliche Partnerschaft zu führen, finanzielle Autonomie zu erlangen, die Mutterrolle intensiv auszufüllen.Gleichzeitig darf dabei ein attraktives Aussehen und ein begehrenswerter Körper nicht fehlen – das vermittelt schon die frühe Sexualisierung von Mädchen in Mode, Werbung und Medien. Während sich Berufs- und Rollenbilder für sie öffnen, weist ihnen offensives Gender-Marketing wieder Schubladen zu, beginnend bereits bei Kinderkleidung und Spielzeugen: Einhorn, Pailletten und Schmink-Set hier – Piraten, Tarnmuster und Ego-Shooter da.

Die Auswirkung des Schönheitsdiktats ist selbst dort zu erleben, wo Politikerinnen und andere Frauen, die in der Öffentlichkeit stehen, statt nach ihren Leistungen und Aussagen immer noch nach ihrer Attraktivität beurteilt, ihre Kleidung, Figur und Frisur kommentiert und oft der Lächerlichkeit preisgegeben werden – bis hin zu Hassbotschaften in den sozialen Medien.

Das hält so manche Frau davon ab, öffentlich in Erscheinung zu treten. Wenden aber selbst gestandene Frauen die strengen Kriterien gesellschaftlicher Ideale auf sich selbst an – und nicht selten auch auf andere Frauen – schränkt dies die Bandbreite erfolgreicher „Role Models" (Rollenvorbilder) weiter ein. Ein Verlust für die gesamte Gesellschaft.

Wenn Mädchen und Frauen schließlich so intensiv mit ihrem Äußeren, ihrer Figur und ihrem Verhältnis zum Essen beschäftigt sind, dass sie hungern, erbrechen oder übermäßig essen, schwächt das nicht nur ihre Körper. Ewiges Diäthalten und Essstörungen kosten Kraft und Zeit, besetzen Gedanken und Psyche. Ein Mädchen oder eine Frau, die diese Energie investiert, um ihrer Umgebung zu gefallen und gesellschaftliche Erwartungen zu erfüllen, wird kaum aufbegehren. Sie wird sich im Wortsinn nicht ihr „Stück vom Kuchen" nehmen – sei es in Partnerschaft, Beruf oder in der Gesellschaft.

Dabei gäbe es in diesen Bereichen immer noch viele Aufgaben, für die es sich zu engagieren lohnte: Frauen verdienen für vergleichbare Arbeit nach wie noch weniger als Männer, arbeiten häufiger in schlechter bezahlten Care-

Berufen, leisten mehr unbezahlte Familienarbeit. In wesentlichen gesellschaftlichen Bereichen sind sie immer noch unterrepräsentiert. Fehlende Betreuungsmöglichkeiten für Kinder führen oft zu Teilzeitarbeit, was wiederum für viele Frauen später Altersarmut bedeutet. Auf die Überforderung und Unzufriedenheit mit dem eigenen Leben wird jedoch viel zu oft nur mit der Umgestaltung des eigenen Körpers reagiert. Statt sich für eine Befreiung von Körperidealen und anderen Zwängen einzusetzen, die Frauen in ihrer Lebensgestaltung auch heute noch einschränken, steht der Körper im Fokus der Kritik und teilweise schmerzhafter Kämpfe.

Wie Essstörungen und Frauenrolle bis heute zusammenhängen, beschrieb Alice Schwarzer in einem Fernseh-Interview 2020 folgendermaßen:

> *„Wir leben in Zeiten des Umbruchs – die sind spannend, aber auch gefährlich. Die tiefgreifenden gesellschaftlichen Veränderungen, die wir Feministinnen vorangetrieben haben, sind so fundamental, dass es natürlich einen Backlash gibt. Die Schlacht spielt sich auf den Körpern der Frauen ab.“[163]*

Immer noch.

Männer und Essstörungen

Männliche Influencer präsentieren ihre Körper als „Fitspiration", Männer-Magazine zeigen Models mit „Waschbrettbauch", „Sixpack" oder kräftigem Bizeps, und der smarte Manager soll heute auch Marathon laufen: Obwohl Schönheitsideale für das Selbstverständnis von Mädchen und Frauen immer noch eine größere Rolle spielen, müssen sich auch Jungen und Männer zunehmend mit unerreichbaren Körperformen auseinandersetzen. Zwar erkranken Männer immer noch seltener an Essstörungen als Frauen. Das darf aber nicht dazu führen, ihr Leiden kleinzureden: Auch ihr Anteil steigt erheblich.

Die Kaufmännische Krankenkasse (KKH) berichtet von einer bundesweiten Auswertung von Versichertendaten, laut der sich das Geschlechterverhältnis bei Essstörungen merklich verändert habe: War bei den 12- bis 17-Jährigen im Jahr 2008 nur ein Fünftel der Betroffenen männlich, betrug der Anteil 2018 bereits ein Viertel. Die Zahl der männlichen Jugendlichen, die wegen Anorexie, Bulimie oder Binge Eating behandelt wurden, stieg innerhalb dieses Zeitraums um knapp 60 Prozent, die der weiblichen Betroffenen „nur" um 22 Prozent.[164]

„Möglicherweise sind Essstörungen bei Männern nicht mehr ein so großes Tabu-Thema wie noch vor Jahren. Zudem haben nicht nur Frauen, sondern auch Männer zunehmend mit gesellschaftlichem Druck und Schönheitsidealen zu kämpfen", heißt es dazu von der KKH im Ärzteblatt.[165] Bei Essstörungen müsse man beide Geschlechter und auch ältere Erkrankte berücksichtigen, um chronische Verläufe zu verhindern.

Denn auch immer mehr Männer sind unzufrieden mit ihrem Körper, beklagen den Bauchansatz, das Doppelkinn oder die fülligen Hüften und sind anfällig für unrealistische mediale Vorbilder. Als Auslöser sind beispielsweise schulischer oder beruflicher Stress, Versagensängste und Selbstwertprobleme möglich.

Allerdings gilt für Jungen und Männer mit Essstörungen nicht in erster Linie das reine Schlankheits-, sondern vor allem das Sportlichkeitsideal – der so genannte „Adonis-Komplex", bekannt durch mehrere Studien des US-amerikanischen Psychiaters und Harvard-Professors Harrison Pope.[166] Betroffene lehnen ihren Körper dabei aus anderen Gründen ab als Frauen: Sie empfinden ihn als zu schmäch-

tig, zu wenig definiert, sie wünschen sich starke, aus-
definierte Muskeln und kein Fettgewebe. Darüber rutschen
sie eher in einen zwanghaften Fitness- als in einen Diät-
Wahn, nehmen teilweise leistungssteigernde Substanzen
oder Wachstumshormone zu sich. Zusätzlich kompensieren
sie Essen oft mit exzessiv betriebenen Ausdauersportarten
und strengen Ernährungsregeln. Auch hier ist die Unzufriedenheit mit dem Körper mit einem geringen Selbstwertgefühl, Minderwertigkeitskomplexen und einem hohen
Grad an Perfektionismus verbunden.

Das kann dazu führen, dass Interessen und soziale Kontakte vernachlässigt werden, das Training selbst bei Krankheit aufrechterhalten und der Körper gleichzeitig versteckt
wird. Ähnlich wie bei der Anorexie kann auch hier ein häufiges Wiegen, Messen und Begutachten stattfinden. Manche
betroffenen Jungen und Männer verstecken eine Essstörung
zunächst hinter einem bestimmten Lebensstil, etwa Tri-
athlon, Veganismus oder der intensiven Beschäftigung mit
gesunder Ernährung.

Im Leistungssport, insbesondere in Disziplinen, in denen
ein geringes Gewicht eine Rolle spielt, sind Anorexie oder
Bulimie auch bei Männern stärker verbreitet. Ein Beispiel
ist der Skispringer Sven Hannawald, der seine Erkrankung
öffentlich machte. Oder Bahne Rabe: Der Ruderer, Gold-
medaillengewinner bei den Olympischen Spielen 1988
und Weltmeister von 1991, starb 2001 im Alter von knapp
38 Jahren an einer Lungenentzündung, die er aufgrund
seiner Anorexie nicht überstand.[167]

Die Landesfachstelle Essstörungen NRW schreibt in
ihrem Band „Essstörungen bei Jungen und Männern", dass
es als „doppeltes Stigma" empfunden werden könnte, an
einer ohnehin oft noch tabuisierten Erkrankung zu leiden,
die als „nichtmännlich" gilt. Daher kann es für Männer

noch schwieriger sein als für Frauen, über diese Problematik zu sprechen. Weil die Essstörung dadurch vielleicht erst später oder gar nicht erkannt wird, kann es zu schwereren Verläufen kommen.

Gerade die unterschiedlichen Ausprägungen von Essstörungen bei Frauen und Männern, aber auch der unterschiedliche Umgang damit zeigen, wie stark Essstörungen mit dem jeweiligen Geschlechterbild zusammenhängen.[168] Umso wichtiger ist die gezielte Ansprache und eine Sensibilisierung in Bezug auf Essstörungen bei Mädchen und Frauen sowie bei Jungen und Männern.

LEBENSPHASEN

In manchen Lebensphasen mögen Fragen zu Selbstbild, Körperzufriedenheit und Essverhalten eine weniger große Rolle spielen. Zu anderen Zeiten ist die Verunsicherung umso größer – zum Beispiel bei altersbedingten Körperveränderungen.

Wie bei anderen psychischen Erkrankungen auch kann eine früh durchlebte Essstörung in späteren Lebensphasen noch latent vorhanden sein – und wieder zum Vorschein kommen, wenn eine kritische Lebenssituation entsteht. Ein problematisches Essverhalten kann sich aber auch erst zu einem späteren Zeitpunkt zu einer Essstörung entwickeln. Daher ist es wichtig, die Einflüsse zu kennen, die eine Essstörung im Lauf des Lebens fördern können.

Kinder

Jüngere Kinder legen meist noch ein natürliches Körpergefühl und Essverhalten an den Tag. Sie entscheiden intuitiv, haben in der Regel Freude am Essen und ein gutes Gespür dafür, was ihr Körper braucht. Sie ruhen meist noch mehr in sich – erst später nehmen sie sich selbst stärker mit den Augen anderer wahr. So kann es sich negativ auf das eigene Körperbild und Essverhalten auswirken, wenn Kinder wegen ihres Gewichts gemobbt werden: wenn ein Mädchen beispielsweise erlebt, dass Mitschüler über seine Figur lästern, oder wenn der korpulenteste Junge der Klasse regelmäßig als Letzter in die Sportmannschaft gewählt wird. Bereits Kinder im Vor- und Grundschulalter werden außerdem von medialen Vorbildern und dem durch sie vermittelten Schlankheitsideal geprägt. Gleichzeitig fehlt ihnen oft noch die Kompetenz und Urteilskraft im Umgang mit Werbung und Medien.[169]

Schon in Kindergärten und Schulen sollte daher die Akzeptanz für verschiedene Körperformen vermittelt werden. Eltern, Erziehungs- und Lehrpersonal sollten selbst ihre Sprache, eventuelle eigene Vorurteile und stereotype Vorannahmen gegenüber Menschen mit Übergewicht reflektieren. Gegen abwertende Formulierungen und Stigmatisierung muss gerade bei Kindern Stellung bezogen werden.

Übergewicht und Adipositas bei Kindern haben sich laut der aktuellen „Studie zur Gesundheit von Kindern und Jugendlichen in Deutschland" des Robert-Koch-Instituts (KiGGS Welle 2) innerhalb der letzten Jahre zwar kaum verstärkt, die Zahlen liegen aber auf unverändert hohem Niveau: im Vorschulalter bei 9 Prozent, im Grundschulalter bei 15,5 Prozent.[170] Stark übergewichtige Kinder und Jugendliche leiden häufiger unter erhöhtem Blutdruck, Fettstoffwechselstörungen und Störungen des Glukosestoffwechsels. Oft werden Kinder dann gut gemeint auf Diät gesetzt oder sie versuchen selbst abzunehmen: In der BRAVO-Dr.-Sommer-Studie von 2016 erklärte jede zehnte Elfjährige und jede vierte Zwölfjährige, sie habe bereits eine Diät gemacht, um abzunehmen. Nur etwa die Hälfte der 12-jährigen Mädchen ist mit ihrem Gewicht zufrieden.[171] In der Regel sollten Kinder jedoch keine restriktiven Diäten machen. Stattdessen sollte versucht werden, über eine ausgewogene Ernährung eine weitere Gewichtszunahme zu vermeiden, so dass sich das Gewicht durch das gleichzeitige Wachstum normalisiert. Um Übergewicht und Bewegungsmangel zu vermeiden, raten Fachleute außerdem dazu, Medienzeiten zu beschränken. Kinder sollten auch möglichst nicht vor dem Fernseher oder Computer essen und trinken, da sie durch die Ablenkung Sättigungssignale weniger wahrnehmen.

Eltern haben einen enormen Einfluss auf das Körpererleben und das Essverhalten ihrer Kinder – sowohl günstige als auch ungünstige Essgewohnheiten können ebenso wie andere Verhaltensweisen weitergegeben werden. Manche Eltern haben große Angst, dass ihre Kinder zunehmen könnten und kommentieren und reglementieren daher deren Essverhalten, kontrollieren vielleicht schon im Kindergartenalter das Gewicht streng. Aus Fürsorge versuchen sie den Kindern zu ersparen, was sie selbst erlebt haben – bewirken dadurch aber womöglich das Gegenteil. So stellt der Ernährungswissenschaftler Thomas Ellrott fest, dass es einen gegenteiligen Effekt auslösen kann, wenn Eltern genussbetonte Lebensmittel verbieten. Die Selbstbestimmung beim Essen kann außerdem gefördert werden, indem Essen nicht als Erziehungsmittel eingesetzt wird. Starre Vorgaben und absolute Gebote können die Entstehung von Essstörungen sogar begünstigen. Besser ist es, wenn Eltern gesunde Speisen selbst mit Genuss verzehren und zum Probieren einladen, statt den Nachwuchs mit Argumenten zu überzeugen.[172] Daneben ist es sinnvoll, wenn Mütter und Väter ein ausgewogenes Essverhalten vorleben und selbst auf Diäten verzichten. Darüber hinaus sollten sie sich mit ihrer eigenen Haltung zu Essen, Figur und Gewicht und dem gesellschaftlichen Schlankheitsideal auseinandersetzen.

Stress und Leistungsdruck, die oft mit Essen kompensiert werden, beschäftigen auch Kinder und Jugendliche in Deutschland: Nach dem DAK-Präventionsradar 2018/19 empfinden 42 Prozent oft oder sehr oft Stress.[173]

Druck, Traurigkeit, Frustration, Neid – schon Kinder bekommen vermittelt, dass bestimmte Gefühle „negativ" sind und unterdrückt werden sollten. Oder sie glauben, dass ihre Wahrnehmung, ihre Empfindungen „falsch" sind, wenn in ihrer Familie oder anderen sozialen Systemen nicht offen kommuniziert wird. Der konstruktive Umgang mit Gefühlen ist jedoch entscheidend, um emotionales Essen zu vermeiden. Damit Kinder nicht schon früh lernen, unangenehme Gefühle durch Essen zu kompensieren, sollten Eltern sie möglichst durch Zuwendung trösten statt mit Süßigkeiten. Im familiären Zusammenleben sollten Gefühle möglichst offen ausgedrückt und konstruktive Auseinandersetzungen nicht gemieden werden. Denn auch unangenehme Gefühle bei sich selbst und anderen wahrzunehmen, ist wichtig, wie die KiGGs-Studie betont: „Die Förderung der allgemeinen Lebenskompetenz (Selbstwert, Problemlösefähigkeit, Selbstwahrnehmung etc.) hat einen positiven Einfluss auf das Essverhalten und kann der Prävention von Übergewicht und Essstörungen dienen."[174]

Jugendliche

In der Pubertät strukturiert sich das Gehirn – neurobiologisch gesehen – neu. Nie wieder kommen so viele Entwicklungsaufgaben und Herausforderungen auf uns zu wie in dieser Zeit. Mit dem Beginn der Geschlechtsreife verändert sich der Körper unter dem hormonellen Einfluss rasant, zum Beispiel kann es zu Hautproblemen oder einer Gewichtszunahme kommen. Durch die körperlichen und seelischen Veränderungen der

Pubertät sind ein positives Körpergefühl und das Selbstvertrauen der Jugendlichen besonders leicht zu erschüttern, Selbstzweifel und Minderwertigkeitskomplexe können entstehen. So schätzten sich laut KIGGS-Studie drei Viertel der 11- bis 17-Jährigen mit auffälligem Essverhalten als „viel oder etwas zu dick" ein, obwohl sie objektiv normalgewichtig waren. Als „genau richtig" empfand sich nur ein Fünftel dieser Jugendlichen, dagegen mehr als die Hälfte mit unauffälligem Essverhalten.[175] In der Jugend und beim Übergang zum Erwachsenenalter ist das Risiko für eine Essstörung daher am höchsten.

Die Heranwachsenden sind auf der Suche nach Orientierung und Bestätigung: Dabei wird die Anerkennung durch Gleichaltrige zunehmend wichtiger als die der Eltern. Durch bestimmte Kleidung, Sprache oder Verhalten demonstrieren sie oft Gruppenzugehörigkeit – was sich auch auf die körperliche Erscheinung beziehen kann. Wenn Jugendliche sich an ihre Peer-Group und deren Werte anpassen, riskieren sie manchmal sogar ihre Gesundheit, um dazuzugehören, etwa durch Alkohol, Drogen, riskante Mutproben, vielleicht aber auch durch Hungern oder Erbrechen.

Gleichzeitig können Jugendliche über ein restriktives Essverhalten die Erfahrung machen, dass sie vermeintlich Kontrolle über ihr Leben erlangen. Sie grenzen sich ab, indem sie mit familiären Ernährungsgewohnheiten brechen. Dass sie allein die Macht haben, über ihre Essenszufuhr zu bestimmen, kann ihnen ein Gefühl von Autonomie vermitteln.

Die KiGGS-Studie ging Hinweisen auf Essstörungen in diesem Alter genauer nach. Dafür wurden Jugendlichen folgende Fragen gestellt: Übergibst du dich, wenn du dich unangenehm voll fühlst? Machst du dir Sorgen, weil du manchmal nicht mit dem Essen aufhören kannst? Hast du in der letzten Zeit mehr als 6 kg in 3 Monaten abgenommen? Findest du dich zu dick, während andere dich zu dünn finden? Würdest du sagen, dass Essen dein Leben sehr beeinflusst? Das Ergebnis der Studie: Bei knapp 30 Prozent der Mädchen bestand der Verdacht auf eine Essstörung, auch bei den Jungen war der Anteil mit 15,2 Prozent nicht zu vernachlässigen.[176]

Zu ihrer Körperzufriedenheit befragte die BRAVO-Dr.-Sommer-Studie 2016 knapp 2.500 Mädchen und Jungen zwischen 11 und 17 Jahren – die Hälfte der Mädchen und ein Drittel der Jungen waren mit ihrem Körper unzufrieden. Die Mehrheit (78 Prozent) meinte, dass es einen Zusammenhang zwischen Beliebtheit und „Dünn sein" gäbe.[177] Gerade Mädchen sind leicht zu verunsichern, wenn ihnen vermittelt wird, dass sie zu dick seien oder nicht den optischen Anforderungen genügten. Bereits eine noch so kleine Bemerkung, etwa der besten Freundin oder der Eltern, kann ausreichen, um das labile Selbstwertgefühl zu erschüttern und eine kritische Selbstbetrachtung zu verstärken.

Im Verlauf der Pubertät müssen sich Jugendliche auch mit ihrer Geschlechterrolle auseinandersetzen und bauen erste körperliche und sexuell orientierte Beziehungen auf. Dabei können das gesellschaftliche Schönheitsideal und auch die Sexualisierung in Werbung und Medien das Vertrauen in den eigenen Körper und die Zufriedenheit mit dem eigenen Aussehen beeinträchtigen.

Bei der Suche nach ihrer eigenen Identität orientieren sich Jugendliche auch an „Vorbildern" – sei es im realen Leben oder in den Medien. „Darf ich Germany's Next Top-Model sehen?" „Bin ich zu dick, wenn ich nicht so aussehe?" „Könnte ich da auch mitmachen?" – eine wichtige Rolle, insbesondere bei der Prävention von Essstörungen, kommt der Medienerziehung und -kompetenz zu. Maya Götz, Leiterin des Internationalen Zentralinstituts für das Jugend- und Bildungsfernsehen IZI, mahnt, dass insbesondere Mädchen mit diesem Thema allein gelassen würden.[178] Aufgrund ihrer Studien wünscht sich die Medienpädagogin mehr Unterstützung für Mädchen bei der kritischen Auseinandersetzung mit Schönheitsidealen, der Sexualisierung von Körpern, den künstlich geschaffenen Bildern und deren Auswirkungen auf ihre Selbstwahrnehmung.

Eltern können dazu beitragen, dass Heranwachsende einen gesunden Umgang mit Essen und ihrem Körper pflegen – indem sie ihr Kind für Dinge loben, die es gut kann und die seine Persönlichkeit ausmachen. Indem sie es ermutigen, seinen eigenen Weg zu gehen, und Bemerkungen über Aussehen, Gewicht oder Figur vermeiden. Schon früh kann ein intuitives Essverhalten gefördert werden: Wenn Familien zusammen essen, ernähren sich Kinder in der Regel gesünder. Gemeinsame Mahlzeiten erfordern Zeit und Aufmerksamkeit, können aber das Gemeinschaftsgefühl, Gespräche und Austausch fördern und damit einen gewissen Schutz vor Essstörungen bieten. Jugendliche sollten ermutigt werden, sich eine eigene Meinung zu bilden, statt sich eher unkritisch nach Meinungsmachern, Idealen oder Stereotypen zu richten.

Das Selbstvertrauen stärken, Konfliktfähigkeit fördern, eigene Stärken und Schwächen realistisch einschätzen lernen – all das bietet Heranwachsenden die Chance, eine starke Persönlichkeit zu entwickeln. Kinder und Jugendliche sollten dafür Räume bekommen, in denen sie sich in ihren Fähigkeiten ausprobieren und eine Verbindung zu sich selbst aufbauen können (etwa durch Sportvereine, Tagebuch- und Schreibprojekte, Tanz-, Theater- oder Singworkshops, Kunstangebote u. a.). Die Entwicklung der eigenen Individualität und Talente kann auch einen positiven Zugang zum eigenen Körper schaffen und zu einem gesunden Umgang mit Essen beitragen.

Junge Erwachsene

Nach den umwälzenden Veränderungen der Pubertät stehen neue Herausforderungen an: Die jungen Erwachsenen beginnen eine Ausbildung oder ein Studium und sind das erste Mal ganz auf sich allein gestellt. Sie lösen sich emotional von ihrer Herkunftsfamilie, ziehen in die erste eigene Wohnung. Oft ist das auch die Zeit des ersten eigenen Kochens: Wenn die Erfahrung fehlt, liegt der Griff zu Fertigprodukten nahe, zudem fehlt womöglich das Regulativ der Eltern.

Vielleicht ziehen die jungen Erwachsenen in eine andere Stadt oder sogar ins Ausland, wo sie noch niemanden kennen und sich unter Umständen unsicher und einsam fühlen. Sie machen neue Beziehungserfahrungen, erleben Partnerschaften und Trennungen, Liebeskummer..

Das Leben ist voller neuer, interessanter Angebote, die aber auch Entscheidungen und Weichenstellungen erfordern, denn nicht alles lässt sich gleichzeitig wahrnehmen. Dafür braucht es Orientierung, die viele noch nicht in sich selbst finden. Wahrscheinlich erleben sie auch erstmals ein Scheitern, erfahren Grenzen und merken, dass nicht alles erfüllbar ist. Hinzu kommen manchmal finanzielle Sorgen und Zukunftsängste, das Hoffen auf einen Arbeitsplatz. Darüber hinaus ist beim Einstieg ins Berufsleben der Stresspegel besonders hoch, Zeit- und Leistungsdruck steigen.

Zugleich sind junge Erwachsene eine Hauptzielgruppe für Werbung und Medien. Die Bilder von kosmopolitischen, fröhlichen, gutaussehenden jungen Menschen im gleichen Alter laden zu Vergleichen ein.

All diese Faktoren können begünstigen, dass junge Erwachsene mit ihrem Essverhalten auf die Anforderungen ihres Lebensalters reagieren, erstmals Essstörungen entwickeln oder einen Rückfall erleiden. Bei der Bulimie fällt der Häufigkeitsgipfel ins junge Erwachsenenalter, bei der

Anorexie eher ins Jugendalter, wobei auch diese im Verlauf der Berufsausbildung weiterhin vorkommt. Die Medizinerin Katja Aschenbrenner, die für ihre Doktorarbeit Essstörungen im Studium untersucht hatte, erklärte in ZEIT Campus, dass gerade Menschen mit Bulimie zwar auch dem Schönheitsideal entsprechen wollten, sie dieses darüber hinaus aber mit Aktivität und Erfolg verknüpften. Ehrgeiz, Perfektionismus und der Wunsch, alles im Griff zu haben, könnten die Tendenz zu dieser Form der Essstörung noch verstärken. So waren laut Aschenbrenner häufiger Studierende mit besonders lernintensiven Fächern betroffen, bei denen die Jobchancen stark von der Abschlussnote abhingen.[179] Hohe Erwartungen tragen dazu bei, dass ein Viertel der Studierenden unter starkem Stress steht – was sogar zu Burnout führen kann.[180]

Immer mehr junge Erwachsene sind von psychischen Störungen und Verhaltensstörungen wie Depressionen, Angststörungen oder Panikattacken betroffen. Nach Schätzungen des Barmer-Arztreports stieg die Zahl der betroffenen 18- bis 25-Jährigen in Deutschland zwischen 2005 und 2016 um 38 Prozent, von rund 1,4 auf 1,9 Millionen. Im Jahr 2016 wäre damit etwa ein Viertel aller jungen Erwachsenen betroffen gewesen. An Essstörungen litten laut dem Report 1822 weibliche bzw. 228 männliche Personen zwischen 18 und 25 Jahren je 100 000 Diagnosen aus der ambulanten und stationären Versorgung. Innerhalb von rund zehn Jahren war die Zahl damit um ein Viertel gestiegen.[181]

Schwangerschaft und Geburt

Essstörungen treten insbesondere in Lebensphasen auf, in denen Veränderungen – insbesondere körperliche – stattfinden und die dadurch verunsichern. Dazu gehört auch die Schwangerschaft, gerade wenn Frauen zum ersten Mal ein Kind erwarten und Mutter werden.

Angesichts des wachsenden Bauches machen sich viele Frauen Sorgen über die körperlichen Veränderungen und fühlen sich unter Druck, nicht zu viel zuzunehmen. So belegte eine britische Studie 2013 unter der Leitung von Nadia Micali, Psychologin vom University College London, dass fast ein Viertel der Schwangeren sehr um ihre Gewichtszunahme und um ihr Aussehen besorgt waren.[182]

In Japan, wo extreme Schlankheit einen besonders hohen Stellenwert hat, herrschten lange auch für die Gewichtszunahme in der Schwangerschaft strenge offizielle Richtlinien. So kam eine im Forschungsmagazin „Scientific Reports" veröffentlichte Studie 2018 zu dem Ergebnis, dass mehr als die Hälfte der japanischen Frauen während der Schwangerschaft sogar noch weniger als die von der Regierung empfohlenen 12 Kilo zunehmen wollten. Heute hat rund jede vierte schwangere Frau in Japan Untergewicht[183]: sieben bis acht Kilogramm Gewichtszunahme gelten als üblich. Entsprechend sei das durchschnittliche Geburtsgewicht der Säuglinge laut einer Studie des „Journal of Clinical Medicine Research" von 2016 auf drei Kilogramm abgesunken.[184]

Dabei sollten Frauen in der Schwangerschaft eigentlich besonders intuitiv auf ihren Körper achten, denn das Hungergefühl, aber auch bestimmte Vorlieben oder Abneigungen geben deutliche Signale, welcher Bedarf an Energie und Nährstoffen besteht. Hat eine Frau aber ohnehin ein problematisches Verhältnis zu ihrem Körper, versucht sie vielleicht auch in der Schwangerschaft ihr Essverhalten und die Gewichtszunahme zu kontrollieren.

Manche Frauen, die in ihrer Jugend unter Essstörungen litten, erleiden in der Schwangerschaft einen Rückfall, wenn sie erleben, dass sich ihr Körper so „unkontrollierbar" verändert. Manchmal wird eine Essstörung aber auch erst durch die Schwangerschaft ausgelöst. In jedem Fall können sich Kalorienzählen, einseitige Diäten oder Essstörungen auf das Ungeborene auswirken.

Für Anorexie in der Schwangerschaft gibt es mittlerweile den Begriff „Pregorexie" (ein Kunstwort aus „pregnant" und „Anorexie"). Bei einer Unterversorgung durch Anorexie oder Bulimie hat das Baby möglicherweise ein geringeres Geburtsgewicht. Aber auch die Mütter können gesundheitlich Schaden nehmen, etwa durch einen gestörten Elektrolythaushalt, Nierenprobleme oder Herzrhythmusstörungen, später auch durch Osteoporose.[185]

Regelmäßige Essanfälle in der Schwangerschaft sorgen hingegen dafür, dass die Mutter sehr viel Gewicht zunimmt, die Gefahr von Bluthochdruck und Schwangerschaftsdiabetes steigt. Und auch das Neugeborene kann überdurchschnittlich schwer sein. Laut Studien leiden in Industrienationen 5,1 bis 7,5 Prozent der Schwangeren unter Essstörungen wie Anorexie, Bulimie oder Binge Eating, Störungen unterhalb der Diagnosekriterien eingeschlossen.[186] Es muss allerdings nicht einmal eine ausgeprägte Essstörung sein: schon ein „gestörtes Essverhalten" in der Schwangerschaft kann ein Risiko für vorgeburtliche Komplikationen und Untergewicht des Kindes bei der Geburt darstellen.[187]

Der Psychologe Andreas Schnebel vom Versorgungszentrum Essstörungen ANAD e. V. kritisiert in der Zeitschrift Spektrum der Wissenschaft daher, dass das Schlankheitsideal selbst in der Schwangerschaft gilt: „Der Trend zur Selbstoptimierung mittels Diät, Fitnesstraining oder plastischer Chirurgie stigmatisiert Übergewichtige und macht auch vor Schwangeren nicht Halt."[188]

Frauenärzte und -ärztinnen sowie Hebammen sollten daher besonders aufmerksam sein, wenn die von ihnen betreuten Frauen Probleme mit dem Gewicht, Anzeichen von Erbrechen oder eine besonders niedrige oder hohe Gewichtszunahme während der Schwangerschaft zeigen. Aus Angst vor Stigmatisierung und aus Scham wird eine Essstörung gerade in dieser Zeit nicht leicht eingestanden.

Nach der Geburt erleben manche Frauen durch die körperliche, hormonelle und auch seelische Umstellung den sogenannten „Baby Blues". Ihre Erschöpfung kann sich mit unerklärlichen, depressiven Stimmungslagen mischen, es können Stillprobleme auftreten. In dieser Situation schämen sich viele Frauen für ihre Gefühle. Dabei brauchen sie einfach Unterstützung: von Partnern, Familie, Freunden oder einem kleinen Netzwerk, falls die Mutter auf sich allein gestellt ist – je schneller, desto besser. Bereits vorhandene Essstörungen, Anpassungsschwierigkeiten an die neue Rolle und das Gefühl der Überforderung können sich auch zu einer vollausgeprägten postnatalen Depression steigern. So liegt die Wahrscheinlichkeit für Frauen, die während der Schwangerschaft an einer Essstörung leiden, an einer postnatalen Depression zu erkranken, bei über 50 Prozent.[189]

Bei anhaltenden Problemen sollte unbedingt psychologische Unterstützung in Anspruch genommen werden, denn eine unbehandelte Depression oder Essstörung hat nicht nur für die Betroffene, sondern auch für das Kind tiefgreifende Folgen.

Allerdings gibt es auch den umgekehrten Fall: dass sich Schwangerschaft, Geburt und das Stillen des Säuglings positiv auf das Körpererleben ehemals essgestörter Frauen auswirken.

„After-Baby-Body"

Schwangerschaft und Geburt verlangen dem Körper Hochleistungen ab. Daher sollte jede Mutter anschließend Zeit und Ruhe bekommen, um sich in die neue Lebenssituation einzufinden und eine Bindung zu ihrem Kind aufzubauen.

Doch selbst diese intime Phase hat die bunte Bilderwelt der Medien für sich entdeckt: etwa, wenn Promis kurz nach der Entbindung perfekt gestylt für die Fotografen vor die Krankenhaustür treten, nach wenigen Wochen wieder in Unterwäsche über den Laufsteg schweben oder Bikini-Bilder posten. In Frauenzeitschriften oder im Internet lauten entsprechende Schlagzeilen zu prominenten Neu-Müttern: Wie sieht sie in der Schwangerschaft aus? Wie schnell hat sie ihre alte Figur zurück? Schon direkt nach einer Geburt werden Frauen wieder in den Fokus der Schlankheits- und Fitnessindustrie genommen: Dafür wurde der Begriff des „After-Baby-Body" erfunden. So steigt der Druck für manche Mutter, sich möglichst schnell wieder so zu präsentieren, als sei „nichts gewesen".

Während es in der Schwangerschaft spezielle Ernährungsratgeber und Sportkurse gab, tauchen anschließend Angebote wie „Fitness mit Buggy" auf. Statt sich eine ausreichende Erholungszeit im Wochenbett zu gönnen, fangen viele junge Mütter aber viel zu früh wieder mit dem Training an oder setzen sich auf Diät, wie Studien belegen: Drei Viertel der Frauen machen sich bereits in den ersten Wochen nach der Geburt Sorgen über ihr Gewicht. Entsprechend starten 70 Prozent der Frauen vier Monate nach der Geburt bereits Abnehmversuche. Selbst 57 Prozent der Frauen, die vor der Schwangerschaft keine Diäten gemacht hatten, versuchen abzunehmen.[190] Dabei benötigen gerade stillende Frauen noch mehr Energie und Nährstoffe als Schwangere – während der tägliche Mehrbedarf an Kalorien in der Schwangerschaft bei etwa 250 bis 500 kcal liegt, steigt er in der Stillzeit auf bis zu 700 kcal.[191]

Versuchen junge Mütter zu schnell, Schwangerschaftskilos loszuwerden, indem sie den Sport zu früh wieder aufnehmen, riskieren sie sogar körperliche Spätfolgen. Durch einen überlasteten Beckenboden kann es beispielsweise beim Lachen, Husten und Niesen zu Inkontinenz kommen. Aus gutem Grund beginnen Rückbildungskurse daher erst einige Wochen nach der Geburt. Nach 40 Wochen Schwangerschaft kann nicht innerhalb von wenigen Tagen alles wieder sein wie zuvor: Die Organe müssen sich neu positionieren, der Spalt zwischen den Bauchmuskeln muss sich schließen, bevor an Situps zu denken ist.

Der Vergleich mit anderen, auch medialen Vorbildern kann jungen Müttern jedoch das Gefühl vermitteln, sich nicht in ihrem eigenen Tempo an die neue Lebenssituation gewöhnen zu dürfen. Das Baby soll entspannt und hübsch ausgestattet sein, der Mutter darf man die Strapazen der Geburt nicht ansehen. Außerdem soll sie nichts von ihrer sexuellen Attraktivität eingebüßt haben.

Daher bieten immer mehr plastische Chirurgen und Kliniken ihre Dienste an für Frauen, die nach der Geburt ihrer Kinder zurück zu ihrem „Pre-Baby-Body" kommen und laut Werbebotschaft „immer noch in erster Linie als Frau wahrgenommen" werden wollen. Hinter dem Begriff „Mommy Makeover" versteckt sich eine „Rundumerneuerung": Brustvergrößerung, Brustwarzenkorrektur, Bauchdeckenstraffung, Fettabsaugung und – gegen „die Zeichen von Müdigkeit in Ihrem Gesicht" – Anti-Aging-Behandlungen. Ergänzt werden kann das Rundum-Sorglos-Paket noch durch „innere Intimchirurgie" nach einer natürlichen Geburt: die sogenannte „Love Channel"-Straffung (der Vagina).

Damit Letzteres gar nicht erst nötig ist, werden unter dem Motto „Save your Love Channel" („Rette deinen Liebeskanal") in vielen Ländern Kaiserschnitt-Geburten ohne medizinischen Grund bereits vor dem errechneten Geburtstermin gewünscht.

Mütter

Eine junge Mutter muss sich nicht nur mit den körperlichen Veränderungen arrangieren, sondern sich auch in ihrer neuen Lebensphase und Rolle einfinden. Ihre Antennen sind zunächst darauf ausgerichtet, die Bedürfnisse des Babys zu erfüllen – nicht selten zu Lasten ihrer eigenen. So kann es beispielsweise passieren, dass eine Mutter ihr Kind füttert und dabei selbst Hunger oder Durst hat, dies aber nicht einmal spürt. Auch wenn die Kinder größer sind, versorgen manche Mütter erstmal alle anderen, bevor sie den eigenen körperlichen oder auch emotionalen Hunger überhaupt wahrnehmen.

Mütter erleben heute vielfache Belastungen durch unterschiedliche Rollenerwartungen, die gesellschaftlich und individuell an sie gestellt werden: gut ausgebildet, sollen und wollen sie oft auch weiterhin berufstätig sein, gleichzeitig eine fürsorgliche Mutter mit perfekt organisiertem Haushalt und zudem eine attraktive Partnerin.

Das führt zu einem starken Leistungsdruck: Der Alltag von Frauen, die noch immer einen Großteil der unbezahlten Familienarbeit übernehmen, ist sehr stressintensiv, insbesondere für Berufstätige. So verbringen laut einer Studie des Deutschen Instituts für Wirtschaftsforschung (DIW) Frauen in Paarhaushalten an Werktagen doppelt so viel Zeit mit Hausarbeit und Kinderbetreuung wie Männer – sind ihre Kinder unter sechs Jahre alt, sogar dreimal so viel Zeit. Selbst in Vollzeit arbeitende Frauen leisten mehr unbezahlte Care-Arbeit als ihre vollzeittätigen männlichen Kollegen, nicht nur in der Arbeitswoche, sondern auch an den Wochenenden.[192]

Und wer kümmert sich um das Essen? Die Zuständigkeit für den Lebensmitteleinkauf ist laut der Nationalen Verzehrstudie immer noch stark durch eine traditionelle Rollenverteilung zwischen den Geschlechtern geprägt. Insgesamt übernehmen fast zwei Drittel der Frauen allein den Einkauf. Je mehr Personen im Haushalt wohnen, desto eher geben Männer die Zuständigkeit für den Einkauf sogar vollständig ab (nämlich drei Viertel in Haushalten mit fünf und mehr Personen).[193]

Mütter verbringen durch Einkaufen und Kochen somit viel Zeit mit Nahrungsmitteln. Zusammen mit ihrer oft hohen Belastung kann es daher naheliegen, zur Kompensation zum Essen zu greifen. Manche Mütter nehmen vielleicht schon größere Mengen beim Zubereiten der Mahlzeiten zu sich, verzehren zusätzlich noch die Reste, die die Kinder auf den Tellern liegenlassen oder haben heimliche Essanfälle.

Im Lockdown während der Corona-Pandemie zeigte sich die Verbindung von Belastungen und Essverhalten sehr deutlich: „Die Betreuungsarbeit durch die Schließung von Kitas und Schulen wurde vielfach von Frauen übernommen. Die Arbeit im Home Office, der Haushalt, das Home Schooling für Schulkinder, die Reduktion auf den familiären Raum und dort eventuell schwelende Konflikte können leicht das Gefühl erzeugen, niemandem gerecht zu werden. Das gestörte Essverhalten ist dann oft Ausdruck einer kompletten Überforderung", erklärt Sigrid Borse vom Frankfurter Zentrum für Ess-Störungen.[194]

Ungünstig auf das eigene Essverhalten und auf das der Kinder kann es sich auch auswirken, wenn das Essen regelmäßig nicht am Esstisch, sondern beispielsweise in Eile im Stehen oder vor dem Fernseher eingenommen wird oder wenn es kaum gemeinsame Mahlzeiten gibt.[195] Eine Diätmentalität ist ebenfalls nicht förderlich: Eine Mutter, die „sündigt", sobald sie ein Stück Kuchen isst, für die Essen kein Genuss ist oder die ständig Diät hält, kann damit auch das Essverhalten ihrer Kinder beeinflussen.

Eltern und der Zweitgenerationen-Effekt

Wenn Eltern in ihrer Jugend selbst ein problematisches Essverhalten hatten oder noch an Essstörungen leiden, sind sie häufig auch bei ihren Kindern übervorsichtig mit dem Essen. Das kann für ihre Kinder einen Risikofaktor darstellen. So können Essstörungen bei der Mutter bereits Probleme beim Stillen und Füttern des Kindes auslösen. Gerade bei bulimischen Frauen kann sich die Beschäftigung mit dem Gewicht auf das Baby übertragen: Es kann dazu führen, dass die Mutter aus Angst, ihr Kind könne zu dick werden, die Nahrungszufuhr einschränkt.[196] Später werden diese Kinder beim Essen oft stärker gemaßregelt.

Wenn chronisch essgestörte Eltern besonders auf Figur und Gewicht achten, hat das Einfluss auf die Kinder: Beispielsweise eine Mutter, die permanent mit ihrem Gewicht kämpft, aber stolz darauf ist, sich Kleidergröße S zu bewahren – und die ihre Essstörung nie ganz bewältigt hat. Währenddessen trägt ihre Tochter Größe XXL – was die Mutter als „undiszipliniert" kritisiert. Damit schwächt sie das Selbstwertgefühl des Mädchens und motiviert es womöglich zu eigenen Diäten oder Abwehrreaktionen – was auch bei der Tochter eine Essstörung begünstigen kann. Wenn die Problematik auf diese Weise von Eltern an ihre Kinder weitergegeben wird, spricht man vom „Zweitgenerationen-Effekt".

Anfang der 1980er-Jahre gerieten Essstörungen verstärkt in den öffentlichen Fokus, die Diagnose Bulimie wurde als Krankheit anerkannt. Frauen, die damals im Teenager-Alter waren und an Essstörungen litten, sind heute um die fünfzig Jahre alt. Sie haben vielleicht selbst Töchter, die in einem ähnlichen Alter sind wie sie damals. Während die Jugendliche erfährt, wie sich ihr Körper vom Mädchen zur Frau entwickelt, erlebt ihre Mutter parallel die Veränderung ihres eigenen Körpers hin zur Menopause. Diese familiäre Konstellation kann ein besonderes Risiko darstellen.

In verunsichernden oder belastenden Lebenssituationen kann eine bereits überwunden geglaubte Essstörung bei Erwachsenen erneut auftreten. Gleichzeitig kann es vorkommen, dass Kinder die vermeintlichen Lösungsstrategien ihrer Eltern übernehmen.

Die Lebensmitte

Die meisten Frauen und Männer nehmen im Laufe des Lebens an Gewicht zu.[197] Neben dem Essverhalten und körperlichen Veränderungen haben daran auch die Lebensumstände einen Anteil: Ein Jugendlicher oder eine Studentin bewegen sich womöglich mehr und leben anders als ein Berufseinsteiger, eine junge Mutter oder ein Mittdreißiger, der sich gerade das Rauchen abgewöhnt. Zudem können Belastungen eine Rolle spielen, etwa in der so genannten „Rush Hour" des Lebens, wenn berufliche Entwicklung und Familiengründung zeitlich zusammentreffen. Durch Arbeitsbelastung und Kinder, aber auch eigene Ansprüche an die Lebensgestaltung kann in dieser Lebensphase der Druck steigen. Chronischer Stress oder hormonelle Umstellungen können sich dabei auf das Gewicht ebenso auswirken wie veränderte Lebensgewohnheiten, Schlaf- oder Bewegungsmangel.

Gleichzeitig wird manchmal noch am Ideal (und den Insignien) der Jugendlichkeit festgehalten. Ob Skateboard und Basecap oder eine pralle, rosige Haut mittels Botox – Fernsehmoderatorinnen, Schauspieler und Stars, die sich alterslos glatt, dünn und jugendlich gestylt präsentieren, machen es vor. Die Angst, nicht mehr mithalten zu können – medial, technisch, optisch – ist dennoch allgegenwärtig. Auch an dieser Altersschwelle sind Menschen daher anfällig dafür, ihren Körper über das Essverhalten zu manipulieren. So berichtet Maike Kohnert, Medizinerin an der Klinik Dr. Schlemmer in Bad Tölz: „Bei uns in der Klinik sind Bulimiepatientinnen meist Anfang 20, in letzter Zeit haben wir aber auch häufiger Frauen mit Anfang 40 in Therapie."[198]

Dazu entstehen in diesem Alter manchmal Lebenskrisen und Umbruchsituationen: Gerade ist das Leben eingerichtet, da entstehen vielleicht Probleme in der Familie, es kommt zu einer Trennung oder Scheidung. Im Beruf steht ein Jobwechsel an oder es droht die Arbeitslosigkeit. In solchen Situationen können Menschen, die schon früher an einer Essstörung litten, wieder in alte Verhaltensmuster zurückfallen, weil andere Bewältigungsstrategien fehlen – insbesondere, wenn das Verhältnis zum Essen, zu Körper und Gewicht nicht nachhaltig aufgearbeitet wurde. Das war auch während der Pandemie zu beobachten: „Wir haben erlebt, dass erwachsene Frauen, oftmals Mütter Ende 30 oder Anfang 40, die jahrelang keine Essstörung mehr hatten, durch die Überforderungssituation und die Ängste in der Pandemie wieder eine Essstörungssymptomatik wie Hungern, Essanfälle oder Erbrechen entwickelten", so Sigrid Borse vom Frankfurter Zentrum für Ess-Störungen.[199]

Seltener kann sich eine Essstörung auch erst im fortgeschrittenen Lebensalter entwickeln. So litten 3,6 Prozent von rund 5700 Frauen im Alter zwischen 40 und 60 Jahren, die in einer Studie der Icahn School of Medicine at Mount Sinai in New York befragt wurden, aktuell an einer Essstörung. Im Laufe ihres Lebens hatten 15,3 Prozent von ihnen eine Essstörung erlebt.[200]

Wechseljahre

In Zeiten körperlicher Veränderungen sind Frauen besonders leicht in ihrem Körpergefühl zu erschüttern – das trifft neben Pubertät oder Schwangerschaft auch auf die

Wechseljahre zu. Die verschiedenen Lebensphasen und das zunehmende Alter verändern Körperformen und Gewicht. Warum also sollte eine fünfzigjährige Frau, vielleicht mehrfache Mutter, die gleiche Figur und dasselbe Gewicht haben wie eine 20-Jährige? Dennoch gilt für alle Altersgruppen dasselbe Schlankheitsideal – dadurch haben viele Frauen nach den Wechseljahren noch ähnliche Gewichtspräferenzen und Unzufriedenheiten mit dem eigenen Körper wie junge Frauen.[201]

Früher verschwanden Frauen ab dem mittleren Alter unter einer Art „Tarnkappe" – mit schwindender Fruchtbarkeit wurden sie in ihrer Weiblichkeit nicht mehr wahrgenommen. Heute steigt die Lebenserwartung, wir bleiben länger körperlich und geistig fit – und sollen und wollen weiterhin durchtrainiert, sexuell attraktiv und jugendlich erscheinen. Auch nach den Wechseljahren möchten Frauen nicht als „alt" angesehen werden, haben den Wunsch, aktuelle Mode zu tragen. Dabei orientieren sie sich nicht selten an Jüngeren und versuchen, körperliche Veränderungen so lang wie möglich zu kaschieren.

Die hormonelle Umstellung in der Menopause ist jedoch oft mit einer Gewichtszunahme verbunden: Der Stoffwechsel gerät durcheinander, Haut und Gewebe werden schlaffer, Rundungen kommen hinzu. In dieser Situation versuchen sich manche Frauen mittels Diät, Abführmitteln oder intensivem Sport eine jugendliche Figur zu erhalten. Andere leiden vielleicht an Essattacken. Wer sein Selbstbild schon immer stark auf seinem Aussehen aufgebaut hat, tut sich womöglich noch schwerer mit den körperlichen Veränderungen, die das Älterwerden mit sich bringt.

Oft kommen in diesem Alter auch noch Lebenskrisen hinzu, wie eigene Erkrankungen oder Todesfälle im nahen Umfeld. Vielleicht verlassen die Kinder das Haus – dennoch muss die „Sandwich-Generation" oft noch zumindest finanziell für sie und zugleich eventuell für pflegebedürftige Eltern sorgen. In diesen Situationen kann das Essverhalten aus dem Gleichgewicht geraten oder eine überwunden geglaubte Essstörung wieder zurückkehren. Der unterschwellige Wunsch ist auch hier oft der nach Entlastung oder danach, die Kontrolle wiederzuerlangen – mit dem Essverhalten wenigstens über diesen engsten, persönlichen Bereich.

Studien zeigen, dass immer mehr Frauen bis jenseits der Wechseljahre an Essstörungen leiden – entweder, weil die Krankheit chronisch wurde, es zu Rückfällen kommt oder sich ein krankhaftes Essverhalten nochmals verstärkt.[202]

Männer in der „Midlife Crisis"

Neue Studien zeigen neben einem deutlichen Anstieg von Essstörungen bei Frauen mittleren Alters auch eine Zunahme bei Männern ab 40 Jahren.[203] Ausgangspunkt ist für viele Betroffene die Unzufriedenheit mit dem eigenen Körper. Ab der Lebensmitte kommt auch bei Männern verstärkt die Sorge hinzu, nicht mehr als jung, leistungsfähig und begehrenswert wahrgenommen zu werden.

Männer galten lange als eher gefeit vor Schönheitsnormen und Figurkomplexen. Das hat sich mittlerweile verändert: Werbung und Medien, gerade auch die Bildwelten der sozialen Medien, verbreiten verstärkt das männliche Körperideal mit breiten Schultern, einem kräftigen Brustkorb und einer schlanken Taille. Die Körperzufriedenheit hängt bei Männern allerdings nicht nur von der Optik, sondern auch von der Funktionalität ihres Körpers ab, die sich in Muskelkraft, Sportlichkeit und Dynamik ausdrücken soll. Das wird wiederum mit Durchsetzungsvermögen und Männlichkeit verbunden.[204]

Mit zunehmendem Alter schwinden allerdings die Kräfte: Laut Studien fühlen sich drei Viertel aller Befragten über

50 Jahre unter Druck, beim Arbeitstempo nicht mehr mithalten zu können.[205] Zwar stellt die Menopause bei Frauen meist eine stärkere körperliche Zäsur dar, so dass die weiblichen Wechseljahre mehr im Fokus stehen. Das heißt aber nicht, dass Männer in diesem Alter nicht auch körperliche Veränderungen erleben würden: Der Testosteronspiegel sinkt, die Haare lichten sich, Falten und Körpermasse nehmen zu, während die Muskulatur abnimmt. Ebenso wie Frauen wollen auch Männer weiterhin als attraktiv wahrgenommen werden, haben vielleicht Angst vor dem Älterwerden und stellen sich Fragen nach den verbleibenden Lebenszielen.

Waren sie bisher häufig vor allem auf den Beruf konzentriert, trifft es sie umso härter, wenn die Karriere stagniert oder es im Privatleben kriselt. Da Männer ihr Selbstverständnis immer noch eher über Beruf, Status und Stärke definieren, neigen sie dazu, körperliche Beschwerden, eine nachlassende Leistungsfähigkeit oder Potenz zu ignorieren oder zu überspielen. Stattdessen beschäftigen sie sich in dieser Lebensphase vielleicht verstärkt mit ihrer Optik und Fitness – achten stärker auf ihr Aussehen, treiben wieder mehr Sport oder wollen Gewicht verlieren.

Eine andere Reaktion, um mögliche Versagensängste und Leistungsdruck zu kompensieren, können vermehrtes Essen und Heißhungeranfälle sein. Im Falle einer Essstörung neigen männliche Betroffene eher zur Binge-Eating-Störung als zu Anorexie oder Bulimie.

Durch ihre Sozialisation fällt es vielen Männern immer noch schwerer, offen mit körperlichen oder psychischen Problemen umzugehen. Umso mehr trifft das bei Essstörungen zu, die vielfach noch als „Frauenkrankheit" gelten. Rebecca Ott, stellvertretende Leiterin der Psychosomatischen Medizin am Universitätsspital Bern, schreibt dazu in der „Schweizer Zeitschrift für Ernährungsmedizin": „Wahrscheinlich tragen Männer im Alter das höchste Risiko der Verkennung einer Essstörung, da sich die Störung häufig atypisch manifestiert und Untersucher und Therapeuten nicht auf das Vorkommen von Essstörungen bei älteren männlichen Patienten sensibilisiert sind."[206]

Schlank altern um jeden Preis?

„Never too old for eating disorders or body dissatisfaction" (nie zu alt für eine Essstörung oder die Unzufriedenheit mit dem eigenen Körper) – unter diesem Titel kam 2006 eine Befragung der Medizinischen Universität Innsbruck unter Frauen zwischen 60 und 70 Jahren zu folgendem Ergebnis: Mehr als 80 Prozent kontrollierten ihr Gewicht. Über 60 Prozent waren mit ihrem Körper unzufrieden. Und knapp vier Prozent von ihnen zeigten Anzeichen einer Essstörung. Die Forscherinnen rieten daher dazu, Essstörungen auch bei der Diagnose älterer Frauen in Betracht zu ziehen, die Gewicht verlören, Angst vor einer Gewichtszunahme hätten oder sich erbrachen.[207] Eine kanadische Studie aus 2008 ergab ein ähnliches Bild: 2,6 Prozent der Frauen zwischen 50 und 64 Jahren und 1,8 Prozent über 65 Jahre zeigten eine Essstörung. Sie begrenzten strikt ihre Nahrungsaufnahme, sorgten sich sehr um ihr Gewicht und ihre Figur und litten unter erhöhtem Stress.[208]

Altwerden ist mit vielen körperlichen Veränderungen und negativ geprägten Vorstellungen verbunden. Während schon die Wechseljahre oft negativ belegt sind oder ein Tabuthema darstellen, sind es Essstörungen in dieser Lebensphase umso mehr. Rebecca Ott vom Universitätsspital Bern bestätigte, dass Essstörungen bei Menschen im mittleren und höheren Lebensalter erst in den letzten Jahren in den wissenschaftlichen Fokus gerückt sind und nicht unbeachtet bleiben dürften.[209]

Es ist nicht immer offensichtlich, wenn sich aus einem Dauerdiäthalten oder der Unzufriedenheit mit dem Körper in höherem Alter eine Essstörung entwickelt. Manche Frau hat auch nach Jahrzehnten ihre Essstörung noch nicht überwunden – dann kann es schon ein Erfolg sein, sie zu stabilisieren. Manchmal kommt es auch spät noch zu Rückfällen. Und, eher selten, tritt eine Essproblematik erstmals auf.

Die Angst vor dem Älterwerden und einem drohenden Autonomie-Verlust kann ein gestörtes Essverhalten im Alter befördern – als ein Versuch, vermeintlich die Kontrolle zu bewahren. Armut, Einsamkeit und soziale Isolation können die Problematik noch verstärken. Gerade bei älteren Personen sind die gesundheitlichen Risiken bei Essstörungen allerdings besonders groß: eine Mangelernährung schwächt das Immunsystem, erhöht das Sturzrisiko und beschleunigt den kognitiven Abbau. Abführ- und Entwässerungsmittel können zudem den Elektrolythaushalt aus dem Gleichgewicht geraten lassen.[210] Wenn sich ein Mensch in höherem Alter daher gezielt mager hungert oder ein anderweitig problematisches Essverhalten zeigt, ist es wichtig, dass diese Anzeichen ernst genommen werden und so schnell wie möglich reagiert wird.

Fazit: Je nach Geschlecht und Lebensphase sind wir in unterschiedlichem Maß anfällig für die Schwächung unseres Selbstwert- und Körpergefühls. Wenn wir diese „wunden Punkte" kennen, können wir uns bewusster mit ihnen auseinandersetzen und ihnen anders begegnen als mit einem problematischen Essverhalten.

7. ESSSTÖRUNGEN

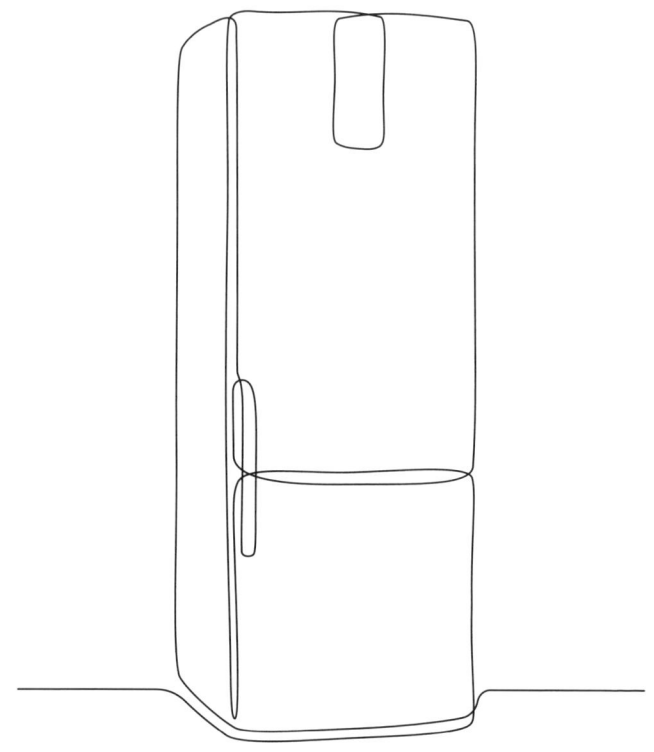

Sie übergeben sich nach zu viel Essen, können mit dem Essen nicht aufhören, haben stark abgenommen, finden sich zu dick, während andere sie zu dünn finden, oder sind der Meinung, dass Essen ihr Leben stark beeinflusst: Etwa ein Fünftel der Kinder und Jugendlichen zwischen elf und 17 Jahren zeigt laut Robert-Koch-Institut bereits einzelne Symptome von Essstörungen.[211]

Das bedeutet noch nicht, dass diese Jungen und Mädchen alle an einer krankhaften Essstörung leiden. Wie schon beschrieben, gibt es problematisches Essverhalten in vielen Ausprägungen. Und noch weiter verbreitet: ein gezügeltes Essverhalten und wiederholtes Diäthalten, das die persönliche Lebensqualität dennoch stark einschränken und einen hohen Leidensdruck erzeugen kann. Die Übergänge bei diesen Phänomenen sind fließend, zumal über einen größeren Zeitraum hinweg. Dadurch lassen sich krankhafte Entwicklungen allerdings auch leicht übersehen, insbesondere in einem gesellschaftlichen Klima, das die Überfülle und den ständigen Konsum ebenso honoriert wie Diäthalten und Schlankheitswahn. Für all diese Ausprägungen wollen wir sensibilisieren, damit sich eine beginnende Essproblematik möglichst gar nicht zu einer Essstörung im Vollbild entwickelt.

Essstörungen haben viele Gesichter

Doch warum ist es so wichtig, bereits Vorstufen von Essstörungen wahrzunehmen? Für alle Essstörungen und ihre Behandlung gilt: Es ist nie zu früh und selten zu spät. Je eher eine Essstörung behandelt wird, umso besser stehen die Chancen, sie zu überwinden. Je nach Ausprägung der Essstörung können das bis zu zwei Drittel der Erkrankten erreichen.[212]

Was aber versteht man genau unter Essstörungen? Diese Erkrankungen werden zu den psychischen und Verhaltensstörungen gezählt. Unter dem Begriff Essstörungen werden unterschiedliche Krankheitsbilder zusammengefasst:

- Anorexie (Magersucht)
- Bulimie (Ess-Brech-Sucht)
- Binge-Eating-Störung (von engl. Binge = Gelage, Orgie)
- Mischformen aus den o. g. Störungsbildern

Bei diesen Krankheitsbildern handelt es sich um ernsthafte Erkrankungen mit schweren körperlichen, psychischen und sozialen Auswirkungen: Beim Versuch, den Körper zu kontrollieren und ein Maximum an Gewicht zu verlieren, nehmen von Anorexie Betroffene nur noch minimale Essensmengen zu sich oder versuchen die aufgenommene Energie wieder abzubauen, etwa durch übermäßige Sporteinheiten. Wer an Bulimie erkrankt, kompensiert das Essen oder Essanfälle mit selbst herbeigeführtem Erbrechen oder Medikamentenmissbrauch. Binge Eating bedeutet, regelmäßige, unkontrollierte Essattacken zu erleben, ohne das Gewicht durch Erbrechen oder andere Maßnahmen zu regulieren.

Wenn die verschiedenen Erscheinungsbilder von Essstörungen auch zunächst sehr unterschiedlich wirken, gibt es Überschneidungen und auch fließende Übergänge. Heißhungerattacken können beispielsweise sowohl bei einer Bulimie als auch bei einer Binge-Eating-Störung auftreten – auch wenn der Umgang damit dann unterschiedlich ausfällt. Ein weiterer Unterschied besteht unter anderem im jeweils angestrebten Körperideal.

Hinzu kommt, dass sich Essstörungen im Lauf der Erkrankung verändern und ineinander übergehen können – Menschen, die das Hungern in der Anorexie nicht mehr „durchhalten", können schließlich eine Bulimie entwickeln. Wenn bei einer Bulimie Essanfälle nicht mehr mit anschließendem Erbrechen kompensiert werden, kann sie zu einer Binge-Eating-Störung werden. Andere wiederum kompensieren ihre Binge-Eating-Anfälle bei einer Gewichtszunahme irgendwann durch Erbrechen – oder geraten über Diäten und den Wunsch, Gewicht zu verlieren, in eine Anorexie. So kann sich eine Essstörung im Laufe der Erkrankung sogar mehrfach wandeln. Hinzu kommen Mischformen aus den einzelnen Störungsbildern, bei denen einzelne Kriterien verschiedener Essstörungen vorliegen, die aber nicht genau den Diagnosekriterien einer der Hauptformen entsprechen.

Essstörungen, insbesondere die Anorexie, können lebensbedrohlich und sogar tödlich sein. Laut Statistischem Bundesamt starben in Deutschland im Jahr 2019 65 Menschen an Essstörungen – 45 an Anorexie, 8 an Bulimie, 2 an sonstigen Essstörungen. Den traurigen Höchststand verzeichnete das Jahr 2008 mit 100 Todesfällen.[213] Neben den körperlichen Schäden kann eine Essstörung auch zu erhöhter Suizidgefährdung bei Betroffenen führen.

Geschichte der Essstörungen

Als Krankheitsbild tauchte die Anorexie erstmals Ende des 19. Jahrhunderts unter den Begriffen „Anorexia Nervosa" und „hysterische Anorexia" auf. Bereits Anfang des 20. Jahrhunderts stieg die Zahl der Betroffenen stark an. Zunächst stand eine somatische (den Körper betreffende) Betrachtungsweise im Vordergrund. Erst seit den 1960er-Jahren wurden differenzierte Psychotherapiekonzepte entwickelt und die Forschung ausgeweitet. Einer breiteren Öffentlichkeit wurde das Thema allerdings erst ab den 1970er-Jahren bekannt, 1972 wurden erstmals verbindliche Diagnosekriterien für Anorexie vorgeschlagen.[214]

Schlankheit und Diäten wurden zu dieser Zeit verstärkt in den Medien thematisiert, dazu erschienen unter anderem Publikationen zu Essstörungen: 1978 veröffentlichte die deutsch-amerikanische Ärztin, Psychoanalytikerin und Spezialistin für Essstörungen Hilde Bruch (1904–1984) das Standardwerk „Der goldene Käfig. Das Rätsel der Magersucht".[215] Nach ihrem 1979 erschienenen Klassiker „Anti-Diätbuch – Über die Psychologie der Dickleibigkeit, die Ursachen von Eßsucht" lieferte die amerikanische Psychotherapeutin Susie Orbach[216] im Folgeband eine „praktische Anleitung zur Überwindung der Eßsucht". In Deutschland thematisierte 1984 der Sonderband der Zeitschrift EMMA „Durch dick und dünn" den allgegenwärtigen „Diätterror". Die „Hunger- und Kotzsucht", wie es Alice Schwarzer beschrieb, sei eine Begleiterscheinung der raumgreifenden Emanzipation.[217]

Im selben Jahr wurde die Bulimie als Diagnose anerkannt. Die ersten Beratungsstellen und Hilfsprojekte für Essgestörte wurden in den 1980er/1990-Jahren gegründet. 1994 erschien die Binge-Eating-Störung erstmals als Forschungsdiagnose. 1999 rief die Bundesregierung ein Expertengremium zu Essstörungen ins Leben, das bis heute regelmäßig tagt. Aufgrund der hohen gesundheitspolitischen Bedeutung initiierten die drei Bundesministerinnen für Gesundheit, Familie und Bildung 2007 zusammen mit Alice Schwarzer und EMMA die Kampagne „Leben hat Gewicht – gemeinsam gegen den Schlankheitswahn".[218] Personen aus Mode, Werbe- und Medienbranche, aus Medizin und Wissenschaft sowie Betroffenenverbände diskutierten Lösungsansätze und Maßnahmen zur Prävention.

Verbreitung von Essstörungen

Wie verbreitet sind Essstörungen? Das ist eine Frage, die gar nicht so einfach zu beantworten ist. Um Zahlen zu erheben, müssen repräsentative Stichproben für eine bestimmte Gruppe (beispielsweise für Jugendliche, für ältere Frauen oder für Männer) genommen und entsprechende Fragen beantwortet werden. Um Fallregister oder Krankenstatistiken auswerten zu können, müssen Erkrankte allerdings bereits einen Arzt oder eine Klinik aufgesucht haben.

Gerade Essstörungen werden aber oft verheimlicht oder nicht erkannt. Die Betroffenen selbst haben teilweise lange keine Krankheitseinsicht, sodass die Fallzahlen immer nur einen Teil abbilden können. Schließlich hängen diese auch von den Kriterien ab, unter denen Erkrankte erfasst werden. Solange beispielsweise das Ausbleiben der Regel für die Diagnose „Anorexie" erforderlich ist, fallen ganz junge Mädchen oder Frauen nach den Wechseljahren durchs Raster.

Laut des Frankfurter Zentrums für Ess-Störungen gibt es daher auch keine bundesweit repräsentativen Daten. Fachleute gingen zwar davon aus, dass international von 100 000 Menschen zwischen 500 und 1000 an Anorexie leiden; zwischen 2000 und 4000 an Bulimie und 1000 bis 3000 an einer Binge-Eating-Störung. Allerdings dürften die Zahlen tatsächlich deutlich höher liegen, auch weil Betroffene aus Scham oft keine Beratung und Therapie in Anspruch nähmen.[219] Deshalb finden sich in diesem Buch vielfältige Einschätzungen zur Entwicklung von Essstörungen, die aus unterschiedlichen Studien, Befragungen, Krankenkassen-Berichten etc. herrühren – aber auch aus individueller Anschauung und langjähriger Praxiserfahrung.

Es gibt Hinweise, dass Essstörungen in unserer Gesellschaft zunehmen. Im Jahr 2018 wurden laut Statistischem Bundesamt in deutschen Krankenhäusern insgesamt 7.218 Fälle von Anorexie und 1.718 Fälle von Bulimie behandelt. Damit ist die Zahl stationär behandelter Anorexie-Fälle innerhalb von zehn Jahren um knapp ein Drittel gestiegen.[220] „Vor allem kommen immer jüngere Patientinnen im Alter von zehn bis zwölf Jahren auf die Kinderstation", betont

Beate Herpertz-Dahlmann von der Universität Aachen im Wissenschaftsmagazin Spektrum. „Das macht uns Sorgen, weil diese Kinder nur wenige Fettpolster haben, mit einer Diät also sehr schnell ein kritisches Gewicht erreichen."[221]

Langfristige Betrachtungen zeigen eine klare Zunahme von Anorexie. Auch die Häufigkeit von Bulimie hat in den letzten Jahrzehnten stark zugenommen, aktuell scheinen die Zahlen zu stagnieren. Die Binge-Eating-Störung kommt von den genannten drei Erkrankungen am häufigsten vor.[222]

Dabei verändert sich das Geschlechterverhältnis: Zwar erkranken laut Studien immer noch rund zehnmal so viele Mädchen und Frauen an Anorexie, an einer Bulimie im Verhältnis sogar noch mehr. Bei der Binge-Eating-Störung dagegen ist mindestens einer von drei Erkrankten männlich.[223] Der geringere Anteil der Jungen und Männer, die von Anorexie oder Bulimie betroffen sind, könnte auch dadurch beeinflusst sein, dass Essstörungen immer noch als „weibliche" Krankheit wahrgenommen werden. Auch Krankenkassen-Erhebungen sehen einen Anstieg von männlichen Personen mit Essstörungen.[224]

Im Folgenden beschreiben wir die drei Haupterscheinungsbilder von Essstörungen genauer – woran man sie erkennt, was Ursachen und Auslöser sein können und wie man sie behandeln kann.

ANOREXIE – DIE VERWEIGERUNG

Winzige Essensmengen, übertriebener Sport und ständiges Wiegen – Anorexie ist ein verzweifelter Hilferuf. Typisch dafür ist eine starke Gewichtsabnahme bis hin zu deutlichem oder sogar lebensbedrohlichem Untergewicht. Betroffene essen nur noch sehr wenig und/oder treiben trotz körperlicher Schwäche Sport, greifen zu Appetitzüglern, Abführ- und Entwässerungsmitteln oder erbrechen, um aufgenommene Nahrung zu kompensieren.

Anzeichen

- starker Gewichtsverlust bis zu Untergewicht*
- Störung in der Wahrnehmung der eigenen Figur: der Körper wird trotz Untergewicht noch als zu dick erlebt
- Figur und Gewicht sind entscheidend für das Selbstwertgefühl
- Extrem restriktives Essverhalten, selbst herbeigeführtes Erbrechen, Missbrauch von Appetitzüglern, Abführund Entwässerungsmitteln, exzessives Sporttreiben aus Angst vor einer Gewichtszunahme

Gilt bisher noch das Ausbleiben der Regel als wichtiges Indiz für eine Anorexie, ist dieses Kriterium in der ICD 11 zukünftig bei der Diagnose nicht mehr entscheidend (bei Patientinnen vor der ersten Menstruation oder nach der Menopause, bei der Einnahme bestimmter Verhütungsmittel oder bei Männern ist es natürlich ohnehin nicht anwendbar).

Hintergrund

Meist beginnt die Erkrankung mit einer dauerhaften Unzufriedenheit mit der eigenen Figur, mit verändertem Essverhalten und starker Gewichtsabnahme in kurzer Zeit. Mögliche Anzeichen sind ständiges Wiegen, Rückzug, übertriebener Sport, das Verbergen der Figur und aggressive Reaktionen beim Thema Essen. Die Waage bestimmt die Tagesform der Betroffenen, ihre Gedanken kreisen ständig um Abnehmen, Figur und Gewicht. Während Menschen, die an Anorexie leiden, teilweise sogar gern für die Familie kochen, nehmen sie selbst nur noch kleinste Mengen zu sich.

---

* Nach der ICD 10, der Internationalen Klassifikation der Krankheiten und verwandter Gesundheitsprobleme, gilt aktuell ein BMI unter 17,5 als Untergewicht. In der nächsten Fassung, der ICD 11, wird bereits ein BMI ab 18,5 gelten.

Mit der Nahrungsverweigerung werden körperliche und seelische Bedürfnisse unterdrückt. Dabei geht es auch um Kontrolle: Oft haben die Betroffenen große Schwierigkeiten, sich gegenüber als negativ erlebten Einflüssen von außen abzugrenzen, etwa familiäre Spannungen, schulische Schwierigkeiten oder auch Überfürsorge. Menschen mit Anorexie sind oft sehr ehrgeizig und perfektionistisch, „hungern" nach Zuwendung und Anerkennung.

Über ihr Essverhalten definieren sie auch ihre Identität. Sie erleben in diesem Bereich Autonomie, da sie allein ihr Essverhalten regulieren können. Egal, wie das Umfeld reagiert: Sie haben die Macht über ihren Körper! Auch wenn es vielleicht das Einzige ist, was sie in ihrem Leben kontrollieren können. Anfänglich erfahren sie oft noch Bewunderung für den großen Gewichtsverlust, erleben Euphorie und das Gefühl der Macht über einen Bereich ihres Lebens. Später kann dies in depressive Stimmungen umschlagen.

Hervorstehende Knochen und papierne Haut, bedeckt von Flaum – bei Anorexie geht es nicht mehr um allgemeine Vorstellungen von „Schönheit" oder „Schlankheit". Durch Veränderungen im Gehirn entsteht die Körperschemastörung: Betroffene finden sich immer noch zu dick, auch wenn sie schon deutlich abgemagert sind. Sie erkennen weder ihre Krankheit noch lebensbedrohliche Zustände. Die Sorge des Umfelds ist garantiert – Eltern machen sich häufig Vorwürfe, erleben Schuld- und Ohnmachtsgefühle. Manchmal wird die Krankheit so auch unbewusst zum Druckmittel, um mehr Aufmerksamkeit zu erhalten.

Mehr und mehr isolieren sich die an Anorexie Erkrankten in ihrer Welt – Hungern und Sport werden zum Zwang, Interessen und soziale Kontakte vernachlässigt. Dabei haben die Betroffenen oft keine Krankheitseinsicht und suchen entsprechend spät Hilfe. Menschen mit Anorexie haben ein über fünffach höheres Risiko zu sterben als Gleichaltrige ohne Erkrankung: durch Unterernährung, gesundheitliche Störungen aufgrund der Anorexie oder durch Suizid..[225]

Ursachen

Bei der Entstehung von Anorexie wirken verschiedene Faktoren zusammen, die sich gegenseitig beeinflussen können:

- Biologische/körperliche Faktoren, bspw. erbliche Veranlagung, frühkindliche Fütterstörungen oder strenge Diäten, restriktives Essverhalten
- Psychische Faktoren, u. a. vermindertes Selbstwertgefühl, Unzufriedenheit mit dem eigenen Körper, emotionale Labilität, Schwierigkeiten, mit Gefühlen umzugehen oder sie auszudrücken, ängstliche Persönlichkeit, Perfektionismus
- Soziokulturelle Faktoren, wie das gesellschaftliche Schönheitsideal, Einfluss von Werbung und Medien, Risikofaktoren wie Leistungssportarten, in denen Gewicht und Schlankheit entscheidend sind

Auslöser

Auslöser für die Anorexie können sein: belastende Erlebnisse, wie etwa eine Trennung, ein Todesfall, die Scheidung der Eltern oder Mobbing, Verweigerung gegenüber dem Erwachsenwerden oder der Frauenrolle, Ablehnung der körperlichen Entwicklung und des sich verändernden Körperbildes, gesellschaftliche Entwicklungen.

Seelische und körperliche Folgen

Durch die Unterversorgung des Körpers verlangsamt sich der Stoffwechsel. Menschen, die an Anorexie leiden, sind schnell müde, frieren oft und können unter Kreislauf- und Herzrhythmusstörungen leiden. Hunger und Durst schädigen die Nieren, verursachen Vitamin- und Mineralstoffmangel und können zu Osteoporose führen. Die Regel kann ausbleiben, bei Jungen und Männern kann es zu Potenzverlust kommen. Äußerlich kommen trockene Haut und Haarausfall hinzu, manchmal eine feine Flaumbehaarung („Lanugo"-Behaarung). Falls Betroffene auch erbrechen, leiden Zähne und Speiseröhre sowie der Elektrolythaushalt.[226] Menschen mit Anorexie zeigen oft Nervosität, Stimmungsschwankungen, ein starkes Kontrollbedürfnis, manchmal selbstverletzendes Verhalten. Die Erkrankung wird häufig begleitet von anderen psychischen Erkrankungen wie Depressionen, Angst-, Zwangs- und Persönlichkeitsstörungen, die sich wechselseitig beeinflussen und verstärken können.

Anorexie überwinden

Die Aussicht darauf, eine Anorexie zu überwinden, ist besonders gut, wenn die Krankheit frühzeitig erkannt und behandelt wird. Je nachdem, wie stark eine Anorexie ausgeprägt ist, kann sie ambulant, tagesklinisch oder stationär behandelt werden – bei Psychotherapeutinnen und -therapeuten oder in Einrichtungen, die Erfahrung mit der Therapie von Essstörungen haben. Neben einer psychotherapeutischen ist in der Regel auch eine medizinische Begleitung notwendig. In lebensbedrohlichen Situationen, bei akuter Selbstgefährdung und wenn alle anderen Maßnahmen ausgeschöpft wurden, kann auch eine Zwangsbehandlung nötig sein. Bei der Therapie der Anorexie sollten eventuelle Begleiterkrankungen berücksichtigt werden. Die Ziele sind vor allem, die körperlichen Folgen des Untergewichts zu behandeln sowie Gewicht und Essverhalten zu normalisieren und zu stabilisieren. Die Betroffenen werden über eine angemessene Nahrungsmenge und -zusammenstellung beraten. Außerdem werden die zugrunde liegenden Auslöser und Schwierigkeiten bearbeitet, um alternative Problemlösungsstrategien zu finden. Die Patientinnen und Patienten sollen Autonomie entwickeln und ihre Konflikt- und Abgrenzungsfähigkeit stärken. Alle beteiligten Stellen sollten sich engmaschig abstimmen, um einen Rückfall zu vermeiden, dazu gehören auch Nachsorge und Verlaufskontrollen.

Therapeutin oder Therapeut müssen die Botschaft hinter der Anorexie entschlüsseln: Ohne Grenzen zu überschreiten, muss Hilfe angeboten und die innere Not erkannt werden. Patientinnen und Patienten mit Anorexie stehen einer Gewichtszunahme und der Normalisierung ihres Essverhaltens meist ablehnend gegenüber. Dafür muss zunächst die Position der Betroffenen respektiert werden. Es ist wichtig, die Ambivalenz aufzugreifen und die Motivation zur Veränderung zu stärken, das Gefühl zu vermitteln, „es lohnt sich". Wichtig ist natürlich, eine eventuell drohende Lebensgefahr zu erkennen und ggf. einen Klinikaufenthalt einzuleiten.

Betroffene sollten schließlich eine langsame Gewichtszunahme akzeptieren und wieder lernen, gut für sich selbst zu sorgen. Angehörige können über die Erkrankung und Behandlungsmöglichkeiten informiert und in die Behandlung miteinbezogen werden – sofern keine Gründe dagegensprechen. Der Prozess, die Anorexie zu überwinden, kann sich von einigen Monaten bis zu mehreren Jahren erstrecken.

BULIMIE – DAS ÜBERDRUCKVENTIL

Diätpläne und Kalorienbomben, Erbrechen und exzessiver Sport – an Bulimie (Ess-Brech-Sucht) Erkrankte schwanken zwischen Kontrolle und Kontrollverlust. Typischerweise sind sie normalgewichtig oder haben leichtes Über- oder Untergewicht. Sie machen sich große Sorgen um ihre Figur oder möchten abnehmen. Deshalb kontrollieren sie streng ihr Essverhalten, bis sie bei Heißhungeranfällen große Mengen zu sich nehmen. Aus Angst vor einer damit verbundenen Gewichtszunahme übergeben sich Bulimiekranke im Anschluss an die Essattacke, fasten, greifen zu Abführmitteln oder treiben verstärkt Sport.

Anzeichen

- Regelmäßige Essanfälle, bei denen in kurzer Zeit ungewöhnlich große Mengen verzehrt werden
- Kontrollverlust
- Gegenmaßnahmen: Erbrechen, extrem restriktives Essen, exzessiver Sport, Missbrauch von Appetitzüglern, Einläufen, Abführ- und Entwässerungsmitteln aus Angst vor einer Gewichtszunahme
- Figur und Gewicht sind entscheidend für das Selbstwertgefühl der Bulimiekranken

Hintergrund

Bei der Bulimie erleben Seele und Körper eine Art Stauung. Wenn der innere Druck unerträglich wird, ist die Bulimie eine Art Ventil: Das Essen sorgt für kurzfristige Betäubung und Ablenkung, das Erbrechen für ein vermeintlich befreiendes Gefühl. Bulimiekranke neigen dazu, es allen recht machen zu wollen, die Befriedigung ihrer eigenen Bedürfnisse erlauben sie sich nur heimlich oder mittels Ausbrüchen. Betroffene sind überwiegend leistungsorientiert und erfolgreich, demonstrieren eine perfekte, kontrollierte Fassade und stellen hohe Ansprüche an sich selbst. Sie fühlen sich zu dick und wünschen sich ein sehr viel niedrigeres Gewicht, obwohl andere ihre Figur als normal empfinden. Innerlich pendeln sie zwischen Verzweiflung und Selbstüberschätzung, ihre Stimmungslage schwankt extrem: mal hilfsbedürftig, dann wieder aggressiv.

Das bei den regulären Mahlzeiten sehr gezügelte Essverhalten und als negativ empfundene Gefühle können Essanfälle auslösen. Was zunächst als perfekte Lösung erscheint, verselbstständigt sich schnell: Die Essattacken werden häufiger, die Nahrungsmengen größer, was den Alltag stark belastet. Oft wird der Tagesablauf entsprechend geplant: Welche Nahrung kann ich wann essen, woher bekomme ich die Nahrungsmittel, wie und wo kann ich sie unauffällig wieder loswerden? Aus den Ess-Brech-Anfällen resultieren starke Gewichts- und Stimmungsschwankungen. Betroffene schämen sich, empfinden Selbstekel. Sie bemühen sich, Essanfälle und Erbrechen zu verbergen, gleichzeitig führt das Versteckspiel zu neuem Stress. Das sorgt dafür, dass sich Bulimiekranke zurückziehen, Kontakte abbrechen und ihre Interessen vernachlässigen.

Bulimie ist eine heimliche Krankheit – im Gegensatz zur Anorexie ist die Krankheit äußerlich nicht gut zu erkennen, sie ist sozial „konformer". Angehörige und Freunde beobachten manchmal, dass große Lebensmittelmengen innerhalb kurzer Zeit verschwinden, die Betroffenen nach dem Essen schnell eine Toilette aufsuchen und nach der Rückkehr ein aufgequollenes Gesicht haben.

Viele Betroffene leben oft jahrelang mit der Krankheit, ohne dass jemand etwas bemerkt. So gibt es Menschen in fortgeschrittenem Lebensalter, die immer noch mehrmals am Tag erbrechen. Es kann auch verstärkter Alkohol- oder Drogenkonsum hinzukommen. Bei der Bulimie kann es auch Phasen ohne Symptome geben, auf die dann Rückfälle folgen können.

Ursachen
Bei der Entstehung von Bulimie wirken verschiedene Faktoren zusammen, die sich gegenseitig beeinflussen können:

- Biologische/körperliche Faktoren, bspw. restriktives Essverhalten, häufiges Diäthalten, eventuell erbliche Veranlagung und Adipositas in der Kindheit bzw. bei den Eltern
- Psychische Faktoren, u. a. vermindertes Selbstwertgefühl, Unzufriedenheit mit dem eigenen Körper, emotionale Labilität, Schwierigkeiten im Umgang mit Gefühlen, eine ängstliche Persönlichkeit, mangelnde Impulskontrolle, Perfektionismus, Anstieg des Essdrangs unter Grübeln, Überbewertung von Figur und Gewicht in Bezug auf den Selbstwert
- Soziokulturelle Faktoren, wie die Verinnerlichung eines extremen Schlankheitsideals, Einfluss von Werbung und Medien, gestörtes Essverhalten oder eine Überbetonung des Aussehens in der Familie, Risikofaktoren wie Leistungssportarten, in denen Gewicht und Schlankheit entscheidend sind

Auslöser

Auslöser für die Bulimie können sein: Belastende Erlebnisse und Stress, wie etwa eine Trennung, ein Todesfall, ein Umzug oder Mobbing, der Beginn körperlicher Veränderungen in der Pubertät, Gewalt- oder Missbrauchserfahrungen, körperliche Vernachlässigung, gestörtes Essverhalten, eine Essstörung oder eine Überbetonung von Schlankheit und Erscheinungsbild in der Familie

Seelische und körperliche Folgen

Bulimie kann ernsthafte medizinische Probleme verursachen: Durch das häufige Erbrechen gehen Mineralstoffe verloren, was zu Kreislaufschwäche, Muskelkrämpfen und lebensbedrohlichen Herzrhythmusstörungen führen kann. Konzentrationsschwierigkeiten und Haarausfall können entstehen. Die Speicheldrüsen können sich vergrößern und entzünden, die Magensäure Zähne und Speiseröhre angreifen. Magenschleimhautentzündungen können eine Folge sein, bis hin zum Einreißen des Magens.

Durch die großen Nahrungsmengen und den Missbrauch von Abführ- oder Entwässerungsmitteln können das Hunger-Sättigungsgefühl und das Verdauungssystem stark gestört und die Nieren geschädigt werden. Die Regel kann ausbleiben, die Fruchtbarkeit und Libido beeinträchtigt sein. Bei männlichen Betroffenen kann die Erkrankung das sexuelle Verlangen und die Potenz einschränken. Zusätzlich entwickeln Betroffene manchmal selbstverletzende Verhaltensweisen und/oder eine Alkohol-, Drogen-, Medikamenten- oder Kaufsucht, die weitere schwerwiegende Folgen haben können. Bei der Bulimie zeigt sich ebenfalls eine erhöhte Sterblichkeits- und Suizidrate im Vergleich zur Normalbevölkerung, wenn auch nicht so hoch wie bei der Anorexie.

Bulimie überwinden

Die Behandlung sollte so früh wie möglich begonnen werden, um die Symptome zu verbessern und zu vermeiden, dass die Bulimie chronisch wird. In der Regel ist dies ambulant durch Psychotherapeutinnen und -therapeuten möglich. Nur wenn eine Veränderung ausbleibt, bei Begleiterscheinungen wie Selbstverletzungen, Suizidgefahr, einer besonders schwer ausgeprägten Symptomatik oder sozialen Rahmenbedingungen, die die Gesundung stark behindern, kann eine stationäre oder teilstationäre Behandlung notwendig sein. Ziele sind vor allem, die Essanfälle und gegensteuernden Maßnahmen wie Erbrechen oder Abführmittelmissbrauch zu reduzieren. Die zugrunde liegenden Konflikte und Körperbildprobleme werden bearbeitet, ebenso psychische Probleme, wie die Selbstwertstabilisierung und Gefühlsregulation. Auch eventuell begleitende psychische Störungen werden behandelt. Zur Nachsorge gehören sowohl das Selbstmanagement als auch die Prävention von Rückfällen.

Da die Erkrankung sehr schambesetzt ist, sollten Betroffene behutsam angesprochen werden. Wenn das Versteckspiel endet und der Kreislauf aus Essen und Erbrechen unterbrochen wird, reduzieren sich Anspannung und Belastung. In der Therapie muss jedoch die Ambivalenz aufgegriffen werden – denn trotz des Leidensdrucks bedeutet die Krankheit eine Methode zur Gewichtskontrolle, die durch die übersteigerte Bedeutung von Figur und Gewicht für das Selbstwertgefühl der Betroffenen so wichtig ist. Die Motivation zur Veränderung muss immer wieder gestärkt werden.

Es ist wichtig, dass die Betroffenen zu einem Gefühl von Schutz und Integrität finden, denn ihr Körper hat starke, teilweise schmerzhafte Übergriffe erlebt – vom Überwinden des Würgereflexes bis hin zu Verletzungen. Bulimiekranke handeln – wie alle Essgestörten – zu einem gewissen Grad autoaggressiv. In der Therapie muss herausgefunden werden, wogegen sich diese Aggression eigentlich richtet, damit die Psyche entlastet werden kann. Betroffene müssen lernen, Gefühle wie Frustration und Wut zu äußern, statt diese in sich „hineinzufressen", ihre eigenen Grenzen und Bedürfnisse anzuerkennen und ihr Leben selbstbestimmt zu gestalten. Angehörige können punktuell in die Therapie einbezogen werden. Die Bulimie ist eine langwierige Erkrankung, deren Überwindung von Rückfällen begleitet sein kann.

BINGE EATING – DIE ENTGRENZUNG

Pizza, Chips und Eiscreme in rauen Mengen – beim Binge Eating wird Essen zum Schutzschild gegen die Anforderungen des Lebens. Die Betroffenen erleben regelmäßig Heißhungeranfälle, bei denen sie innerhalb kurzer Zeit große Nahrungsmengen verschlingen. Dabei spüren sie weder Hunger noch Sättigung – sie essen, bis sie sich unangenehm voll fühlen, manchmal Tausende von Kalorien auf einmal. Binge Eating ist mit einem Kontrollverlust verbunden. Im Gegensatz zur Bulimie übergeben sich Menschen mit Binge-Eating-Störung nach den Essanfällen jedoch nicht, so dass längerfristig meist Übergewicht die Folge ist. Diätversuche werden immer wieder von Heißhungerattacken abgelöst, bis die Betroffenen resignieren. Bestimmte Nahrungsmittel werden im Alltag aus der Angst heraus vermieden, beim Verzehr die Kontrolle zu verlieren.

Anzeichen

- Regelmäßige Essanfälle mit ungewöhnlich großen Nahrungsmengen
- Kontrollverlust, das Gefühl, nicht aufhören zu können
- Keine (oder nur seltene) Gegenmaßnahmen wie Erbrechen, exzessiver Sport oder restriktives Essen
- Schnelles, heimliches Essen, ohne Hunger und bis zu einem unangenehmen Völlegefühl
- Negatives Körperbild, Selbstwertprobleme, insbesondere bei Übergewicht
- Überbewertung von Figur und Gewicht, ggf. von Kindheit an (auch und gerade, wenn die Schlankheitsnormen nicht erfüllt wurden)
- Leidensdruck durch Essanfälle, Niedergeschlagenheit, Selbstekel

Hintergrund

Oft sind Menschen mit einer Binge-Eating-Störung sehr beliebt. Sie kümmern sich um andere, hören ihnen zu, sind für sie da. Sie selbst aber kommen zu kurz, ihre eigenen

Gefühle und Bedürfnisse vernachlässigen sie. Das Essen übernimmt eine Ersatzfunktion: Trostpflaster, Liebesersatz, Belohnung oder Ruhepause. Damit versuchen sie eine innere Leere zu füllen, oder sie schlucken mit dem Essen Gefühle wie Angst, Wut oder Einsamkeit buchstäblich hinunter. Die regelmäßigen, intensiven Essanfälle sind eine Strategie, mit unangenehmen Gefühlen umzugehen.

Betroffene können normalgewichtig sein, ein großer Teil ist jedoch übergewichtig – durch ständiges Essen oder regelmäßige Heißhungeranfälle kann es zu einer starken Gewichtszunahme kommen. Die Unzufriedenheit mit dem eigenen Körper beeinträchtigt umso mehr das Selbstwertgefühl. Menschen, die an einer Binge-Eating-Störung leiden, essen häufig schnell und ohne Genuss. Dabei können sie riesige Mengen an Nahrung und Kalorien verzehren, wodurch ein Gefühl von Kontrollverlust entsteht. Danach fühlen sie sich erst recht unwohl und abstoßend, was Niedergeschlagenheit und Selbstekel nach sich ziehen kann. Sie schämen sich für ihre Essanfälle und verheimlichen sie vor anderen.

Das führt dazu, dass sich Menschen mit einer Binge-Eating-Störung mehr und mehr zurückziehen und ihre Interessen vernachlässigen. Da, wo noch Kontakte stattfinden, zeigen sie sich nicht selten als lustige, umgängliche Persönlichkeiten. Die ständigen Essattacken verschlingen auch Geld: Hohe Ausgaben für Lebensmittel können zu finanziellen Schwierigkeiten führen, was Schuldgefühle und Selbstvorwürfe noch verstärkt.

Gleichzeitig dient die Körpermasse, das Übergewicht, auch als Schutzpanzer gegen die Außenwelt. In manchen Fällen kann das wörtlich zu verstehen sein: Laut Studien sind Frauen, die in ihrer Kindheit missbraucht wurden, stärker gefährdet, an einer Binge-Eating-Störung zu erkranken. Körperlicher oder sexueller Missbrauch allein ließ das Risiko jeweils um rund 90 Prozent ansteigen, trat beides zusammen auf, stieg das Risiko auf das 2,4-fache. Etwa 8,2 Prozent der Befragten litten unter einer Binge-Eating-Störung, fast zwei Drittel von ihnen waren stark übergewichtig.[227]

Ursachen

Bei der Entstehung der Binge-Eating-Störung wirken verschiedene Faktoren zusammen, die sich gegenseitig beeinflussen können:

- Biologische/körperliche Faktoren, bspw. familiär gehäuftes Auftreten/genetische Faktoren, erhöhtes Körpergewicht, Übergewicht bzw. Adipositas im Kindesalter, gezügeltes Essverhalten und häufiges Diäthalten
- Psychische Faktoren, wie vermindertes Selbstwertgefühl, Unzufriedenheit mit dem eigenen Körper, Sorgen um Figur und Gewicht, wenig effektive Problemlösestrategien, emotionales Essen
- Soziokulturelle Faktoren, u. a. Belastungen, negative familiäre Modelle für riskantes Essverhalten, restriktive elterliche Ernährung, fehlende soziale Unterstützung, Nahrungsüberangebot

Auslöser

Auslöser für Binge Eating können sein: Belastende Erlebnisse und Stress, z. B. in der Schule, Trennung der Eltern, Mobbing, Vernachlässigung, emotionale Probleme, der Beginn körperlicher Veränderungen in der Pubertät, Gewalt- oder Missbrauchserfahrungen, Trennung/Scheidung

Seelische und körperliche Folgen

Menschen mit Binge-Eating-Störung empfinden häufig Minderwertigkeitsgefühle, Selbsthass, Antriebslosigkeit und fühlen sich isoliert. Oft wird diese Essstörung auch von anderen psychischen Erkrankungen begleitet, wie von Depressionen, Ängsten oder Persönlichkeitsstörungen, seltener auch posttraumatischen Belastungsstörungen. Teilweise kommt Alkoholmissbrauch hinzu, die Suizidgefahr kann erhöht sein. Wenn Binge Eating mit starkem Übergewicht einhergeht, können neben Magen-Darm-Erkrankungen, Leberschäden oder Gallenbeschwerden auch Diabetes, Wirbelsäulenschäden und Gelenkverschleiß auftreten, Bluthochdruck erhöht das Risiko für Schlaganfall und Herzinfarkt.

Binge Eating überwinden

Die Behandlung sollte so früh wie möglich beginnen. In der Regel ist dies ambulant durch Psychotherapeutinnen und -therapeuten möglich. Falls die Behandlung durch ein multiprofessionelles Team nötig ist oder die sozialen Rahmenbedingungen für eine Gesundung nicht gegeben sind, kann eine stationäre Behandlung notwendig sein. Bei Kindern und Jugendlichen sollten die Bezugspersonen einbezogen werden. Ziele sind vor allem, die Essanfälle zu reduzieren und ein gesundes Essverhalten zu erlernen. Psychische Beschwerden, wie Selbstwertprobleme, Scham, Gefühlsregulation, und ggf. begleitende psychische Störungen, z. B. Depression oder soziale Ängste, werden behandelt und die Auslöser der Essanfälle bearbeitet.

In einer Therapie erlernen Betroffene, ihre tatsächlichen Bedürfnisse zu erkennen und anders zu stillen. Statt der unkontrollierten Nahrungsaufnahme sollen sie lernen, ihre eigenen Grenzen zu schützen und Hunger und Sättigung wieder wahrzunehmen. Insbesondere bei gleichzeitiger Adipositas ist es sehr wichtig, dass Personen mit Binge-Eating-Störung nicht stigmatisiert werden. Wenn in der Behandlung auch Übergewicht abgebaut werden soll, sollte das mit den Patientinnen und Patienten thematisiert werden – denn eine zu starke Fixierung auf die Gewichtsabnahme kann schädlich sein beim Bemühen, Essanfälle zu reduzieren. Zur Nachsorge gehört auch die Prävention von Rückfällen.

MISCHFORMEN VON ESSSTÖRUNGEN

Neben den drei genannten Hauptformen von Essstörungen gibt es auch Mischformen zwischen Anorexie, Bulimie und Binge-Eating-Störung. Dabei handelt es sich um Störungsbilder, bei denen einzelne Symptome der drei Störungen auftreten. Bei über der Hälfte der Menschen, die sich wegen einer Essstörung behandeln lassen, ist das der Fall.[228] Auch wenn die Mischformen sich nicht einer klaren Kategorie zuordnen lassen, müssen sie professionell behandelt werden – denn sie können ebenfalls einen hohen Leidensdruck auslösen und schwerwiegende Folgen haben.

ADIPOSITAS

Bei Adipositas (Fettleibigkeit) selbst handelt es sich, wie bereits erwähnt, nicht um eine Essstörung – es bedeutet erst einmal nur, dass eine Person stark übergewichtig ist. Ein Umstand, der durch eine Essstörung hervorgerufen sein kann, aber nicht muss. Definiert wird Adipositas als körperliche Erkrankung mit einem Body-Mass-Index über 30. Die Ursachen von starkem Übergewicht sind vielschichtig und können keinesfalls pauschal auf „zu viel Essen und zu wenig Bewegung" reduziert werden. Neben Fehlernährung oder Bewegungsmangel können biologische Faktoren, psychische und soziokulturelle Faktoren eine Rolle spielen: Etwa Erkrankungen oder Vererbung, da verschiedene Gene zum Beispiel den Energie-Umsatz, das

Gewicht oder die Regulierung von Hunger und Sättigung beeinflussen. Das Übergewicht kann bereits in der frühen Kindheit angelegt worden sein. Die Wissenschaft ist noch lange nicht am Ende der Ursachenforschung angelangt. Bei einem Teil der adipösen Personen kann allerdings auch eine Binge-Eating-Störung für die Entstehung und Aufrechterhaltung des starken Übergewichts verantwortlich sein.

Körperliche Folgen

Adipositas ist in der Bevölkerung stark verbreitet. Etwa jeder dritte erwachsene Deutsche ist deutlich übergewichtig. Laut WHO sterben jährlich rund 2,8 Mio. Menschen an den Folgen von Übergewicht oder Adipositas.[229]

Adipositas stellt einen Risikofaktor für die Gesundheit dar und hat viele gesundheitsschädigende Auswirkungen: Die Gelenke werden überlastet, Fettablagerungen verstopfen Blutgefäße, erzeugen Bluthochdruck und hohe Cholesterinwerte, was zu Herz-Kreislauferkrankungen führen kann. Nieren und Magen-Darm-System werden geschädigt, Diabetes kann entstehen.

Adipositas behandeln

Meist wird versucht, der Adipositas mit Diät, Sport, Medikamenten oder sogar chirurgischen Maßnahmen beizukommen. Gerade in den Fällen, in denen das starke Übergewicht durch eine Essstörung verursacht wurde, ist es aus den genannten Gründen aber nicht hilfreich, nur eine Diät zu verordnen, da dem gestörten Essverhalten viel kompliziertere Mechanismen zugrunde liegen. Hier gehe es um andere Themen als die Gewichtsabnahme, bestätigt die Leiterin des Frankfurter Zentrums für Ess-Störungen – diese spiele erstmal eine nachgeordnete Rolle. „Stattdessen muss ein Verständnis für die zugrunde liegenden Konflikte geschaffen werden, um Bewältigungsmechanismen entwickeln zu können." Ergänzend erfolge eine Ernährungsberatung, bei der sich die entsprechenden Fachleute gut mit Essstörungen auskennen sollten.[230]

Manche stark Übergewichtige sehen es als letzten Ausweg an, sich den Magen operativ verkleinern oder durch ein Magenband verengen zu lassen, so dass er nur noch einen Bruchteil der alten Essensmengen aufnehmen kann oder die Nahrung schlechter verwertet wird. Dadurch kann das Körpergewicht zunächst drastisch sinken: Ein Verlust von bis zu 60 Prozent des Übergewichts soll möglich sein.[231] Solche Mageneingriffe bergen jedoch auch Risiken, über Langzeitfolgen ist noch nicht viel bekannt.

Zudem wurde beobachtet, dass Operierte anschließend vermehrt zu Suchtmitteln wie Alkohol greifen.[232] Als Ursache dafür kommen einerseits biochemische Vorgänge in Betracht, etwa durch Veränderungen im Suchtzentrum des Gehirns. Andererseits könnte auch eine bisher unbearbeitete, nicht diagnostizierte Essstörung ein Grund sein.

Außerdem wurde festgestellt, dass Menschen nach diesen Operationen zwar erstmal abnehmen – sich das Gewicht aber nach mehr als 48 Monaten oft wieder deutlich erhöht oder andere körperliche Beschwerden die Lebensqualität beeinträchtigen können.[233]

Die epidemisch steigende Zahl adipöser Menschen weltweit zeigt, dass viele präventive und therapeutische Ansätze offenbar versagen. So zeigte eine Studie aus 2015, dass die jährliche Wahrscheinlichkeit, durch die derzeitigen Behandlungsstrategien ein normales Körpergewicht zu erreichen, für Männer mit einfacher Adipositas bei 1:210 lag, für Frauen bei 1:124. Mit steigendem BMI nahm die Wahrscheinlichkeit noch weiter ab.[234] Bei klassischen Gewichtsreduktionsprogrammen oder auch medikamentöser Therapie nehmen

Menschen mit Adipositas oft nur wenige Kilos ab – und selbst dieser Gewichtsverlust ist häufig nicht von Dauer. Mit Diäten lässt sich Adipositas ebenfalls nicht nachhaltig behandeln – viele Übergewichtige nehmen durch die schon beschriebenen Mechanismen wieder zu, was zu einem gesundheitsschädlichen Jojo-Effekt führen kann.

Offensichtlich benötigen wir also andere und neue Ansätze, um Menschen zu helfen, Übergewicht vorzubeugen, nicht noch weiter zuzunehmen oder starkes, gesundheitsgefährdendes Übergewicht zu behandeln. Dafür sind ganzheitliche Maßnahmen nötig. Wer Körperfett verlieren will, muss den Körper „in Sicherheit wiegen", indem er sich sättigt. Durch die Ernährung und die Lebensweise sollte die Energiebilanz im Minus gehalten werden. Gleichzeitig müssen jedoch alle Lebensumstände betrachtet werden, um die individuellen Ursachen des Übergewichts herauszufinden. Dabei können eine Verhaltenstherapie, Selbsthilfegruppen und passende Bewegungsformen helfen.

Eine Motivation kann sein, was Forschende der Washington University herausfanden: Bei einem Verlust von nur 5 Prozent des Körpergewichts entstanden bei Menschen mit Adipositas größte gesundheitliche Vorteile. Schon dieser relativ geringe Gewichtsverlust senkte das Risiko für Diabetes und Herz-Kreislauf-Erkrankungen und verbesserte die Stoffwechselfunktion von Leber, Fett- und Muskelgewebe.[235]

Bei steigendem Übergewicht geht es dagegen nicht mehr vorrangig um Gewichtsverlust, sondern um die Stabilisierung des Gewichts. Bei Kindern wird versucht, die gewohnte Ernährungsweise umzustellen – dabei sollten sie nicht unbedingt direkt abnehmen, sondern über ihre Wachstumsphasen hinweg ihr altes Übergewicht halten, das heißt: auf diese Weise in ein gesundes Gewicht „hineinwachsen".

Will man die zunehmenden Ausmaße von Adipositas auch auf gesellschaftlicher Ebene eindämmen, muss man sich zudem mit der schon erwähnten, allgegenwärtigen Stigmatisierung von Übergewicht auseinandersetzen. Adipöse Menschen begegnen überall Vorurteilen und Diskriminierungen, die ihr Selbstwertgefühl untergraben. „Stigmatisierung hilft übergewichtigen Menschen nicht, Stigmatisierung motiviert sie auch nicht, sondern verschlimmert das Problem", erklärt der Ernährungspsychologe Thomas Ellrott. „Denn Stigmatisierung und Diskriminierung von Übergewichtigen können zu Depressionen, geringem Selbstwertgefühl und zu einer verringerten Wahrscheinlichkeit eines Abnahmeerfolgs führen."[236]

Abwertung erleben Betroffene schon in sehr jungem Alter, etwa durch Hänseln, Ausgrenzung, Mobbing bis hin zu körperlicher Gewalt. So können Kinder und Jugendliche mit starker Adipositas laut einer Studie von 2003 in ihrer körperlichen, aber auch emotionalen und psychosozialen Gesundheit so beeinträchtigt sein, dass sie eine ähnlich verringerte Lebensqualität empfinden wie Gleichaltrige, die an Krebs erkrankt sind.[237] Zudem erleben adipöse Jugendliche Vorurteile und Zurückweisungen auch durch alle möglichen Berufsgruppen in ihrem sozialen Umfeld, wie pädagogische Fachkräfte, Trainer, Pflegepersonal oder Ärzte. Selbst gut gemeinte Präventionskampagnen gegen Übergewicht können manchmal Vorurteile schüren, die für die Betroffenen auf ihrem Weg kontraproduktiv sein können.

Diese Stigmatisierung hat großen Einfluss auf die Beratung und Behandlung von Adipositas, ob mit oder ohne Binge-Eating-Störung. Eine stabile Motivation und dauerhafte Verhaltensänderungen entstehen weder durch Kritik und Warnungen noch durch gut gemeinte Ratschläge. Sondern in einem wertschätzenden Austausch auf Augenhöhe, der das Selbstwertgefühl der Betroffenen stärkt.

WEGE AUS DER ESSSTÖRUNG

„Meine Freundin und ich haben uns in einer extrem schwierigen Lage befunden – die Essstörung hatte viel zerstört, Hoffnung auf Besserung hatten wir kaum mehr. Aber schon nach dem ersten Beratungsgespräch waren wir überzeugt, dass es wert ist, darum zu kämpfen.“

„Meine Tochter ist in der Therapie als Mensch in jeder Hinsicht gewachsen. Ich freue mich und bin ergriffen, die Mutter von diesem tollen Mädchen zu sein.“

„Ich bin mit Sicherheit noch nicht hundertprozentig gesund – aber auf einem Weg, den ich mir so nicht erträumt hätte.“

Diese drei Zitate geben einen lebendigen Eindruck davon wieder, wie es sich für Betroffene (oder Angehörige) anfühlen kann, die sich auf den Weg gemacht haben, eine Essstörung zu überwinden. Doch wie sehen die ersten Schritte auf diesem Weg aus?

Schritte aus der Essstörung

Unabhängig davon, wie ausgeprägt eine Essstörung ist: Am Anfang steht der Schritt aus der Heimlichkeit. Telefonberatung, Internetangebote oder Bücher sind ein sinnvoller erster Schritt, um sich zu informieren und Kontakt zu Hilfsangeboten aufzunehmen. Wer unsicher ist oder auch nur einzelne Symptome einer Essstörung bei sich feststellt, wird davon profitieren, sich an eine Beratungsstelle für Essstörungen zu wenden. Dort kann sie oder er mit professioneller Hilfe herausfinden, welche Behandlung sinnvoll ist und welche Angebote es in der Nähe gibt – auf Wunsch auch anonym. Adressen und Links stellt beispielsweise die Bundeszentrale für gesundheitliche Aufklärung (BZgA) bereit[238] – diese und andere Kontaktdaten sind im Anhang dieses Buches zu finden.

Eltern, Lehrkräfte, Angehörige und Freundeskreis sollten Beobachtungen und erste Warnzeichen ernstnehmen und sich über die Thematik informieren. Dafür besteht die Möglichkeit, sich ebenfalls an eine Beratungsstelle zu wenden. Die Fachleute dort können eine Einschätzung und Tipps für die Ansprache geben.

Es gibt selten Anzeichen, die völlig eindeutig sind. Wohl aber lässt sich an Verhaltensweisen und Zuständen beobachten, dass ein Mensch eventuell Hilfe braucht, etwa bei starker Gewichtsveränderung oder bei sozialem Rückzug. Wichtig ist, die Beobachtungen wertfrei und zugewandt anzusprechen. Mit der Diagnose „Essstörung" sollte man sich zurückhalten – Scham und Sprachlosigkeit sind bei den Betroffenen oft einfach zu groß für ein direktes Eingeständnis. Viele Betroffene berichten, dass ihnen bereits eine fürsorgliche Ansprache geholfen hat. Sie fühlten sich wahrgenommen, was half, sich der eigenen Problematik zu stellen. Und selbst wenn es sich nicht um eine Essstörung, sondern „lediglich" um ein problematisches Essverhalten handeln sollte, gibt es vielleicht eine andere Krise, wie Liebeskummer, Versagensangst, Probleme in der Familie oder Suchtmittelmissbrauch. Auch dann kann ein Gespräch helfen.

Essstörungen sind eine Erkrankung der Seele – daher hat es keinen Zweck, Druck auszuüben oder die Betroffenen aufzufordern, sich zusammenzureißen und einfach wieder „normal zu essen". Jemanden zu einer Therapie zwingen zu wollen, ist sinnlos. Stattdessen sollte die Person vorsichtig und einfühlsam angesprochen, praktische Unterstützung wie Infomaterial oder die Begleitung zu einer Beratungsstelle angeboten werden. Auch bei einer zunächst ausweichenden oder ablehnenden Reaktion sollten Nahestehende geduldig und gesprächsbereit bleiben. Unter Umständen ist die Hürde geringer, sich telefonisch oder online beraten zu lassen.

Essstörungen beginnen am häufigsten im Jugendalter; manche Eltern unterschätzen die Gefahr und glauben, dass das veränderte Essverhalten nach der Pubertät von selbst wieder verschwinden würde. Dabei sollten Essstörungen möglichst früh erkannt und behandelt werden, damit sie nicht chronisch werden. Zudem können Kinder und Jugendliche die Konsequenzen meist noch nicht überblicken. Daher sollten sich Eltern auch selbst über Therapiemöglichkeiten erkundigen.

Sinn und Krankheitsgewinn

Wieso tun sich Essgestörte „so etwas" an? Für Außenstehende ist es oft kaum verständlich, sich bis auf die Knochen herunterzuhungern, freiwillig regelmäßig zu erbrechen oder immer wieder zu essen, bis der Magen schmerzt. Daher stellt sich die Frage nach dem Krankheitsgewinn: Welcher Vorteil ergibt sich aus der Erkrankung? Mit der Antwort auf diese Frage kommt man dem „Sinn" einer Essstörung und damit den möglichen Auswegen näher.

Denn Essstörungen machen zwar krank und erzeugen immensen Leidensdruck, sie sind aber letztlich ein Hilfskonstrukt, mit dem sich die Betroffenen zu stabilisieren versuchen – auch wenn dadurch langfristig neue Probleme entstehen. Die Betroffenen versuchen sich in schwierigen Situationen abzulenken, zu entlasten oder zu betäuben. Sie suchen Halt in der Essstörung, um innere Spannungen abzubauen und Emotionen zu regulieren, versuchen unangenehme Gefühle zu überdecken.

Die Essstörung ist ein – wenn auch im Endeffekt nicht erfolgreicher – Lösungsversuch für die persönliche Konfliktsituation. Zu Beginn der Erkrankung hilft sie den Betroffenen scheinbar: Ich habe Kontrolle über mein Leben, ich kann gestalten, ich kann Abhilfe schaffen! Erst viel später stellt sich das Gefühl ein, die Kontrolle zu verlieren, der Essstörung ausgeliefert zu sein.

Diese Rettungsstrategie muss zunächst einmal anerkannt werden. Bildhaft gesprochen ist die Essstörung eine Art Krücke, auf die sich Betroffene stützen, um weiter durchs Leben laufen zu können. Daher ist es wenig erfolgversprechend, diese „Krücke" entreißen zu wollen. Menschen, die über lange Zeit eine Krücke verwendet haben, identifizieren sich in gewisser Weise damit und denken, sie könnten ohne die Gehhilfe nicht mehr laufen – sogar dann, wenn das Hilfskonstrukt, wie im Falle der Essstörung, langfristig schädlich oder sogar lebensbedrohlich ist. Erst wenn sie so gestärkt sind, dass sie sich wieder von allein „aufrechthalten" können, wird es ihnen möglich, ihre Krücke – die Essstörung – loszulassen.

Dieses Bild ist oft entlastend für Betroffene und nimmt ihnen Schuldgefühle. Damit fällt es ihnen auch leichter, an einer alternativen Lösung zu arbeiten.

Beratung und Therapie

Je früher eine professionelle Beratung und Therapie einsetzt, umso besser stehen die Chancen: Die Anorexie überwinden etwa 40 Prozent der Betroffenen, weitere 25 bis 30 Prozent erzielen eingeschränkte Erfolge. Die Bulimie hat nach 5 Jahren die Hälfte der Betroffenen überwunden, ein Fünftel erreicht keine Besserung. Eine Binge-Eating-Störung können zwei Drittel überwinden.[239] Je länger man ihn gegangen ist, desto schwieriger wird es, den Weg der Essstörung zu verlassen. Dennoch kann eine Behandlung auch nach einer längeren Erkrankungszeit noch erfolgversprechend sein.

Wer vermutet, selbst an einer Essstörung zu leiden oder sich um einen Nahestehenden sorgt, sollte sich daher möglichst früh ärztlichen oder psychotherapeutischen Rat einholen oder eine Beratungsstelle kontaktieren. Eine sichere Diagnose können nur Fachleute stellen.

So individuell eine Essstörung ist, so individuell ist auch der Weg, sie zu überwinden. Grundsätzlich gilt: Zur Überwindung einer Essstörung ist meist professionelle Hilfe nötig – Psychotherapie, oft auch medizinische Betreuung. Ernährungsberatung kann zusätzlich helfen, sich an regelmäßige, ausgewogene Mahlzeiten zu gewöhnen. Die Behandlung kann ambulant bei niedergelassenen Psychotherapeutinnen und -therapeuten, in einer Tagesklinik oder stationär erfolgen, etwa in speziellen Kliniken für Essstörungen.

In den therapeutischen Sitzungen finden die Betroffen unter anderem heraus, welche Situationen ihre Essstörung provozieren, außerdem üben sie neue Strategien ein. Sie lernen, ihre Bedürfnisse anders zu äußern als über Essen, Erbrechen oder Hungern und werden dabei unterstützt, ein stabileres Selbstwertgefühl zu entwickeln. Ihre Bezugspersonen, wie Eltern, Partner oder Partnerin, können punktuell miteinbezogen werden.

Am Ende der Therapie ist eine individuelle Nachsorge sinnvoll. Denn auch nach einer erfolgreichen Behandlung können Situationen auftreten oder noch Restsymptome bestehen, die zu einem Rückfall führen können. Um das zu verhindern oder dem gegensteuern zu können, sollten entsprechende Hilfsmöglichkeiten eingeplant werden. Das kann ein Notkontakt sein, auch über Mail oder Kurznachricht, der Austausch in Selbsthilfegruppen bis hin zu therapeutischen Wohngemeinschaften. Auf diese Weise ist der Übergang in den normalen Alltag leichter.

Leider finden nicht alle, die an einer Essstörung leiden, sofort einen passenden Therapie- oder Klinikplatz. Bei der Suche können Kinder-, Jugend- oder Hausärztinnen und -ärzte unterstützen. Beratungsstellen für Essstörungen können helfen, die richtige Therapie zu finden, bieten Erstgespräche und Therapievorbereitung an. Wartezeiten können durch Online-Programme oder eine Beratung per E-Mail, Chat oder Telefon überbrückt werden.

Begleitung von Menschen mit Essstörung

Die Essstörung ist das Symptom – die Ursachen können nur zusammen mit den Betroffenen erarbeitet werden. Denn hinter jeder Essstörung steht eine ganz persönliche Logik. Neben der Expertise für die Therapie von Essstörungen – die unbedingt vorhanden sein sollte – ist für das Patienten-Therapeutinnen-Verhältnis vor allem eine offene, vertrauensvolle Begleitung wichtig, um die jeweilige Logik der Essstörung gemeinsam herauszuarbeiten und passende Alternativen zu entwickeln. Nur dann können die Betroffenen selbst die Weichen für ihren weiteren Lebensweg anders stellen.

Voraussetzung ist der Wille zur Gesundung bei der betroffenen Person – sei er auch noch so klein. Bei Essstörungen gibt es eine starke Wechselbeziehung zwischen Körper und Psyche, die sich auf die Motivation auswirken kann: Das Hungern etwa führt langfristig zu depressiven Verstimmungen, das Erbrechen bringt den Elektrolythaushalt durcheinander, was zu extremen Stimmungsschwankungen führt. Daher muss der Weg aus der Essstörung heraus zweigleisig beschritten werden: Zum einen ist die schnellstmögliche Verbesserung des körperlichen Zustands wichtig, wenn auch nur in kleinen Schritten – beispielsweise in Form kleiner, aber regelmäßiger Nahrungsmengen, dem Vermeiden von Erbrechen oder extremen Essanfällen. Dabei geht es zunächst um körperliche Schadensbegrenzung.

Zum anderen muss an der Stärkung des Selbstwertgefühls gearbeitet werden. Über alle Essstörungen hinweg ist eine hohe Unzufriedenheit mit dem eigenen Körper vorhanden, das Selbstwertgefühl wird an Figur und Gewicht gekoppelt. Der Wunsch nach Schlankheit ist damit existenziell und muss immer ernst genommen werden – erst im Laufe des Behandlungsprozesses kann er bearbeitet werden. Nach und nach verlieren die an Anorexie oder Bulimie Erkrankten ihre Angst vor einer Gewichtszunahme und lernen, sich selbst mit einem zu ihrem Körper passenden Gewicht anzunehmen. Es ist wichtig zu erkennen, dass nicht das Essen das Problem ist, sondern die dahinterliegenden Schwierigkeiten. Andere müssen vielleicht lernen, dass es für sie nicht möglich ist, ihr Wunschgewicht jemals gesund zu erreichen, und stattdessen mit einem leichten Übergewicht ein erfülltes Leben zu führen.

Durch das Erfolgserlebnis, mit der Behandlung erste Schritte erreicht zu haben, und durch das verbesserte körperliche Befinden entspannen sich die Betroffenen oft. Sie bekommen eine gesündere, positivere Ausstrahlung und erhalten dadurch häufig Anerkennung, so dass sie die Veränderungen leichter annehmen können.

Schließlich muss daran gearbeitet werden, für die jeweilige Person individuelle Maßstäbe zu finden: für den eigenen Körper, für die Ernährung, für das Verhältnis von Nähe und Autonomie, im Umgang mit unangenehmen Gefühlen und belastenden Lebensumständen.

Hilfe für Angehörige

Das eigene Kind, die Frau oder der beste Freund – essge-
stört? Familie, Freundes- und Bekanntenkreis fühlen sich
häufig hilflos, wenn eine nahestehende Person ein problematisches oder schon krankhaftes Essverhalten zeigt. Auch
wenn sie selbst darunter leiden, dass die Betroffenen sich
nicht „normal" verhalten, wollen sie eine Erkrankung zunächst oft nicht wahrhaben. Sie versuchen sich selbst zu
beruhigen, hoffen, dass es „nur eine Phase" ist, die irgendwann von allein vorübergeht, bagatellisieren das Problem
vielleicht. Hinzu kommt, dass Essstörungen eine heimliche
und schambesetzte Krankheit sind. Dadurch wird das Problem oft eine ganze Weile verdrängt. Wenn sich Eltern,
Partner oder Freunde dann eingestehen, dass es ein Problem gibt, sorgen sie sich.

Es kann sehr beängstigend, kaum erträglich sein zu erleben, wie sich die 14-jährige Tochter vor den eigenen Augen
bis auf die Knochen herunterhungert. Ebenso wie die Ge-
wissheit, dass sich die eigene Frau nach dem Essen regelmäßig übergibt oder der beste Freund den Kontakt abbricht,
weil sich sein Leben nur noch ums Essen dreht.

Manche Angehörige ziehen sich vielleicht selbst zurück
oder geben sich sogar die Schuld an der Essstörung. Andere
äußern Vorwürfe oder versuchen, die Kontrolle zu übernehmen, in dem sie die Betroffenen permanent beobachten, sie
bedrängen, den Teller leer zu essen oder Essen verstecken.
Kontrollversuche und Schuldzuweisungen führen natürlich
nicht zum Erfolg und belasten die Angehörigen zusätzlich.
Die Essstörung nimmt in ihrem Leben einen immer größeren Raum ein, kann ihre eigene körperliche und seelische Gesundheit gefährden und die Lebensfreude beeinträchtigen.

Damit die Essstörung ihr Leben nicht vollständig dominiert, können Angehörige selbst aktiv werden. Wichtig ist

zunächst, sich über die Erkrankung zu informieren, über ihre Erscheinungsformen, die Folgen und professionelle Hilfsangebote. Je besser Familie oder Freunde informiert sind, desto eher können sie das Verhalten des Betroffenen nachvollziehen. Gleichzeitig können sie ihr eigenes Verhalten, zum Beispiel im Umgang mit einem erkrankten Kind, reflektieren und damit auch selbst besser mit der Situation umgehen.

Daher sollten sich Angehörige nicht scheuen, selbst Hilfe zu suchen. Beratungsstellen für Essstörungen bieten Informationen und Unterstützung an bei der Suche nach einem Behandlungsplatz für die Betroffenen oder auch bei akuter Konflikt- oder Krisenbewältigung: Teilweise kostenfrei, z. B. in Form von Infoabenden, oder als kostengünstige oder ermäßigte Beratungsgespräche. Eltern können sich beispielsweise auch in Gruppencoachings mit der Thematik auseinandersetzen und mehr über den Umgang mit der Erkrankung im Familienalltag erfahren. Eine Selbsthilfegruppe kann ebenfalls hilfreich sein, hier ist exemplarisch der „Elternkreis essgestörter Töchter und Söhne" zu nennen. Der Austausch mit anderen Menschen, die in der gleichen Situation sind, kann erleichtern, neue Impulse bringen und bei Auseinandersetzungen um Essen und Gewicht stärken. Entsprechende Adressen bietet zum Beispiel die Bundeszentrale für gesundheitliche Aufklärung.[240]

Angehörige können der betroffenen Person zusichern, dass sie für sie da sind, wenn sie Schritte aus der Krankheit unternehmen will. Wenn die Person sich öffnet, sollten sie ihr Zuversicht geben, dass es Wege aus der Essstörung gibt, und sie zu einer Beratung oder ärztlichen Untersuchung ermutigen – vielleicht, in dem man zusammen nach einer Adresse sucht oder einen Termin vereinbart. Gleichzeitig können Angehörige deutlich machen, dass sie die Betroffenen nicht dabei unterstützen, in der Krankheit zu verharren.

Menschen mit Essstörungen zu helfen, erfordert viel Kraft – daher ist es für Angehörige wichtig, gut für sich selbst zu sorgen: auch einmal Grenzen zu setzen, um die Störung nicht zentral für das eigene Leben werden zu lassen. Verantwortung für das eigene Wohlergehen zu übernehmen, auf die eigene Gesundheit zu achten, sich auszutauschen und auch andere Themen zuzulassen.

Dabei kann es für Angehörige hilfreich sein, selbst fachliche Unterstützung anzunehmen, um die Belastung zu verringern und die eigenen Ressourcen zu stärken – zum Beispiel mittels einer psychologischen Beratung oder einer Psychotherapie, in der ihre persönlichen Bedürfnisse im Fokus stehen. Möglicherweise kann es auch hilfreich sein, sich mit dem eigenen Verhältnis zum Essen und zur Körperzufriedenheit auseinanderzusetzen. Daneben können sie neue Handlungs- und Kommunikationsmuster im Umgang mit den Betroffenen und ihrer Essstörung erlernen. Auch eine Paar- oder Familientherapie kann unter Umständen sinnvoll sein.

....

Fazit: Ob es sich um Anorexie, Bulimie, Binge Eating oder Mischformen handelt: Essstörungen sind schwerwiegende Erkrankungen, die möglichst früh erkannt und professionell behandelt werden sollten.

8. DAS EIGENE MASS

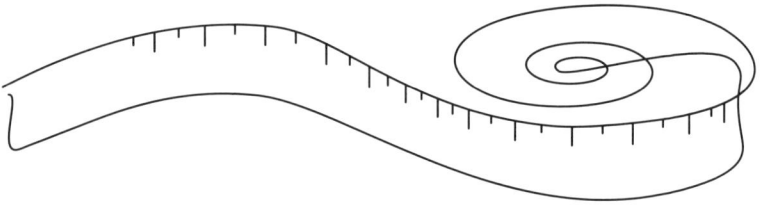

In den vorausgehenden Kapiteln haben wir nun gesehen, was uns alles beim Thema Essverhalten bewegt. Die große Frage ist jetzt – wenn wir das alles verstanden haben –, wie können wir es ändern? Was muss passieren, damit wir tatsächlich ein glückliches, zufriedenes Leben mit unserem eigenen Maß führen können? Einem Maß, das auf die eigene Person, Genetik, Körperform, auf das persönliche Wohlfühlgewicht ausgerichtet ist – aber auch auf die individuellen Bedürfnisse, Lebensvorstellungen und Grenzen.

Wir haben schon ausgeführt, dass die Abnehmindustrie und die „Gesundheitsapostel" uns mit ihren Versprechen suggerieren, dass wir – wenn wir nur wollen, wirklich wollen! –, innerhalb kürzester Zeit unsere Traumfigur erreichen können. Wir haben aber vielleicht auch erlebt, dass dies in den allermeisten Fällen nicht klappt oder sich nur kurzzeitig Erfolge zeigten, der Frust hinterher umso größer war und uns immer wieder das Gefühl beschlich, es läge nur an uns, dass es uns nicht gelingt.

Leider können wir hier keine Versprechen für kurzfristige Erfolge abgeben. Stattdessen laden wir Sie ein, mit uns einen Weg zu gehen, der länger dauert, der aber – nicht nur für die Figur – sehr erfüllend sein kann. Das Wichtigste ist, dass Sie sich davon verabschieden, Ihr Leben innerhalb kürzester Zeit so zu verändern, wie Sie sich das immer gewünscht haben (und so, wie auch oft Crash-Diäten und Abnehmversuche aussahen). So vielfältig, wie die Gründe, aus denen wir essen – so individuell ist auch der Weg zu einem genussvollen, angemessenen Essverhalten und besseren Körpergefühl. Dieser Weg dauert länger, fördert aber allgemein die Lebenszufriedenheit. Es geht dabei um einen Dreischritt an Veränderung in unserem Leben: Verstehbarkeit, Selbstwirksamkeit und Sinnhaftigkeit.

Wie entsteht Gesundheit?

Damit sind wir bei den Grundlagen unseres Gesundheitsverständnisses, auf denen dieses Buch aufbaut: Es reicht eben nicht, Wissen zu besitzen – etwa, dass starkes Übergewicht schädlich für die Gesundheit ist –, sondern wir müssen genauer danach suchen, welche Gelingensbedingungen es für uns persönlich braucht, damit wir tatsächlich ein gesünderes und erfüllteres Leben führen können.

Wenn wir uns nochmal die WHO-Definition von Gesundheit vor Augen führen – „einen Zustand des vollständigen körperlichen, geistigen und sozialen Wohlbefindens und nicht nur die Abwesenheit von Krankheit und Gebrechen"[241] – dann bedeutet das, dass wir eben nicht nur auf die Krankheit, das Symptom schauen dürfen. Das betrifft auch die Zunahme von Adipositas, ernährungsbedingten Krankheiten und Essstörungen. Statt den Ursprung eines aus dem Gleichgewicht geratenen Essverhaltens zu hinterfragen, neigen wir dazu, lediglich die Symptome verändern zu wollen: Wir sind fixiert auf die verflixten fünf Kilo, die nicht verschwinden wollen, auf das ständige Naschen, das wir nicht in den Griff bekommen.

Auch bei der Hauptkrankheit in unserer Gesellschaft – Herz-Kreislauf-Erkrankungen – wird gesagt, Menschen sollten Stress vermeiden, Übergewicht abbauen, runter vom Sofa. Diese Erkenntnis ist mittlerweile weit verbreitet – trotzdem bleibt die Volkskrankheit Nr. 1 bestehen, weil selten darauf geschaut wird: Was kann ich denn wirklich tun, damit ich gar nicht erst Übergewicht bekomme, keinen Stress habe? Da landen wir wiederum bei den Faktoren, die tief in der Psyche vergraben sind und verhindern, dass das, was der Kopf verstanden hat, im Alltagsleben tatsächlich umgesetzt wird.

Lange bestand der Ansatz in der Gesundheitsversorgung darin, Krankheiten zu verhindern. Eine moderne Sicht, auch in Bezug auf unser Essverhalten, braucht dagegen einen Perspektivwechsel. Nicht: „Was macht uns krank?", sondern: „Was hält uns gesund?" Das hört sich einfach und logisch an, die alte Sichtweise sitzt jedoch fest in unseren Köpfen.

In der Prävention und auch in der Behandlung von Essstörungen brachte die Salutogenese, der Ansatz des Medizinsoziologen Aaron Antonovsky[242], die große Wende. Sie nimmt eben nicht die Krankheit in den Fokus, die Risikofaktoren und Defizite, sondern fragt nach den Voraussetzungen, die Gesundheit fördern, nach den Schutzfaktoren und Stärken jedes Einzelnen. Je ausgeprägter diese sind, desto wahrscheinlicher ist es, dass wir mit den gesellschaftlichen Anforderungen, die an uns gestellt werden, zurechtkommen und gesund bleiben.

Aus dieser Perspektive wird Gesundheit zu einem Prozess, an dem wir mit unserer Haltung, unserer Lebensführung, unserer Zuversicht und Veränderungsbereitschaft mitwirken können. Auch die Salutogenese fußt auf den drei Faktoren Verstehbarkeit, Selbstwirksamkeit und Sinnhaftigkeit. In Bezug auf unser Essverhalten heißt das, Zusammenhänge und Einflussfaktoren zu verstehen, eigene, förderliche Ziele zu definieren und umzusetzen – und den Sinn dieser Entwicklung zu erfahren.

VERSTEHBARKEIT

Der erste Schritt auf unserem Weg ist das Verstehen. Das Verstehen all dessen, was wir in den ersten Kapiteln geschildert haben: die körperlichen Funktionen, der Hungermodus, die Diätindustrie, die Gründe, warum wir zunehmen – all die individuellen und gesellschaftlichen Zusammenhänge, die unser Essverhalten beeinflussen. Denn nur mit diesem Verständnis können wir davon wegkommen, uns klein zu machen, zu erniedrigen, zu beschimpfen, weil wir etwas nicht geschafft haben.

Zusammenhänge verstehen

Wenn wir verstehen wollen, müssen wir uns auch mit den Mythen und weit verbreiteten Sichtweisen beschäftigen, mit denen Generationen hierzulande aufwachsen. Wir haben zutiefst verinnerlicht, dass es für unsere Gesundheit und unser Gewicht notwendig sei, unsere Lebensmittelauswahl und -menge zu überwachen oder sogar dauerhaft einzuschränken. Es wird uns weisgemacht, die Unzufriedenheit mit dem eigenen Körper könnte uns dazu bringen, „gesünder" zu leben, indem wir Diäten machen und viel trainieren.

Gesundheit – und damit eine gute Figur, Schönheit und Anerkennung – scheint nach dieser Logik vor allem durch Kontrolle und Askese herzustellen zu sein. In der Realität führt all das aber oft zum genauen Gegenteil: Es entstehen Frust und Versagensgefühle, wir scheitern an Essensregeln und über den Haufen geworfenen Sportplänen.

Dennoch besteht die Sorge, dass mehr Körperakzeptanz dazu führen könnte, dass Menschen genussvoll und dadurch womöglich übermäßig essen und zunehmen. Studien deuten aber darauf hin, dass das Gegenteil der Fall ist: Das Gewicht reguliert sich oder wird zumindest gehalten, wohingegen es durch Diäten langfristig eher steigt.[243] Eine Studie mit dem Titel „Ist es schlecht für übergewichtige Mädchen, ihren Körper zu mögen?" zeigte, dass übergewichtige Teenager, die mit ihrem Körper zufrieden waren, in den folgenden Jahren weniger zunahmen. Selbstakzeptanz führt offenbar eher dazu, auf sich zu achten, mehr Selbstpflege zu betreiben und ein positiveres Gesundheitsverhalten zu entwickeln.

Wir sollten also Folgendes verstehen und verinnerlichen:

- Diäten funktionieren nicht
- Körperunzufriedenheit kann eine Gewichtszunahme und Essstörungen fördern
- Körperscham und die Stigmatisierung von Übergewicht stellen keine Motivationshilfe dar, sondern führen eher zu einer Gewichtszunahme

Es kann schwer sein, alte Überzeugungen loszulassen – eben, weil sie so tief eingeschrieben sind – und das Risiko einzugehen, eine neue Beziehung zum Essen, zum eigenen Körper und sich selbst auszuprobieren. Wenn wir aber all dieses Wissen ernst nehmen und nicht weiter alten Überzeugungen anhängen wollen, dann ist klar, was zu tun ist: Wir müssen den Weg mit umgekehrten Vorzeichen gehen. Wir brauchen einen Paradigmenwechsel – weg vom Gewicht, hin zur Gesundheit und Selbstakzeptanz. Wir müssen die Diätmentalität und die Verbote hinter uns lassen.

Vielleicht sind unsere Gefühle diffus, die Vorstellung zu stark: „Was ich da lese, kann nicht stimmen". Vielleicht ist es nicht der richtige Zeitpunkt, etwas zu verändern. Es kann auch sein, dass die Vorteile einer Essstörung für das eigene Leben größer zu sein scheinen als die Motivation, sich daraus herauszuarbeiten. Wenn ich ein extrem kontrolliertes Essverhalten in Ordnung finde und nicht darunter leide – dann ist das vielleicht einfach mein Leben.

Wenn ich aber den ganzen Tag mit Essen und Nichtessen beschäftigt bin, wenn mein Tag nur dann gut ist, wenn ich es schaffe, mein Essen zu kontrollieren, Sport zu machen, alles zu beachten, was sich vermeintliche Gesundheitsexperten auf die Fahnen schreiben – dann kann sich die Auseinandersetzung damit lohnen.

Sich selbst verstehen

Im nächsten Schritt müssen wir unser eigenes Verhalten verstehen: was daran schädlich, aber auch, was daran nützlich ist. Denn nicht nur haben die genannten hochkomplexen Zusammenhänge unser Essverhalten geprägt, das teilweise „seit der Mutterbrust" erlernt wurde, teilweise dem falsch verstandenen Schönheitsideal unserer Gesellschaft geschuldet ist. Häufig missbrauchen wir es auch selbst als intelligenten, aber fehlgeleiteten Lösungsversuch für andere Probleme.

Eine Jugendliche kam mit ihren Eltern in meine Praxis, weil Corona ihr ganzes Leben durcheinanderwirbelte und sie total verunsichert war. Als Lösungsversuch kontrollierte sie ihr Essen, aß immer weniger, machte immer mehr Sport. Auf diese Weise hatte sie das Gefühl, in diesen unsicheren Zeiten wenigstens einen Bereich zu haben, den sie kontrollieren konnte. Als – nennen wir sie Mia – zum ersten Mal mit ihren Eltern zu mir kam, war sie in einem kritischen Gewichtsbereich. Mia wollte auf keinen Fall in eine Klinik – dies würde ja bedeuten, noch mehr Kontrolle abzugeben. Nach einem längeren Gespräch verstand sie aber, dass es genau diesen Konflikt in ihr gab. Sie handelte ihren Eltern und mir den Versuch ab, ihre Essstörung selbst in den Griff zu bekommen – zu Hause und mit ambulanter Unterstützung. Wenn es nicht gelänge, würde sie in die Klinik gehen – versprochen! Über die Erkenntnis und das Verstehen hat es dieses 16 Jahre alte, hochintelligente Mädchen geschafft – mit meiner und der Unterstützung ihrer Eltern –, Stück für Stück ihren Weg zu gehen, in unsicheren Zeiten, trotz widersprüchlicher Signale in ihrem Kopf. Wenn sie spürte: „Ich kriege das wieder nicht hin, was ist los?", schrieb sie eine Kurznachricht an mich und verstand anhand meiner Rückmeldung schnell das Muster, in das sie wieder hineingeraten war. Sobald sie das

Gefühl hatte, dass die Eltern ihre Autonomie einschränkten, reagierte sie nicht mehr bockig, sondern war in der Lage darüber zu sprechen. Auf diese Weise konnten die Eltern eher darauf vertrauen, dass der gewählte Weg der richtige war, wenn er auch langsam vonstatten ging – und ruhig zuschauen, wie ihre Tochter ganz langsam wieder zunahm. Inzwischen ist Mia im Normalgewichtsbereich und kommt nur noch alle paar Wochen in meine Praxis, weil ihr dies Sicherheit gibt.

Nur wenn wir all die Zusammenhänge kennen und verstehen, die uns bestimmen, können wir dieses Wissen als eine Art Begleitschutz und Sicherheit nutzen auf dem Weg in ein anderes Leben – auch wenn es im Augenblick vielleicht noch nicht vorstellbar ist und dadurch Unsicherheit hervorruft.

Wenn ich in der Beratung oder Therapie mit jemandem arbeite, ist es am wichtigsten, herauszubekommen, was die Logik seines oder ihres Handelns ist. Denn es gibt Gründe dafür, warum wir ein schädigendes, ausweichendes Verhalten praktizieren – wir müssen verstehen, wobei es uns in der Vergangenheit geholfen hat. Als Therapeutin kann ich natürlich leichter die logischen Strukturen eines „nicht-gesunden" Essverhaltens und die Lösungsstrategien für schwierige Lebenssituationen sehen als die Betroffenen selbst. Ich sage meinen Klientinnen und Klienten jedoch immer wieder, dass sie selbst die Fachleute für ihr Leben sind – ich bin die Spezialistin für Essstörungen. Wenn sie genug Vertrauen gefasst haben, mich einen Blick in ihr Leben werfen zu lassen, kann ich oft sehen, welche „Melodie" sie in ihrem Leben spielen. Als Therapeutin kann ich dann ihr „Resonanzboden" sein und vermitteln, was dahintersteckt. So versteht die betroffene Person besser, warum gerade diese als schädlich empfundene Lösungsstrategie mal sehr nützlich war.

Das Verstehen geht natürlich einfacher mit einer Person, die in dieser Thematik geschult ist und zu der ein Vertrauensverhältnis besteht. Aber auch mit dem Wissen dieses Buches ist es möglich, das eigene Leben zu betrachten. Allein das Verständnis für die Handlungsstrategien, die ich einmal aus guten Gründen entwickelt habe, hilft mir, in Zukunft anders damit umzugehen und mich nicht dafür zu verurteilen. Weil ich verstehe, warum ich mich so verhalten habe.

Wenn Sie merken, dass Sie nicht weiterkommen, immer wieder blinde Flecken feststellen, sollten Sie sich ebenfalls nicht verurteilen, sondern sich eine Person suchen, die sich mit der Thematik Essstörungen auskennt – mit der aber auch die emotionale Ebene stimmt. Sie kann dann ihr persönlicher Resonanzboden werden.

Dieser Weg ist eine Art „Expedition" in ein anderes, neues Leben. Und wie das bei Expeditionen so ist: Man freut sich darauf, hat gleichzeitig aber auch Angst vor dem Ungewissen. Wenn ich mich auf den Weg begebe, ist die Verstehbarkeit, das neu erworbene Wissen etwas, das mir Sicherheit geben kann auf schwankendem Boden – sobald ich Angst bekomme, unsicher bin oder Versagensgefühle entwickele. Mit meinen Kenntnissen kann ich verstehen, warum ich mich gerade wieder auf eine bestimmte Weise verhalte, warum es wichtig ist, es anders zu machen – und warum ich es womöglich gerade noch nicht ganz hinbekomme. Dieser Weg ist ein Prozess – es geht nicht darum, absolut alles zu jeder Zeit richtig zu machen.

Als Therapeutin sage ich meinen Klientinnen und Klienten gerne den Satz: „Der liebe Gott hat Ihnen Ihr Gehirn gegeben, damit sie es benutzen." – was versinnbildlichen soll, dass es immer wieder Arbeit ist, einen Abgleich zwischen den alten

Einstellungen und dem neuen Weg zu leisten. Meine Unsicherheiten kann ich mit dem Wissen meines Gehirns beruhigen und erklären. Ich kann mir beispielsweise sagen: „Ich weiß, du bekommst es noch nicht hin, dein Inneres ist noch nicht so weit, ein Normalgewicht zuzulassen. Dein Verstand weiß aber, dass es richtig wäre."

Die Beschäftigung mit einem „seltsamen" Essverhalten zwingt dazu, sich mit sich selbst auseinanderzusetzen. Es gibt keine Short Cuts dafür, keine Abkürzungen, sondern nur diese abenteuerliche Expedition zu uns selbst. Sie kann aber sehr zufriedenstellend, bereichernd und beglückend sein, weil sie uns zu einem intensiveren Leben bringt, zu einem viel umfassenderen Ziel.

Sich selbst akzeptieren

Mit dem Wunsch abzunehmen ist oft die Hoffnung verbunden, dass wir uns selbst mehr lieben könnten, wenn wir endlich den Körper hätten, von dem wir seit langem träumen. „Ich möchte besser aussehen, einen Partner finden, mich im Job nicht so runtermachen lassen, selbstbewusster durchs Leben gehen ..." – heruntergebrochen bedeutet all das, bei sich selbst anzukommen. Wie aber kann Selbstliebe unabhängig davon entstehen? Wie können wir Ideale, an denen man nur verzweifeln kann, loslassen? Und wie können wir mehr in uns ruhen, zufriedener sein?

Wenn wir lernen, unseren Körper so zu respektieren, wie er gerade ist – auch wenn er von einem erwünschten Gewicht, einer vermeintlich idealen Form abweicht oder ambivalente Gefühle erzeugt – stärkt das unsere Fähigkeit, auf uns zu achten, die eigene Gesundheit zu erhalten. Die Schwierigkeit liegt dann darin, ganz individuell herauszufinden, was ich tatsächlich für mich verändern will und wie ich dabei gesund bleiben kann. Oft ist zu erleben, dass Ärzte sagen: „Sie haben zu viel Gewicht, es wäre besser, wenn Sie abnehmen würden." Dabei kann es nicht darum gehen, sich nach bestimmten Normen zu richten oder nach Regeln wie „bei einer bestimmten Größe muss man einen bestimmten BMI haben". Gesundsein bedeutet: Mit welchem Gewicht und welcher körperlichen Fitness fühle ich mich am gesündesten, am leistungsfähigsten, am wohlsten? Es kann sein, dass ich dabei den von außen vorgegebenen Maßstäben entspreche – oder auch nicht.

Denn die Frage ist auch: Welchen Knochenbau, welche Gene habe ich mitbekommen, welcher Typ bin ich? Als beispielsweise skandinavischer Frauentyp werde ich womöglich große Schwierigkeiten haben, in die kleinen Kleidergrößen einer zierlichen Französin hineinzupassen – oder werde es vielleicht nur um den Preis einer Essstörung schaffen. Viel wichtiger ist es, wahrzunehmen, was ich mitbekommen habe und wie ich damit umgehe.

Ich denke dabei an eine Klientin, die als Schülerin in der Oberstufe schon fast 1,90 m groß war. Sie fand es schrecklich, immer Größe 42/44 zu tragen und ging einen langen, leidvollen Weg über eine Bulimie, Alkohol- und Drogenkonsum, bis sie sich selbst annehmen konnte. Das letzte Mal, als ich sie sah, war sie eine strahlende, junge Frau mit knapp 1,90 m Größe, die Kleidergröße 42 trug – die aber eine Ausstrahlung hatte, die einfach umwerfend war.

Ein anderes Beispiel war Ben, der wegen einer Anorexie in meine Praxis kam und sehr klein war – viel kleiner als seine Klassenkameraden. Bei ihm ging es ebenfalls darum zu akzeptieren, dass er von der Norm abwich und in den Bereichen, in denen die anderen auftrumpften, nicht mithalten konnte.

Wir arbeiteten heraus: „Du bist eben anders – du bist der Typ ‚Nerd‘, du hast spezielle Interessen. Das Wichtigste ist, dass du Menschen findest, die ähnlich ticken wie du." Bei einem Ferienkolloquium für Schüler in Mathe war das schließlich der Fall. Nach seinem Schulabschluss ging er nach Amerika, studierte an einer Elite-Uni und fand dort eine Freundin, mit der er jetzt sein Leben teilt. Seine Mutter sagte später zu mir: ‚Ich beneide ihn fast darum, was er gelernt hat durch seine Essstörung.'

Wir haben unser Gehirn, um zu verstehen.

Eine weitere Klientin, Silja, war unglücklich im Job, litt unter Konflikten mit ihrer Herkunftsfamilie und hatte gelernt, beides mit viel Essen zu kompensieren. Sie war stark übergewichtig. Stück für Stück verstand sie in der Therapie, dass sie andauernd um die Liebe ihres Vaters kämpfte, einem erfolgreichen Unternehmer. Auch deshalb arbeitete sie in einem Beruf, der ihr zwar keinen Spaß machte, aber seine Anerkennung fand. Durch das neu erworbene Verständnis schaffte sie es, eine Gewichtszunahme zu stoppen, wenn auch nicht abzunehmen. Schon das war in ihrem Fall eine enorme Leistung.

Durch das Wissen um die Zusammenhänge von Diäten lernte sie: Mein Körper arbeitet gegen mich, weil ich nicht so stark abnehmen sollte. Sie lernte, sich mit den unangenehmen Gefühlen auseinanderzusetzen, wenn andere sie beim Sport betrachteten. Letztlich traute sie sich, im Verein Tischtennis zu spielen, sich trotz ihrer Kilos zu bewegen. Sie fand heraus, was sie beruflich wollte, und gab ihre gut bezahlte Stelle auf für einen unsicheren, neuen Job, der sie jedoch deutlich mehr befriedigte. Schließlich achtete sie gezielt auf die Dynamik in ihrer Familie – wo sie sich von Mutter oder Vater immer wieder zu kurz gekommen und nicht gesehen fühlte, wo sie sich abgrenzen musste.

So führte sie als dicke Frau ein zufriedenes Leben. Schließlich verliebte sie sich. Die Erfahrung ,da gibt es jemanden, der mich so mag, wie ich bin' und ein Buch, das auf einem in der Therapie gelernten und in anderen Lebenslagen schon praktizierten Prinzip beruhte[244], gaben den letzten Anstoß. Sie nahm plötzlich ab – ganz einfach, wie sie rückmeldete.

Dieses Beispiel zeigt einmal mehr, wie wichtig das Verständnis für unsere Motive und die äußeren und inneren Zusammenhänge ist. Erst wenn ich darauf achte, was mein Körper und meine Seele brauchen, kann ich ein gesundes Leben führen.

ZIELE SETZEN

Wenn wir uns Ziele setzen, erleben wir immer wieder, dass wir diese nicht unbedingt erreichen – manchmal ja, manchmal nein. Was aber unterscheidet die Ziele, die wir erreichen, von denen, die wir verfehlen? Wir erleben immer wieder, dass manche Dinge relativ leicht gelingen, selbst wenn der Weg dahin anstrengend ist, und wir an anderer Stelle an vermeintlich einfachen Vorhaben scheitern.

Zunächst können wir zwei Arten von Zielen unterscheiden: so genannte Vermeidungs- bzw. Abwendungsziele und Annäherungsziele. Erstere sind im Gehirn eng mit dem Angstzentrum verbunden, das Stressreaktionen auslösen kann („Ich muss abnehmen, sonst bekomme ich irgendwann noch einen Herzinfarkt!"). Eine solche Zielsetzung kann mit Schuldgefühlen und schlechtem Gewissen verbunden sein. Wir haben auch eher das Gefühl, ein Opfer bringen zu müssen.

Attraktive Ziele sind im Gehirn dagegen mit dem Lustzentrum gekoppelt, was unsere Motivation stärkt. Für eine anhaltende Veränderung ist es daher wichtig, immer wieder zu überprüfen, ob die eigenen Ziele positiv und attraktiv – eben „lecker" – formuliert sind.

Zwei Beispiele: Ich habe mein Abi gemacht, möchte Medizin oder Geschichte studieren und erfahre dann, ich brauche dafür das große Latinum. Latein interessiert mich nicht, ich habe es in der Schule vermieden, und trotzdem – mit ein wenig Überwindung und viel Fleiß schaffe ich das Latinum relativ problemlos. Dagegen das Ziel: Ich sollte aus gesundheitlichen Gründen abnehmen (außerdem steht der Sommer vor der Tür und ich würde mich im Schwimmbad wohler fühlen). Ich mache eine Diät, es läuft am Anfang auch gut, dann fällt es mir immer schwerer durchzuhalten. Oder ich habe mein Ziel – die Gewichtsabnahme – sogar erreicht, erlebe in den Wochen und Monaten danach aber, wie sich Gramm für Gramm wieder anreichert.

Der Unterschied zwischen diesen beiden Zielen: Die erste Zielformulierung („Ich möchte mein Latinum machen, weil ich Medizin/Geschichte studieren will") bezieht sich auf einen überschaubaren Zeitraum und ein klares Resultat, das für mich positiv besetzt ist, denn es bringt mich meinem Traum – Medizinerin oder Historiker zu werden – näher.

Bei der Gewichtsreduktion scheint das Ziel genauso einfach zu sein („Ich schränke mich einige Zeit ein und gewinne Gesundheit und Attraktivität"). Es funktioniert langfristig dennoch nicht, weil viele emotionale Faktoren unberücksichtigt bleiben, die eine große Auswirkung auf die Zielerreichung haben: Warum esse ich immer wieder Süßes, Fettes, zu viel? Wird Essen als Seelentröster eingesetzt? Wo sabotiere ich mich selbst – und ähnliche Faktoren. Wenn zur Erreichung eines Ziels bestimmte Verhaltensweisen eine Zeit lang vermieden werden, bedeutet das ja nicht, dass sich an den zugrunde liegenden Bedürfnissen etwas geändert hat. Deshalb müssen wir diesen auf die Spur kommen.

Beim Latinum habe ich den Schein, der Bedingung für das Studium ist, und muss mich nicht weiter darum kümmern. Abnehmen dagegen funktioniert nur dann, wenn ich mein Leben ändere, die Änderungen langfristig auch aufrechtzuerhalten sind – und mein Leben lebenswerter machen. Das heißt, ich muss weiter in mich gehen, erkennen, was meine wirklichen Beweggründe sind und an diesen tieferliegenden Wünschen und Bedürfnissen arbeiten.

Ich könnte aber auch Ziele wählen, die mich mehr motivieren und damit leichter zu erreichen sind: etwa ein gutes Körpergefühl, Entspannung oder mehr Zufriedenheit.

Nadine ist bis zu den Wechseljahren mit einem sehr kontrollierten Essverhalten ganz gut klargekommen. Sie hatte Glaubenssätze verinnerlicht, die sie schon von ihrer Mutter gehört hatte: „Als Frau musst du dich immer kontrollieren, sonst gehst du auseinander wie ein Hefekuchen – und dann bekommst du die Quittung." Ihr Ziel war daher immer: „Ich muss noch in mein Hochzeitskleid passen". Seit einiger Zeit aber plündert sie immer öfter den Kühlschrank oder die Vorratskammer. Kalte Kartoffeln, Lakritzschnecken, was immer sie auch vorfindet. Durch die regelmäßigen Heißhungeranfälle fühlt sie sich richtig mies.

Kleine Mädchen wünschen sich manchmal wie Barbie auszusehen – zum Erwachsensein gehört aber das Verständnis, dass Barbie eine Kunstfigur ist und als Mensch mit dieser Figur nicht lebensfähig wäre. Auch Nadines Hochzeitskleid ist letztlich ein Symbol aus einer anderen Zeit. Nadines Körper ist mittlerweile der einer reiferen Frau, sie hat ein Gewicht, das zu ihrer aktuellen Lebensphase gehört. Auch

wenn sie lange glaubte, das Optimum sei das Hochzeitskleid, muss irgendwann das Verständnis einsetzen: Mein
Wunsch hat mit der Realität nichts mehr zu tun.

*Eine neue Zielformulierung für Nadine könnte daher lau-
ten: „Mein Körper ist jetzt anders als damals. Ich möchte an
dem Ziel arbeiten, die Heißhungeranfälle zu stoppen – nicht
daran, unbedingt wieder 58 Kilo zu wiegen." Nadine schafft
es schließlich, ihre alten Glaubenssätze zu entsorgen. Mittlerweile sagt sie: „Ich habe verstanden, dass ich einem Ideal
hinterherlaufe, das nicht zu mir passt. Ich habe verstanden,
warum. Ich möchte das ändern – aber so, dass es gut für mich
ist." Ein weiteres, neues Ziel lautet: „Ich darf jetzt Größe 40/42
haben, aber ich möchte nicht 46 tragen." Wichtig ist dabei nur,
dass sie nicht wieder fremden Idealen hinterherläuft.*

Passende Ziele finden

Dieses Buch soll dazu beitragen, die Zusammenhänge rund
um unser Essverhalten zu verstehen und persönliche Ziele
zu finden. Es gibt keine Zielmarken vor à la „Wie kann ich
schnellstmöglich X Kilo abnehmen". Es ist auch kein Ratgeber der Sorte „Wie bekomme ich meinen Traumkörper?" Es
kann aber dabei helfen, eigene Ziele zu definieren: Was ist
das, was ich wirklich will? Habe ich ein Ziel? Ist es ein gutes
Ziel? Denn es gibt viele oberflächliche Zielsetzungen – um
nachhaltig erfolgreich zu sein, geht es aber darum, gute
und passende Ziele für sich selbst zu finden. Nichts weniger
bedeutet „das eigene Maß".

Ein Beispiel: Wenn meine Brüste hängen oder eine unterschiedliche Größe haben, wird keine Creme, keine Diät,
kein Sport dabei helfen, wieder Brüste wie mit 17 Jahren
zu bekommen oder eine Symmetrie wie auf Werbebildern
zu erreichen. Wenn ich damit nicht leben kann, bleibt nur

eine Operation. Eigentlich aber geht es um etwas anderes: darum, mich selbst, meine Eigenarten oder auch Veränderungen zu akzeptieren.

Daher steht ganz am Anfang die persönliche Zieldefinition: Wenn ich meine, nur ohne hängende Brüste glücklich zu werden, ist es womöglich mein Ziel, Geld anzusparen und einen guten Operateur zu finden. Verstehe ich aber, dass es zum Alterungsprozess dazugehört, dass Brüste vielleicht mehr hängen, dann kann mein Ziel ein anderes sein: Ich will lernen zu akzeptieren, dass ich älter werde, und mache für mich das Beste daraus. Dann gebe ich vielleicht mehr Geld aus für gut sitzende BHs, in denen ich mich attraktiv fühle. Vielleicht liege ich nicht mehr „oben ohne" am Strand, aber richte mein Hauptaugenmerk auf alles, was ich an mir schön finde – weiche Haut, strahlende Augen, ein mitreißendes Lachen.

Für einen dicken Menschen kann es ein gutes Ziel sein, sich selbst mehr lieben zu lernen – mit der eigenen Körperfülle. Hinzuschauen: Was kann ich in meinem Leben alles verändern, damit es mir gut mit mir selbst geht? Ein realistisches Ziel könnte auch lauten, eine Gewichtszunahme zu stoppen oder eine langsame Gewichtsabnahme bis maximal 15 Prozent unter dem bisherigen Höchstgewicht anzusteuern. Denn ein moderates Übergewicht bei viel Bewegung ist deutlich gesünder als ein ständiges Auf und Ab. Ziele, die unrealistisch sind, wird man dagegen mit keinem Ratgeber der Welt erreichen – oder nur um einen schmerzhaften Preis, wie dem einer Essstörung.

Wir sind oft bequem und wünschen uns ein einfaches Rezept, das schnell funktioniert, wünschen uns rasche Erfolge. Der Weg des ewigen Diätens, des Jojo-Effekts, des Hoffens und Scheiterns ist aber nicht kurz, und das Ziel ist langfristig meist nicht erreichbar. Stattdessen wäre es doch sinnvoll, es gleich richtig zu machen – der Weg zu sich selbst ist nicht unbedingt länger. Natürlich ist er nicht immer leicht: Sich selbst einzugestehen, den eigenen Körper abzulehnen, oder auch, sich von unrealistischen Zielen zu verabschieden, ist erstmal viel schmerzhafter, als darauf zu hoffen, dass sich alles noch irgendwie ändert.

Das eigene Gewicht

Jeder Mensch hat ein ungefähr für ihn bestimmtes Gewicht – abhängig vom eigenen Körperbau und der Lebensphase, in der er sich befindet. Daher kann es auch nicht um einen kurzfristigen, rasanten Gewichtsverlust gehen, um ein bestimmtes Wunschgewicht zu erreichen. Dagegen kann ein dauerhaft entspanntes Essverhalten zu einem Gewicht führen, das auch genetisch zu uns passt: Das Gewicht, das ich erreiche und halte, wenn ich mich gut ernähre und ausreichend bewege, und das mich gesundheitlich nicht beeinträchtigt. Ein Gewicht, bei dem ich mich in meinem Körper wohlfühle.

Wenn Menschen über viele Jahre Diäten, den Jojo-Effekt und vielfache Ernährungsumstellungen durchgemacht haben, wenn ihr Stoffwechsel aus dem Gleichgewicht geraten ist und all das zu Übergewicht geführt hat – dann kann es eine ganze Weile dauern, bis Essverhalten und Gewicht sich wieder einpendeln. Daher ist es unbedingt nötig, dass wir darauf vertrauen, dass der eigene Körper sein persönliches Wohlfühlgewicht auch ohne Diät erreichen kann.

Dranzubleiben und keine Diäten mehr zu starten, kann dazu führen, dass der Körper über die Zeit hinweg von selbst Gewicht verliert. Es kann aber auch bedeuten, von einem Untergewicht aus etwas zuzunehmen – bis zu dem zum eigenen Körper passenden, ausreichenden Gewicht. Oder bei guter Gesundheit mit einem leichten Übergewicht zu leben und eher an der Selbstakzeptanz zu arbeiten. Es kann auch heißen, dass das Gewicht je nach Alter und Lebensumständen ganz natürlich um ein paar Kilogramm schwankt.

Besser, als täglich jedes Pfund zu dokumentieren, wäre es daher, dass wir bewusst wahrnehmen, ob wir uns wohl, kraftvoll, in uns ruhend fühlen – oder nicht. Es geht bei diesem „Ich-Gewicht", wie die Schweizer Psychoanalytikerin Maja Storch es bezeichnet, darum, „das Selbstbestimmungsrecht über den eigenen Körper zurückzuerobern".[245]

„Wenn man versucht, den eigenen Lebenslauf in die starre Struktur mathematischer Mittelwerte zu pressen, beschneidet man die Eigenheit und verliert an Identität. Das Ich-Gewicht wird ein Leben lang flexibel mit den momentanen Umständen ausbalanciert. Es passt sich dem Eigenen an – und nicht der Norm." **Maja Storch**[246]

Kommunikation mit sich selbst

Welche Art der Kommunikation, welche Worte benutze ich, wenn ich mir etwas vornehmen oder ändern will? Sage ich laut oder leise zu mir selbst: „Ich darf nicht …", „Ich muss …" Oder formuliere ich Botschaften, die mir selbst gegenüber gnädig sind – vielleicht mit einem verständnisvollen Augenzwinkern? Auf diese Weise formulieren wir Änderungswünsche nicht als „Ich darf nicht mehr so viel essen!" oder „Ich muss aufhören zu rauchen!" – sondern als: „Ich werde nicht rauchen/mich mit Essen vollstopfen – denn ich brauche das gar nicht. Ich finde raus, was ich wirklich benötige, und werde auf eine gute Art emotional satt."

Bei Formulierungen wie „ich muss" und „ich darf nicht" entwickelt unsere Psyche automatisch Widerstände, weil all das, was verboten ist (aber eigentlich doch Spaß macht) besonders attraktiv ist. Stellen Sie sich vor, Sie wären mit einer Schulklasse auf Klassenfahrt in einem alten Schloss untergebracht. Ihnen wird gesagt: Alle dürfen alle Räumen benutzen – bis auf dieses eine Zimmer, das sei unbedingt tabu. Wo würde es die meisten Schüler nachts wohl hinziehen ...?

Damit eine Verhaltensänderung erfolgversprechend ist, muss sie außerdem von Empathie und Wohlwollen sich selbst gegenüber begleitet werden. Achten Sie daher grundsätzlich auf Ihre Kommunikation mit sich selbst. Wie oft beschimpfen wir uns insgeheim, wie oft machen wir uns klein, denken, etwas könnte noch besser sein, wenn wir uns nur noch mehr anstrengen würden ... Versuchen Sie, Ihrem eigenen Perfektionsdrang auf die Schliche zu kommen. Fangen Sie an, gnädiger mit sich selbst zu sein, Dinge in einem milderen Licht zu betrachten.

Sich nicht für ein Scheitern zu verurteilen, sondern dankbar auf das Erreichte zu schauen – denn Lebenszufriedenheit und Glücksempfinden ist stark gekoppelt mit dem Gefühl von Dankbarkeit. „Ich tue das, was mir möglich ist, und das ist schön. Vielleicht könnte etwas noch besser sein, aber so wie es ist, ist es auch gut." Achten Sie auf Ihre Gedanken – denn unsere Formulierungen und unser Denken haben immense Auswirkungen auf das, wie wir das Leben und uns selbst betrachten.

NEUE WEGE GEHEN

Wenn ich etwas per Verstand für mich akzeptiere oder Alternativen zu bisherigen, für mich schädlichen Verhaltensweisen finde, geht es darum, das Verstandene auch umzusetzen. Dabei werden wir Selbstwirksamkeit spüren und andere Reaktionen auslösen als zuvor.

Mia etwa lernte nach und nach, statt mit für sie zuvor typischen Reaktionen – Bockigkeit, Türen schlagen, Hungern – anders mit Situationen umzugehen. So konnte sie über ihre Gefühle sprechen und erfahren, dass ihre Eltern sehr wohl Verständnis für sie hatten und ihr durch ihre erwachseneren Reaktionen mehr Freiraum zutrauten.

Silja setzte sich mit ihrem Vater-Tochter-Verhältnis auseinander. Sie nahm ihr Gefühl wahr, dass sie tun konnte, was sie wollte – es war nie genug, ihr Vater ließ sie emotional „am langen Arm verhungern". Nachdem sie den Mechanismus verstanden hatte, konnte sie andere Verhaltensweisen entwickeln. Sie erlebte beispielsweise, wie sie mit ihrem Vater zum Fußball ging – eine Leidenschaft, die beide verband – und der Vater sie wegen zufällig anwesender Geschäftsfreunde stehen ließ. In der Vergangenheit hätte sie ihm Vorwürfe gemacht. Nun verstand sie, dass sie ihn nicht ändern würde – dass sie sich aber sehr wohl selbst anders verhalten konnte und sich das nicht antun musste. Sie verließ das Stadion. Das Wichtigste war für sie zu verstehen: Sie hatte ein Recht darauf zu gehen. Es dauerte kein Vierteljahr, da verabredete sich ihr Vater zum ersten Mal in ihrem Leben von sich aus mit ihr.

Es braucht also das Verständnis dafür, was eine bestimmte Situation in mir auslöst, was Menschen mit mir machen – und gleichzeitig die Bestimmtheit, dass ich es nicht mehr mit mir machen lasse. Natürlich gibt es keine Garantie dafür, dass alle begeistert sind, nur weil ich mich jetzt anders verhalte. Aber das Wissen darum, dass eine Veränderung für mich besser ist, lässt mich durchhalten, und ich werde über kurz oder lang auch sehr positive Rückmeldungen von anderen bekommen. All das kommt – sobald wir gut zu uns selbst sind.

Silja erlebte, dass ihr Vater reagierte. Mittlerweile haben sie ein gutes Verhältnis – weil der Vater sie jetzt mehr als „Gleiche" akzeptiert. Auch innerhalb der Familie hat sie nun eine neue Position, selbst bei der überfürsorglichen Mutter ist sie nicht mehr „die Kleine".

Wie können wir uns ändern?

Wenn wir neue Ziele ansteuern, uns verändern wollen, ist es wichtig zu wissen, wie Gewohnheiten entstehen und angepasst werden können.

Alles, was wir erfahren und lernen, wird in Nervenverbindungen gespeichert, über die Informationen ausgetauscht werden. Bei häufigem Gebrauch werden diese Transportwege zu regelrechten „Autobahnen" ausgebaut, wie es der Hirnforscher Gerald Hüther nennt. Werden sie hingegen nur spärlich benutzt, verkümmern sie zu schmalen Pfaden oder verschwinden ganz. Auf diese Weise passt sich unser Gehirn bis ins hohe Alter immer wieder an unser Leben an. Die so genannte Neuroplastizität ist die Voraussetzung dafür, dass wir jederzeit Neues lernen und uns anpassen können.

Gleichzeitig macht es deutlich, warum es so schwer ist, etwas zu verändern: Wenn wir schon lange zwei verschiedene Reize immer wieder miteinander verbinden – zum Beispiel das Entspannen am Abend mit Snacks und ein, zwei Gläsern Wein – dann wird diese Kombination nicht bloß zur Gewohnheit. Die Nervenverbindung in unserem Gehirn ist so dominant, dass es nicht leicht ist, sie wieder zu entkoppeln. Setzt man sich abends auf die Couch, erzeugt das Signal „Feierabend" augenblicklich ein körperliches Verlangen nach dem Gewohnten. Gleichzeitig werden in Erwartung einer „Belohnung" Glückshormone ausgeschüttet.

Mit dem Bewusstsein für unsere Motivation und dem Wissen um diese Strukturen kann eine Veränderung leichter fallen. In dem genannten Beispiel geht es ja nicht primär um die Freude am Essen – sondern eigentlich um Entspannung. Womöglich nimmt man sich daher vor, Knabbereien und Alkohol durch einen abendlichen Spaziergang zu ersetzen. Bei der Umsetzung kann es aber zu widerstreitenden Gefühlen kommen: Kognitiv verstehen wir immer noch, dass das neue Verhalten besser wäre. Gefühlsmäßig sind wir aber plötzlich von der Idee, den Ablauf zu verändern, nicht mehr begeistert.

Das liegt an der Nervenverbindung: Wir scheuen nicht die neuen Wege, weil wir willensschwach oder die Argumente nicht überzeugend wären. Es fühlt sich einfach nicht gut an und ist anstrengend, weil eine breite Nervenstraße – die „Autobahn" – umgangen wird und man mit der neuen Verhaltensweise quasi querfeldein soll. Unsere Gehirnzellen haben sich an die bisherige Verbindung gewöhnt – mit den neuen Impulsen können sie erstmal nichts anfangen, auch eine Belohnung in Form von Glückshormonen bleibt aus. So kann sich eine geplante Veränderung im Moment der Umsetzung plötzlich nicht mehr gut anfühlen – und man bleibt in der alten Spur.

Raus aus der Komfortzone

Selbst wenn Angewohnheiten ungesund oder nicht zielführend sind, honoriert unser Gehirn also das Vertraute. Stress mit Essen zu begegnen, ist für viele Menschen eine liebgewordene Gewohnheit: Der übliche Nachhauseweg über die Autobahn „Stress" bis zur Ausfahrt „Essen" – die Fahrt läuft praktisch automatisch ab. Strebt man eine Veränderung an, muss man daher so lange dranbleiben, bis die neue Verbindung zwischen den Gehirnzellen stärker ist als die alte. Umso wichtiger, neue Vorhaben mit möglichst vielen positiven Empfindungen aufzuladen!

Wenn wir alles verstanden haben, verlassen wir unsere gewohnte Autobahn und gehen ganz bewusst einen neuen Weg. Wenn wir uns bewusst sind, dass das Neue erstmal unangenehm ist – einfach, weil es neu ist – haben wir vielleicht sogar Freude daran, über Stock und Stein zu gehen. Wir wissen, dass es anstrengend wird, akzeptieren es aber, weil wir Hoffnung auf etwas Neues und Besseres haben. Wir wissen, dass wir auf der Expedition zu uns selbst sind.

Wenn wir einen Weg öfter gehen, ist er irgendwann kein Trampelpfad mehr, sondern wird zu einem bequemeren Weg, schließlich zur neuen Autobahn, über die wir gar nicht mehr nachdenken müssen. Dazu gehört aber auch, sich nicht dafür zu verachten, wenn man dann doch mal den altgewohnten Weg nimmt.

SELBSTWIRKSAMKEIT

Die Umsetzung unserer Ziele geht also nie über bloßen Verzicht, sondern über das Verstehen und über ein verändertes Verhalten, so dass wir dadurch Selbstwirksamkeit spüren. Das ist der zweite Schritt.

Wenn ich verstanden habe, welche Faktoren eine Rolle spielen, wenn ich tatsächlich abnehmen will und mich mit meinen Bedürfnissen und Träumen auseinandergesetzt habe – dann geht es daran, sich eine neue Einstellung zum Essen anzueignen.

Neben einer grundlegenden Veränderungsbereitschaft brauchen wir dafür gewisse Tools, um mit bestimmten Situationen umgehen zu können: Wenn ich abends beim Fernsehen doch zu viel nasche, wenn ich bei leckerem Essen grundsätzlich zu viel nehme oder wenn sich emotionales Essen bemerkbar macht.

UMGANG MIT ESSEN

Von der Diät zur Essenserlaubnis

Wenn wir verstanden haben, warum Diäten langfristig nicht funktionieren, können wir uns dauerhaft von ihnen verabschieden – denn durch die künstliche Ernährungseinschränkung entfernen wir uns immer weiter von einem natürlichen Essverhalten, die Verbindung zu unseren Körpersignalen wird gestört. Entscheidend ist daher, dass wir uns eine grundlegende „Essenserlaubnis" erteilen – denn Verbote lösen das Gefühl von Verzicht aus und erzeugen umso mehr Verlangen (insbesondere, wenn der Körper ohnehin geschwächt oder der Stoffwechsel durcheinander ist).

Unter dem Titel „Do not eat the red food" zeigte ein Experiment der Universität Maastricht sehr anschaulich, was Verbote bewirken: Kinder bekamen je eine Schüssel mit gelben und roten Schokolinsen präsentiert – wobei sie die roten nur ansehen, aber nicht essen durften. Später wurde ihnen gesagt, dass sie ausnahmsweise von beiden Sorten naschen dürften. Daraufhin aßen die Kinder ein Vielfaches der roten Linsen – obwohl es sich um das exakt gleiche Produkt handelte.[247] Auch bei uns Erwachsenen ist das so: Je strenger wir uns bestimmte Nahrungsmittel verbieten, desto erstrebenswerter erscheinen sie uns, desto größer wird der Heißhunger danach. Wenn ich dagegen die freie Wahl habe, kann ich leichter entscheiden, was und wie viel mir guttut.

Für diäterprobte Menschen kann diese Erlaubnis anfangs allerdings fast beängstigend wirken: Sie trauen sich selbst oft nicht mehr zu, Essensentscheidungen ganz frei zu treffen, befürchten vielleicht eine Art „Dammbruch", bei dem sie nur noch ungesunde, kalorienreiche Nahrung zu sich nehmen würden. Aber: Erlaubtes verliert seinen Reiz. Vielleicht konsumiert man eine Weile öfter die ursprünglich „verbotenen" Lebensmittel. Es wird aber nicht dauerhaft nur Schokolade auf dem Speiseplan stehen, wenn wir uns an unseren Körpersignalen orientieren.

Daher sollten wir unsere Ernährung auch weder in „gute" und „schlechte" Nahrungsmittel unterteilen, noch ausschließlich unter Gesundheitsaspekten beurteilen. Wenn ich Süßes mag, hilft es mir nichts, wenn ich mir sämtliche Süßigkeiten verbiete. Wichtig ist dann, es in meine Ernährung miteinzubeziehen: Es mir zu erlauben – aber eben nicht, indem ich regelmäßig eine ganze Tafel Schokolade verschlinge, sondern stattdessen vielleicht eine Kugel Eis, die ich bewusst und ohne schlechtes Gewissen genieße.

Wie wichtig dieser Punkt für das Gelingen ist, zeigte ein Projekt, das wir vor einigen Jahren konzipiert hatten. Unter dem Namen „Powerboys" sollten männliche Schüler der 9. und 10. Klasse einer Brennpunktschule begleitet werden, die starkes Übergewicht und deshalb Schwierigkeiten hatten, einen Ausbildungsplatz zu finden. Wieder ging es um den Dreischritt: Zum einen um mehr Wissen über Ernährung und Bewegung. Zum anderen waren die Jungs bei praktischen Sportangeboten (vom Zirkeltraining bis zum Rundlauf beim Tischtennis) unter sich und konnten Spaß an der Bewegung entwickeln – ohne abschätzige Bemerkungen von außen. Schließlich ging es darum, an welchen Stellen es in ihrem Leben nicht so gut lief, und um ihre Bedürfnisse, Wünsche und Ziele.

Gegenwind bekam unser Projekt, nachdem es erfolgreich angelaufen war, allerdings von unerwarteter Seite: Bei der Aufklärung zu guten Essgewohnheiten war es schwierig, die Eltern mit ins Boot zu bekommen. Viele beharrten darauf: „Du kannst doch keinen Schokoriegel essen, wenn Du abneh-

men willst." Die Eltern hatten genau die Dogmen im Kopf, die wir alle eingetrichtert bekommen, und hatten daher große Schwierigkeiten, einen anderen Ansatz mitzugehen. Es zählt allerdings zu den wesentlichen Gelingensbedingungen, dass die Teilnehmer mit Freude dabei sind, ihren Körper annehmen und sich wirklich nichts verbieten.

Wir stellten fest, dass dieser Zielkonflikt die Arbeit mit den übergewichtigen jungen Männern enorm erschwerte – und wie wichtig es ist, dass die einzelnen Schritte auf dem Weg zu einem gesünderen Essverhalten wirklich verinnerlicht werden. Diese Erfahrungen und Ergebnisse flossen später durch Antje Büssenschütt – Mitveranstalterin des Projekts „Powerboys" – in die Arbeit des Zentrums für Adipositas-Schulung (ZABS) in Bremen ein, das adipöse Kinder, Jugendliche und ihre Familien berät.[248]

Die Essenserlaubnis ist also ein maßgeblicher Schritt, den wir nicht überspringen dürfen. Wenn trotzdem noch Heißhungeranfälle auftreten, ist es wichtig weiterzuforschen: Was habe ich übersehen, was brauche ich noch, welche Bedürfnisse kann ich durch etwas anderes als durch Essen ersetzen?

Das Esstagebuch – warum werde ich nicht satt?

Hilfreich kann sein, eine Zeit lang ein Esstagebuch zu schreiben – mit einem Raster für Uhrzeit, für die Gefühle, die vor dem Essen vorherrschten, die Stärke des Hungers und was tatsächlich gegessen wurde (auch das Trinken ist nicht zu vernachlässigen und daher ebenfalls zu notieren). Nach dem Essen sollte man weiter ausfüllen, wie satt man sich fühlt, welche Gefühle und Stimmungen anschließend aufgetreten sind. Wenn ich ein oder zwei Wochen ein Esstagebuch geführt habe, wird schnell deutlich, in welchen

Situationen ich entweder seelisch nicht satt werde, mich überfuttert habe oder irgendwelche Sachen nebenbei in mich hineingestopft habe. Natürlich sind das Dinge, die ich eigentlich weiß, die ich mir aber oft nicht ausreichend bewusst mache.

Dann ist es wichtig zu analysieren: Warum mache ich das? Es ist ein Unterschied, ob ich zum Beispiel bei der Arbeit zwischendrin immer zu irgendwelchen Schoko- oder Müsliriegeln greife (oder zu den berühmten „Bürokeksen"), weil ich keine Zeit zum genussvollen Essen habe – oder mir mit diesen Snackpausen Abwesenheit von der Arbeit erlaube. Ob ich abends zur Entspannung vor dem Fernseher die Beine hochlege und mir dabei ein Stück Schokolade gönne – oder es regelmäßig ausufert zu einer ganzen Tafel.

Oberflächlich geht es in beiden Fällen um den Konsum von Süßigkeiten. Die Beweggründe dahinter sind aber unterschiedlich. Bei der Arbeitssituation sollte ich mich fragen, ob ich die Snacks dafür missbrauche, um mir Pausenzeiten zu genehmigen. Oder nehme ich mir nicht genügend Zeit für ein Mittagessen? In jedem Fall wäre es richtig, mir echte Pausen einzuplanen, in denen ich vielleicht mal einen Gang um den Block mache, mit den Kolleginnen und Kollegen in die Kantine gehe oder ganz in Ruhe mein gesundes, mitgebrachtes Essen für mich allein genieße. Ich sollte mir genau überlegen, wie ich dieses unbewusste Hineinschieben von Kalorien in etwas Positives verwandeln kann, das mir Stress am Arbeitsplatz nimmt und wirklich Ruhepausen verschafft.

Wir haben in diesem Buch zwar das Essen im Fokus, die langjährige Erfahrung mit Nichtraucher-Seminaren zeigt aber, dass die Änderungen von schädigenden Verhaltensweisen eigentlich alle auf die gleiche Weise angegangen werden können.

In meiner Beratung hatte ich einmal mit einem OP-Pfleger zu tun, der in einer Uniklinik arbeitete. Zum Rauchen ging er immer vor die Tür. Eigentlich wollte er die Zigaretten aufgeben, war aber bisher immer wieder daran gescheitert. Denn in seiner Belegschaft war es zwar anerkannt, eine Raucherpause zu machen, nicht aber „einfach so" einen kurzen Moment Auszeit von der anstrengenden Arbeit zu nehmen. Eine Zeitlang sagte mein Klient daher einfach, dass er zum Rauchen ginge, spazierte stattdessen um den Block und genoss bewusst eine kurze Pause – bis er die neue Gewohnheit verinnerlicht hatte. Nach kurzer Zeit konnte er dazu stehen.

Abends vorm Fernseher ist es womöglich wichtig, sich etwas Schokolade zu gönnen – dann könnte ich mir allerdings überlegen, was ich denn wirklich richtig gerne esse: vielleicht keine Billigschokolade, sondern stattdessen drei Trüffel. Wenn es aber immer wieder eine ganze Tafel wird und ich nur unzufrieden damit bin, dann kann das Esstagebuch weiterhelfen. Womöglich gönne ich mir insgesamt viel zu wenig im Leben, oder ich bin durch die vielen Crash-Diäten so im Hungermodus, dass ich aus der Gier nicht mehr herauskomme.

Mein grundlegendes Gefühl sollte sein, dass ich mich gut ernähre und keinen Heißhunger verspüre. Dass ich mir mit dem Essen etwas Gutes tue, mich aber auch nicht vollstopfe – indem ich auf meine Körpersignale höre und etwaige innere Stimmen, die mich runterziehen, zwar wahrnehme, aber abstelle. Diese Fähigkeiten sind erlernbar.

Körpersignale wahrnehmen

Kleine Kinder schieben die halbe Pizza weg und lassen sogar Süßigkeiten stehen, wenn sie genug haben. Für sie ist das Essen meist noch so unkompliziert wie das Atmen. Sie spüren intuitiv, wann sie etwas zu essen brauchen und richten sich dabei weder nach der Uhr noch nach Ernährungsampeln. Ganz abrupt hören sie auf zu essen, wenn sie satt sind.

Unser Magen ist eigentlich ein sehr genaues Messinstrument. Statt unsere Essensmengen durch Diätpläne, Kalorienzählen oder Punktesysteme künstlich zu reglementieren, ist es sinnvoller, wieder einen besseren Zugang zu unserem natürlichen Hunger- und Sättigungsgefühl zu entwickeln. Jeder weiß, wie gut eine Mahlzeit schmeckt, wenn man richtig hungrig ist. Das gilt aber nur bis zum Punkt der Sättigung – nicht weit darüber hinaus. Wenn wir bei echtem Hunger essen und aufhören, sobald wir angenehm gesättigt sind, dann erleben wir wirklichen Genuss und bekommen ein besseres Gefühl für uns selbst.

Denn auch unser Bedarf an Essen und unser Stoffwechsel sind nicht jeden Tag gleich, sondern können sich je nach Tagesform und Lebensphase verändern. Zudem bildet sich unser persönliches Essverhalten – wie schon beschrieben – im Laufe unseres Lebens heraus. Wir haben Vorlieben und Abneigungen, vertragen manches gut und anderes weniger.

Letztlich sind die Signale des Körpers exakter als jeder Ernährungsplan – wenn man sie denn beachtet: Auf welche Nahrungsmittel spreche ich bei Hunger an? Wie ist mein Energielevel, meine Konzentrationsfähigkeit nach dem Essen? Habe ich es genossen und als angenehm empfunden, wie geht es meiner Verdauung? Auf diese Weise können wir individuell herausfinden, was optimal für uns und unsere Konstitution ist.

Intuitives Essen

Die Grundlage für ein gesundes Essverhalten brach die bekannte Psychoanalytikerin Susie Orbach auf fünf Formeln herunter, die sich am eigenen Körperempfinden orientieren:[249]

- Nur essen, wenn man deutlichen, körperlichen Hunger verspürt. Emotionaler Hunger wird durch die Ersatzbefriedigung nicht gestillt.
- Genau die Nahrung essen, auf die der Körper bei echtem Hunger deutliche Gelüste signalisiert.
- Jeden Bissen genießen, mit Ruhe und Zeit, ohne sich dabei durch Lesen, Fernsehen o. ä. abzulenken.
- Nicht im Stehen oder Gehen essen.
- Direkt aufhören zu essen, wenn das Gefühl des Genusses nachlässt und man beginnt, gedankenlos weiterzuessen.

Bücher und Programme, die dabei unterstützen, sich von der Diätmentalität zu verabschieden und ein natürliches Essverhalten wiederzuerlernen, findet man unter dem Begriff „Intuitiv essen".[250] Studien zufolge soll das Erlernen intuitiver Essfähigkeiten mit mehr Achtsamkeit dem eigenen Körper gegenüber, mehr Wohlbefinden und mehr Körperzufriedenheit verbunden sein.[251] Außerdem soll es die Nährstoffaufnahme und die Symptomatik von Essstörungen verbessern und eher zu einer Gewichtsabnahme oder -stabilität führen. Natürlich ist es – vor allem für Menschen mit einer langen Diätgeschichte – in der Regel ein längerer Lernprozess, ein zunächst unbekannter Weg, sich von selbst auferlegten Ernährungseinschränkungen und damit verbundenen Hemmungen zu befreien.

Achtung: Bei der Behandlung von ausgeprägten Essstörungen kann die Methode des intuitiven Essens erst später zum Einsatz kommen. Eine Anorektikerin ist erstmal kaum in der Lage, ein Hungergefühl zu verspüren, während ein Mensch mit einer Binge-Eating-Störung kein Gespür für seine Sättigung mehr hat – vielleicht ist auch der Magen sehr ausgedehnt und muss sich erst wieder regulieren. Beide müssen zunächst lernen, den Kontakt zu ihren Körpersignalen und Geschmacksvorlieben wiederzufinden.

Esspausen

Es kann sein, dass ich durch ein problematisches Essverhalten gar kein deutliches Hunger- und Sättigungsgefühl mehr habe. In diesem Fall kann ich mir zunächst eine Portion nehmen und diese essen. Falls ich nicht sicher bin, ob ich das Essen noch genieße oder bereits satt bin, kann ich eine kurze Pause von etwa zehn Minuten einlegen. Wichtig ist, es mir keinesfalls zu verbieten weiterzuessen, falls ich danach tatsächlich noch Hunger habe – damit der Heißhunger mich nicht irgendwann dazu zwingt, viel zu viel in mich hineinzuschaufeln. Und um Stück für Stück wieder ein Gefühl dafür zu bekommen, was ich wirklich brauche – seelisch wie körperlich.

Grundsätzlich braucht unser Körper Zeit, um Nahrung zu verarbeiten und sich die Nährstoffe darin zu erschließen. Besteht der Alltag aus einer endlosen Abfolge von Mahlzeiten und Snacks, kommt nie richtiger Hunger auf – und wir spüren keine klaren Körpersignale mehr. Um den Stoffwechsel zu entlasten und wieder ein natürliches Hungergefühl zu spüren, sind auch längere Esspausen notwendig. Die größte Pause, mit der wir immer wieder beginnen können, ist die von der letzten Mahlzeit am Abend bis zur ersten am Morgen, aber auch zwischen den Mahlzeiten sollten mehrstündige Abstände liegen.

Einfach und frisch

Auch wenn wir keine absoluten Ernährungsregeln aufstellen wollen, empfiehlt es sich, bei der Nahrung auf Qualität zu achten und möglichst viele frische Zutaten zu verwenden. Denn stark verarbeitete Produkte mit vielen Zusatzstoffen erschweren ein intuitives Essverhalten: Die Kalorienmenge ist meist hoch, der Nährstoffgehalt durch die Verarbeitung gering – das heißt, es bleibt wenig „Ausbeute" für den Körper, sein Bedarf wird nicht erfüllt und wir neigen schon allein dadurch zum Weiteressen. Fettreduzierten oder „Light"-Produkten werden oft Geschmacksverstärker, Zusatzstoffe oder künstliche Süßstoffe hinzugefügt, die das Geschmacksempfinden verfälschen und die Körpersignale dadurch aushebeln können. Mit wenig verarbeiteter Nahrung ist es dagegen leichter, diese Signale bewusst wahrzunehmen.

Essen mit Genuss

Nach der grundsätzlichen Essenserlaubnis kommt schließlich der Faktor Genuss hinzu: Dieser entsteht nur ohne schlechtes Gewissen, Stress oder Druck. Daher hat unser Genussempfinden beim Essen – ebenso wie Hunger und Sättigung – eine wichtige Anzeigefunktion.

Eine „Genuss-Studie" veröffentlichten Thomas Ellrott und Claudia Hauck vom Institut für Ernährungspsychologie der Universität Göttingen 2017. Ihnen zufolge empfinden Menschen, die sich als Genießer beim Essen bezeichneten, eine höhere allgemeine Lebenszufriedenheit als die „Nicht-Genießer". Gleichzeitig bewerten sie ihre Ernährung als gesünder, haben seltener ein schlechtes Gewissen beim Essen, können besser kochen und bereiten sich auch häufiger warme Mahlzeiten zu. Beim BMI gab es im Übrigen keinen Unterschied zwischen den „Genießern" und den anderen Befragten.[252] Essgenuss bedeutet demnach nicht, automatisch mehr oder ungesünder zu essen. Die Freude beim Essen hängt weder von der Menge noch von den Kalorien ab und steht damit auch nicht im Widerspruch zur Gesundheit. Im Gegenteil: Laut dem Ernährungspsychologen

Ellrott könnten „Genusstrainings" nicht nur zu einer gesunderhaltenden Ernährung, sondern auch zur Prävention und Therapie von Übergewicht bzw. Adipositas beitragen.[253]

Grundsätzlich hat genussvolles Essen einen hohen Stellenwert für uns und ist für unsere Lebensqualität wichtig. Die Rahmenbedingungen unseres modernen Lebens erschweren Genuss aber oft: Er braucht Ruhe und Zeit und ist bei spontanem, von äußeren Impulsen gesteuertem Essen oft ebenso wenig gegeben wie bei emotionalem (Über)essen.

Daher ist es so wichtig, beim Essen auch auf unser Genussempfinden zu achten, das sowohl vom guten Geschmack als auch von den „Rahmenbedingungen" abhängt. Zunächst sprechen uns die sinnlichen Qualitäten unseres Essens an: sein Geschmack und Geruch, die Haptik, Konsistenz und Temperatur – etwa bei einem frischen, knackigen Salat, ofenwarmen Brötchen oder reifen Erdbeeren.

Wir sollten uns daher immer wieder einmal fragen: Welches Essen genieße ich? Ist das, was ich zu essen beabsichtige, wirklich „lecker" für mich? Habe ich mich für genau das entschieden, was mich bei meinem Hunger am meisten gereizt hätte – oder habe ich mich vielleicht doch mehr davon leiten lassen, welches Essen nicht so viele Kalorien hat oder was einfach greifbar war? Selbst im Restaurant darf ich aufhören zu essen, wenn ich genug habe – oder es mir nicht schmeckt. Der Teller muss nicht leer sein, und wir dürfen uns dagegen entscheiden, eine zu mehlige Birne, eine staubtrockene Baguettescheibe oder müde Salatblätter aufzuessen.

Die Frage kann schließlich noch weiter gefasst werden: Was und wieviel nehme ich überhaupt in mich auf? Tut es mir gut? Das kann neben Essen auch Alkohol, Koffein, Nikotin oder andere Substanzen betreffen – aber ebenso Stress, ein Angebrüllt- oder Nichtgesehenwerden.

Diese Bewusstwerdung funktioniert allerdings nur, wenn ich „bei mir" bin. In einem langsamen Esstempo fällt es leichter, die Aufmerksamkeit auf das Essen und die inneren Signale zu lenken. Auch die Umgebung ist dafür entscheidend – das Essen sollte ohne störende Reize oder Ablenkungen, in entspannter Atmosphäre und mit ausreichend Zeit ablaufen.

Ebenso entscheidend sind die Rahmenbedingungen: Wann, wo und wie genießen wir ein Essen? Wir alle haben wahrscheinlich eine Vorstellung von der idealen Essenssituation, die mit besonderem Genuss verbunden ist: ein Essen im Freien, im Kreis von Freunden, mit Hintergrundmusik und Kerzenlicht, als Finger Food, als Frühstück im Bett … All das ist „Geschmackssache" – eben eine ganz individuelle Frage, der sich nachzugehen sich lohnt: Welches Essen genieße ich in welcher Atmosphäre und unter welchen Bedingungen besonders? Was ist mein Lieblingsplatz? Wie kann ich mir die Essensumgebung besonders schön und für mich stimmig gestalten (beispielsweise mit einem bestimmten Geschirr, einer Tischdecke, mit Musik oder in Ruhe, bei gedimmtem Licht oder auf dem Balkon)? Das kann ich dann öfters verfolgen.

Dazu gehört auch der soziale Rahmen, wenn wir in Gesellschaft, mit Freunden oder Familie essen – was oft positiv besetzt ist. Ist das nicht der Fall, sollte ich mich auch hier fragen: Kann ich besser alleine oder in Gemeinschaft genießen – und warum? Wo lenken mich vielleicht Gespräche, Diskussionen bis hin zu Streit oder andere Umstände beim Essen ab? Was kann ich daran ändern?

Wenn ich beim Essen auf mich selbst achte und mir wirklich gerecht werde, dann kann mich das nicht nur in körperlicher Hinsicht, sondern auch tatsächlich auf emotionale Weise nähren und sättigen – was dann wiederum enorm zur Lebenszufriedenheit beiträgt.

UMGANG MIT EMOTIONEN UND STRESS

Emotionalen Hunger auflösen

Bin ich wirklich hungrig – oder will ich mich nur anders fühlen? Wenn wir essen, ohne körperlich Hunger zu haben – entweder nebenbei oder als Reaktion auf bestimmte Situationen – kann das ein Versuch sein, auf letztlich unzureichende Weise mit unterschiedlichen Emotionen umzugehen. Grundsätzlich ist es kein Problem, wenn wir ab und zu aus emotionalen Gründen zum Essen greifen. Zum Problem wird es erst, wenn es dauerhaft zur Stressbewältigung oder zur Kompensation von als unangenehm erlebten Gefühlen eingesetzt wird. Wer seine Essgewohnheiten ändern will, muss sich mit der falschen Annahme auseinandersetzen, dass Essen hierfür eine geeignete Lösung sei. Wir müssen die Mechanismen dahinter verstehen und Handlungsalternativen finden. Nur wenn wir uns mit den Gründen auseinandersetzen, die zu emotionalem Essen führen, werden wir es schaffen, das eigene Essverhalten langfristig zu verändern.

Der erste Schritt ist daher wieder, sich selbst genauer wahrzunehmen. Wenn ich beispielsweise meinen Süßigkeiten- und Alkoholkonsum abends reduzieren will und mir das schwerfällt, kann ich überlegen: Woran liegt das? Habe ich am Tag zu wenig gegessen? Oder ist es die Kompensation für etwas ganz anderes? Fühle ich mich gestresst, erschöpft, bin ich einsam oder nervös? Was soll das Essen leisten: Brauche ich Zuwendung? Soll es Langeweile vertreiben? Will ich Ärger im Wortsinn herunterschlucken? Muss ich seelischem Druck etwas entgegensetzen?

Es hilft eben nicht alleine das Wissen und der Vorsatz, besser Mohrrüben- und Kohlrabistücke statt Pralinen zu essen. Die Rohkost macht seelisch nun mal nicht satt. Dagegen wäre es wichtig zu überlegen: Was kann ich stattdessen machen? Was kann ich mir selbst Gutes tun, wie kann ich mich selbst verwöhnen – denn irgendwo fühle ich ja offensichtlich ein seelisches Defizit. Vielleicht finde ich heraus, dass ich stattdessen ein Bad nehmen könnte, dass ich mir eine Wärmeflasche mache oder mich in eine Decke kuschele, um ein inneres Frösteln loszuwerden. Oder dass ich mit einem Freund telefoniere, um zu besprechen, was gerade los ist, statt zu Schokolade oder Chips zu greifen.

Erst wenn wir unsere eigenen Antworten kennen, lassen sich Mittel und Wege finden, die dem zugrundeliegenden Gefühl angemessener sind und unsere Bedürfnisse besser befriedigen. Das kann auch bedeuten, sich Konflikten zu stellen oder Lösungen für konkrete Probleme zu finden – im Zweifelsfall mit professioneller Unterstützung.

Wenn Menschen lernen, ihre Gefühle besser wahrzunehmen und anders mit ihnen umzugehen, gerät oft vieles in Bewegung. Das Thema Essen kann in den Hintergrund treten, weil sich die Auseinandersetzung plötzlich um ganz andere Lebensbereiche dreht. Statt weiter einen ständigen Kampf mit dem Essen und gegen den eigenen Körper zu führen, werden grundlegendere Veränderungen in Angriff genommen.

Stress und Selbstberuhigung

Leistungsdruck, Überangebot, Optimierungswahn und beständige Stimulation sind in unserer Gesellschaft alltäglich. Durch Diäten, unerreichbare Ziele und Körperscham wird der psychische Stress zusätzlich erhöht. All das wirkt sich ungünstig auf den Stoffwechsel aus (unabhängig davon, wie wir ansonsten leben) und kann ein problematisches Essverhalten verstärken. Denn je mehr von außen auf uns eindringt, umso weniger sind unsere Sensoren nach innen gerichtet. Die Wahrnehmung unserer Körpersignale wird behindert, der Abgleich zwischen dem, was wir essen und wie wir uns fühlen, fällt schwerer. In gestresstem Zustand werden außerdem Hirnareale blockiert, die für ein bewusstes und geplantes Handeln zuständig sind. Wenn der Stress hoch ist und dauerhaft anhält, sind wir dadurch schneller gereizt und greifen eher zu Hilfsmitteln.

Eine gezielte Selbstbeobachtung kann dabei helfen, neben allem, was von außen auf uns einströmt, unseren Körper und seine Empfindungen wieder besser wahrzunehmen. Das kann bedeuten, Zustände wie Unruhe, Erschöpfung oder Frust erstmal anzuerkennen. Womöglich empfangen wir dann weitere Signale, wie Unwohlsein, Durst, Frieren, Verspannungen oder Müdigkeit. Je mehr konkrete Bedürfnisse wir erkennen und stillen können, desto eher sinkt der Drang nach einer Ersatzbefriedigung. Dann können wir auch bewusst Entscheidungen treffen: Ist es wichtiger, am Ende des Tages nochmal die weltweite Nachrichtenlage zu überfliegen oder dem Körper Schlaf zu gönnen? Was lösen bestimmte Ereignisse, Kontakte oder Botschaften in mir aus? Knurrt tatsächlich der Magen oder fühle ich mich eher frustriert oder erschöpft? Was brauche ich eigentlich? Nur so können wir geeignete Wege finden, Stressoren zu umzugehen, Stress abzubauen oder ihn vielleicht gar nicht erst zuzulassen.

Zentral bei der Bewältigung von Stress oder Krisensituationen ist die so genannte Selbstberuhigung – die Fähigkeit, innere Anspannung und unangenehme Gefühle gezielt abzubauen. Gerade bei Essstörungen, aber auch bei Alkohol- und Drogenabhängigkeit oder Zwangsstörungen spielt sie eine Rolle. Einige Selbstberuhigungsstrategien kann man sich selbst aneignen. Diverse Methoden können dabei unterstützen, wieder stärker in Kontakt mit sich selbst und den eigenen Körpersignalen zu kommen, wie Entspannungs- und Achtsamkeitstraining, Meditation oder Körperarbeit. Gleichzeitig machen uns gesündere Ess-, Trink- und Bewegungs-gewohnheiten auch stressresistenter. Wenn das alleine nicht gelingt, ist es möglich, zum Beispiel über eine Psychothera-pie zu lernen, mit Stress anders umzugehen, Probleme zu meistern und ein inneres Gleichgewicht zu finden.

Körperwahrnehmung und Bewegung

Ein Rad schlagen, sich immer wieder im Kreis drehen oder einen Sprint hinlegen – Kinder lassen ihrem Bewegungs-drang und Energieüberschuss noch freien Lauf. Im Erwach-senenalter beschränken wir dagegen oft unsere körper-lichen Möglichkeiten. Häufiges Sitzen im Bürosessel, im Auto und auf der Couch wirkt sich negativ aus: Das Körpergefühl verschlechtert sich, Verspannungen lassen sich weniger gut lösen. Selbst einfache Bewegungsabläufe wie Treppenstei-gen oder das Laufen zum Bus können anstrengend werden. Für viele Erwachsene bleibt Sport dennoch „Mord" – zumin-dest aber ein lästiges Übel, zu dem sie ihr Umfeld, der Arzt oder ihr Wunsch nach einer besseren Figur drängen.

Bewegung, die Spaß macht, ist jedoch das Gegenteil des Sportzwangs. Der Fokus sollte dabei – wie beim Essen auch – nicht auf einer Gewichtsabnahme oder einer schnellen äußerlichen Veränderung liegen, sondern ganz klar darauf, dass wir uns wohl fühlen. Wenn wir auf sanfte Weise mehr Aktivität in unsere persönliche Tagesroutine bringen, an-genehme Wege finden, um aktiv zu sein, stärkt das unsere Wahrnehmung und das Vertrauen in unseren Körper. Das wiederum kann sich positiv auf unser Essverhalten und un-ser Selbstbild auswirken.

Dafür ist entscheidend, eine Art von körperlicher Aktivi-tät zu finden, die uns persönlich liegt: Für den einen ist es die Dehnung beim Yoga, für die andere das Gemeinschafts-erlebnis beim Fußball, die Schwerelosigkeit beim Schwimmen oder das Naturerlebnis beim Wandern. Nur so lässt sich die Erfahrung machen, dass Bewegung Spaß macht.

Authentische Vorbilder für mehr Bewegungsfreude – unabhängig von Körpermaßen – zeigte die mehrfach ausgezeichnete Kampagne „This Girl Can". Sie wurde 2015 von Sport England[254] entwickelt, einer englischen Regierungsbehörde, die mehr Menschen für den Breitensport gewinnen wollte. Eine Umfrage zur körperlichen Betätigung hatte zuvor ergeben, dass zwei Millionen Frauen weniger als Männer Sport praktizierten.[255] Obwohl über 75 Prozent der Frauen im Alter von 14 bis 40 Jahren angaben, gerne mehr Sport treiben zu wollen, scheuten sie ihn vor allem aus Angst vor negativen Urteilen. Die Körperscham hielt sie zurück.

Der 90-sekündige Videoclip „This Girl Can"[256] präsentierte daraufhin Mädchen und Frauen unterschiedlichen Alters, Körpertyps und Leistungsniveaus bei diversen Sportarten: Schwitzende, keuchende, lachende Menschen voller Freude an der Bewegung, am Wettkampf, am Sichverausgaben. Dazugehörige Print-Anzeigen zeigten ausschließlich unretuschierte Fotos. Die Kampagne, die 2020 neu aufgelegt wurde, soll messbare Auswirkungen auf das Sportverhalten von Frauen in England gehabt haben.[257]

Jeder Mensch, der sich lustvoll bewegt, tut etwas für seine Gesundheit: Stoffwechsel, Muskulatur und Durchblutung werden angeregt. Das Gehirn setzt Botenstoffe frei, die Glücksgefühle auslösen und unser Wohlbefinden stärken. Nicht zuletzt dient Bewegung dem Stressabbau. Allerdings gilt auch in diesem Fall: Man sollte sich dadurch körperlich und seelisch besser fühlen – trainiert man zu viel, wird man schnell schlapp und lustlos. Auch nach einer unruhigen Nacht, in einer anstrengenden Phase oder leicht angeschlagen ist unser Körper nicht so leistungsfähig wie sonst. Wir sollten uns daher bewusst von starren Regeln verabschieden, wie häufig oder wie intensiv trainiert werden sollte. Auch in diesem Bereich ist ein eigenes Maß gefragt!

Es ist viel wichtiger, Freude daran zu finden, sich jeden zweiten Tag eine halbe Stunde lang die Luft um die Nase wehen zu lassen, als sich vorzunehmen: „Ab nächster Woche läufst du jeden Tag 10 Kilometer!" – und es dann doch nicht zu tun, weil es regnet, zu anstrengend ist oder immer wieder andere Gründe dagegen sprechen.

UMGANG MIT SICH SELBST

Nicht nur, was unser Körpergefühl betrifft, sondern auch, was unser Selbstbild betrifft, müssen wir uns schließlich auf den Weg machen. Je stärker wir den Blick von außen, die idealisierten Maßstäbe verinnerlicht haben, desto schwieriger kann es zunächst sein, wieder die Definitionshoheit über das eigene Äußere, ein positiveres Selbstbild zurückzugewinnen.

> *„Wir müssten uns also auf die Suche nach dem machen, was unser ursprüngliches wahres Selbst ist, nämlich eins zu sein und zu Hause zu sein in unserem Körper, mit all unseren authentischen Regungen und Empfindungen. Dann wären wir nicht nur zufriedener, dann würden wir auch wieder gesünder."* **Gerald Hüther**[258]

Vom Bild zum Selbst

Wir können uns ein Bild von uns machen, in dem wir uns selbst betrachten, über unser Äußeres nachdenken oder versuchen, uns mit den Augen der anderen zu sehen. Alternativ können wir uns aber auch verstärkt darauf konzentrieren, uns von innen heraus wahrzunehmen, zu fühlen. Damit nicht das Gesehenwerden zählt, sondern das Selbsterleben. Gerade Menschen mit Ess-Problemen kann das schwerfallen, weil sie ihren Körper oft ablehnen und ihr Essverhalten vielleicht gerade die Funktion hat, sie von ihren Gefühlen abzulenken. Umso wichtiger ist es wahrzunehmen: Worin zeigt sich meine Persönlichkeit, meine ganz eigene Kraft? Was gibt mir innere Ruhe und Ausgeglichenheit? Was erfreut mich, was macht mich dankbar? Das sind die Überlegungen, die wir uns machen, und die Suche, auf die wir uns begeben sollten. Auf diese Weise kann ein neuer Selbstwert entstehen, der unabhängiger vom Äußeren ist.

Neben einem besseren Kontakt zu sich selbst ist auch der Austausch mit anderen wichtig. Bei Menschen mit einer Essproblematik kann es an beidem mangeln, wenn einerseits der Zugang zu ihren eigenen Empfindungen fehlt und sie andererseits auf Abstand zu ihrem Umfeld gehen – aus Scham oder um ihr Essverhalten zu verbergen. Es kann ein großer Schritt sein, sich zu öffnen, Gehör zu finden und sich selbst wieder mehr im Kontakt mit anderen zu erleben. Langfristig stärkt es uns, nicht nur auf uns selbst zu achten, sondern auch gesunde Beziehungen zu anderen zu pflegen.

Körper- und Selbstwertgefühl

„Was habe ich bloß für dicke Oberschenkel." – „Den Rock kannst du nicht anziehen." – „So wie ich aussehe, werde ich nie jemanden kennenlernen." – „Was bist du nur für ein Hemd." – Unsere Gedanken bestimmen, wie schon erwähnt, zu einem großen Teil, wie wir durch das Leben gehen. Umso wichtiger, dass wir auch in Bezug auf unseren Körper wohlwollend denken. Das ist eine bewusste Entscheidung: den negativen inneren Dialog zu stoppen, sich nicht nach idealisierten Maßstäben zu bewerten, das Spiegelbild nicht ständig nach Mängeln abzusuchen.

Wenn jemand unzufrieden ist mit seinem Aussehen, frage ich immer: „Was magst du an dir, an deiner Nase, an deinen

Augen, was magst du nicht? Jemand, der ziemlich unglücklich ist mit seinem Aussehen, nennt mir sehr oft doch erstaunlich viele Details, die er oder sie an sich mag. Wir konzentrieren uns zu oft auf das, was wir nicht mögen. Da hilft die Spiegelarbeit: sich bewusst anzusehen – was mag ich an mir, was mag ich nicht? Stellen, die ich nicht mag, kann ich kaschieren. Wenn ich immer nur auf meine Taille blicke, wenn ich an einem Schaufenster vorübergehe und mich jedes Mal ärgere: ,Oh, ich habe gar keine Taille!' – dann muss ich eben auf etwas anderes achten, das ich an mir mag. Das ist letztlich eine kognitive Übung, die jeder immer wieder machen sollte.

Auch hier gilt es, ein eigenes Maß zu etablieren: den Blick auf die eigenen Vorzüge und Stärken zu lenken, sich positive Erlebnisse und Rückmeldungen bewusst zu machen. Wenn ich meine Hüften zu breit finde, wird das wahrscheinlich bis an mein Lebensende so sein – vielleicht wird es mir aber auch irgendwann egal sein. Dazu gehört auch, sich weniger mit medialen Körperbildern zu vergleichen, die wir überall sehen und vielfach verinnerlicht haben.

Wie unterschiedlich Körperformen wirklich sind, sehen wir täglich um uns herum: in der Umkleide, im Schwimmbad, in jeder Fußgängerzone. Versuchen Sie bewusst, weniger Kritik an sich selbst und auch an anderen zu üben und stattdessen eine freundlichere Haltung dem eigenen Körper gegenüber einzunehmen. Ein Beispiel: Natürlich hinterlassen Schwangerschaft, Geburt und Stillzeit Spuren. Wenn ich ein Kind oder mehrere Kinder bekommen habe, ändern sich viele Dinge. Obwohl Müttern überall vermittelt wird: „Du bekommst alles hin", ist das illusorisch. Vielmehr geht es um ein Aussöhnen damit, was Leben eigentlich bedeutet, und dass wir nun einmal alle verschiedene Lebensphasen durchlaufen. Wir könnten auch wertschätzen, dass unser Körper ein Kind entwickelt, auf die Welt gebracht und genährt hat.

Auch beim Älterwerden kann ein bewusster Blick auf die erworbenen Erfahrungen und bewältigten Herausforderungen stärken, statt sich am Jugendideal zu orientieren. Denn dieses ist auch kulturell geprägt: Während in westlichen Ländern Alterungsprozesse häufig negativ beurteilt werden, wertschätzen andere Kulturen alte Menschen besonders. In manchen Ländern Afrikas, Asiens oder Mittel- und Südamerikas leiden weniger Frauen an Wechseljahresbeschwerden – ältere Frauen sind dort allerdings auch besonders anerkannt und nehmen eine höhere soziale Stellung ein. Auch hierzulande könnten die Wechseljahre positiver besetzt werden – als eine Umbruchphase, die neue Möglichkeiten eröffnet.[259]

Natürlich darf ich sagen: „Ich finde schlank und jugendlich optisch am schönsten, am ansprechendsten." Wenn ich jedoch drei Kinder geboren und gestillt habe, wenn mein Körper in die Wechseljahre kommt oder sie hinter sich gebracht hat, dann sind Veränderungen etwas ganz Natürliches. Mein Gefühl findet sie vielleicht nicht schön – mein Verstand aber weiß, dass sie zum gelebten Leben dazugehören. Nun kann ich alles daransetzen, um dagegen anzuarbeiten: Ich kann versuchen, mit Diäten abzunehmen, meinen Körper durch Sport gezielt in eine andere Form zu bringen, ich kann mich operieren lassen. Ich muss mir jedoch bewusst sein, dass all das – sobald es extrem wird – unnatürliche Eingriffe von außen sind und ich damit nur begrenzt etwas gegen die verschiedenen Lebensentwicklungen tun kann.

Ich sage meinen Klientinnen immer: „Glaub' bloß nicht, dass ich nicht auch Situationen erlebe, in denen ich mich im Spiegel sehe und mich kritisiere: ‚Die Wechseljahre haben ganz schön Dellen hinterlassen.' Aber dann sage ich mir: ‚Süße, du hast die Wechseljahre hinter dir, dein Körper darf Dellen haben – aber ansonsten funktioniert er doch ganz wunderbar!'"

Unser Körper mit seinen vielen automatisch ablaufenden Prozessen ist ein so unglaublich intelligentes, belastbares System, das uns durchs Leben trägt. Meist verwenden wir aber deutlich mehr Zeit und Geld auf die Ausstattung und Pflege unserer vier Wände als auf unser „kleinstes Zuhause".

Als ich meinem Enkel einmal die Fußnägel schnitt und seine Füße danach eincremte, fragte er mich: ‚Warum machst du das?' Ich antwortete ihm: ‚Deine Füße tragen dich jeden Tag durch dein Leben, sie beschweren sich nie – aber wann hast du deinen Füßen mal etwas Gutes getan?'

Wie oft sind wir mit unserem Körper unzufrieden, anstatt ihn mit einem liebevollen Blick zu betrachten. Achten Sie allein auf Ihre Körperhaltung – wenn Sie sich einfach einmal aufrecht hinstellen, sich gerade machen, ihre Brust weiten, bekommen Sie sofort ein ganz anderes Körpergefühl.

Diese veränderte Sichtweise auf den eigenen Körper – wenn ich mir Mühe gebe, negative Gefühle in etwas Versöhnliches, Positives zu drehen – zahlt sich aus. Das heißt nicht, dass ich einfach nur positiv denken muss und alles wäre gut. Eine Krankheit wie Brustkrebs beispielsweise kann man nicht schönreden – aber wenn ich akzeptiere, dass es mich nun einmal getroffen hat, kann ich auch hier weiterdenken: Wie mache ich das Beste aus der Situation?

Es bleibt uns nichts anderes übrig: Diese Arbeit – die Auseinandersetzung mit sich selbst und das Arbeiten an der Selbstakzeptanz – muss jeder von uns selbst leisten. Es ist und bleibt ein individueller Prozess – und unter Umständen eine lebenslange Aufgabe. Wenn ich mich ihr aber stelle, kann es ein Weg voller Wildblumen werden: überraschend schön.

SINNHAFTIGKEIT

Der dritte und letzte Schritt ist die Sinnhaftigkeit. Aus dem bisherigen Prozess ergibt sich irgendwann die Einsicht, dass alles im Leben einen Sinn hat – selbst eine Essstörung. Was ist der Sinn dahinter, dass ich so dick oder dünn geworden bin? Dass ich keine Lust mehr habe, meinen Körper zu bewegen, ihn nicht mehr spüren will? Wenn wir hinhören, erzählt uns unser Körper etwas: darüber, wie wir mit ihm umgegangen sind. Dass er womöglich zu viel vom Falschen bekommen hat und zu wenig vom für ihn Richtigen. Und wir ihn ruhig als Maßstab nehmen können, aber eben anders als bisher.

Mein Essverhalten bringt mich vielleicht erst zu dem Impuls: „Ich muss tiefer bei mir graben – so geht es nicht weiter!" Dass Lernen und Veränderung lebenslang möglich sind, hat die Gehirnforschung bewiesen. Auch wenn ich vielleicht lange Zeit in der Problematik verharrt habe und sie mir erst jetzt bewusst wird, kann ich mich doch jederzeit daraus befreien: Wenn wir verstehen, wie wichtig es ist, sich auf die Expedition zu sich selbst zu begeben, auf neuen, erst unbequemen Wegen. Wir lernen dadurch nicht nur mehr über unser Essverhalten, sondern auch über unser Leben im Allgemeinen.

Die Sinnhaftigkeit ist die Quintessenz aus dem durchlaufenen Prozess. Es sind die Schlüsse, die ich persönlich aus meinen Erfahrungen und meinem zurückgelegten Weg ziehe. Für die eine mag es eine bessere Abgrenzung gegen Anforderungen von außen sein, für den anderen eine Selbstfürsorge, die er bisher nicht kannte. Es mag um eine verdrängte, nachgeholte Trauerarbeit gehen, darum, sich selbst richtig kennenzulernen. Oder es ist der letzte Schritt zum Erwachsensein. Wenn ich die Essproblematik als Chance zur Veränderung begreife und schließlich besser mit mir und meinem Leben umgehen kann – dann ergibt alles einen Sinn.

SCHLUSSWORT

Das Thema dieses Buches ist deshalb so umfassend, weil es im Prinzip uns alle – entweder persönlich oder gesellschaftlich – betrifft. Nach langjähriger Arbeit zum Thema Essverhalten und Essstörungen, auch in der Beratung und Behandlung, ist unser Eindruck, dass sich etwas ändern muss. Ja, viele Menschen müssten sich selbst mehr lieben lernen, sich in ihrer Individualität annehmen, um gesund zu sein – statt ihre Wünsche, etwa nach Zuwendung und Anerkennung, über Essen oder Nichtessen zu kompensieren. Zugleich ist es aber auch gesellschaftlich eine wichtige Aufgabe unserer Zeit, Menschen in ihrer Vielfalt anzuerkennen und wertzuschätzen – und das muss selbstverständlich auch in körperlicher Hinsicht gelten. Dafür ist es notwendig, dass wir alle an unseren Sicht- und Denkweisen arbeiten.

In diesem Buch geht es darum, wieder die Regie im eigenen Leben und die Verantwortung für sich selbst zu übernehmen: weg von einer Orientierung an äußeren Kriterien – hin zu eigenen Maßstäben. Einen inneren Kompass zu entwickeln, der sich nach unseren elementaren Bedürfnissen und individuellen Lebensvorstellungen richtet. Je mehr Menschen das im Persönlichen gelingt, desto mehr Potenzial birgt es auch für eine gesellschaftliche Entwicklung.

„Ich kann gar nicht sagen, wie dankbar ich für diese Erfahrung bin. Meine Essprobleme haben mich gezwungen, mich mit mir selbst zu beschäftigen. Dabei habe ich viel über mich gelernt, was mir geholfen hat, sie zu überwinden. Das hat mich für mein gesamtes Leben stark gemacht."

„Der Weg aus der Essstörung fühlt sich an wie ein Trampelpfad – zunächst mit viel Trauer, Schmerz und Verunsicherung. Aber wenn man sich darauf einlässt, mit viel Potenzial für Wachstum und Freude."

Diese beiden Aussagen (und das nachfolgende Gedicht) stehen exemplarisch für viele Rückmeldungen von Menschen, die ihre Essproblematik bearbeitet haben. Wenn das Leben kein täglicher Kampf mit Essanfällen, Diäten, Zwang und Schuldgefühlen mehr ist, gleicht das für viele Menschen dem Überwinden einer Krankheit – und manchmal ist es auch genau das. Sich dieses Kampfes zu entledigen, setzt viel Kraft frei, verschafft neue Freiheit und Lebensfreude. Essen bekommt wieder eine normale Dimension: als etwas, das nährt, Genuss bietet und gesund erhält.

Wenn wir unseren eigenen Weg und die Art von Lebensführung finden, die uns persönlich gerecht wird, die sich richtig und angenehm anfühlt, werden wir uns in mancher Hinsicht gegen die Massenphänomene der Zeit stellen. Gegen unhinterfragte gesellschaftliche Tendenzen – und manchmal auch gegen unser eigenes Umfeld.

Wir werden dadurch aber auch unabhängiger von unserer Außenwelt, können Meinungen oder Ratschläge anderer mit unserem eigenen Wertesystem abgleichen und frei entscheiden. Als mündiger, selbstbestimmter Mensch. Mit dem einzig richtigen – nämlich unserem eigenen – Maß.

Aber ich lebe
kein Zweifel mehr
möglich
es gibt mich
Wunderwesen aus
Fleisch und Blut

War ich einst
ein Wedernoch
ein Entwederoder
so bin ich jetzt

Sowohlalsauch
ein Mensch

ich weiß nicht
wie
noch nicht
wozu
aber ich lebe
jetzt

Sina Reinarz[260]

ADRESSEN

www.bzga-essstoerungen.de
Informationsplattform der Bundeszentrale für gesundheitliche Aufklärung, Adressverzeichnis zu Beratung, Selbsthilfe, Therapie. Anonyme Telefonberatung: 0221 89 20 31. Liste/Beratungsstellen: BZgA, 51101 Köln, Kennwort Essstörungen

www.uebergewicht-vorbeugen.de
Informationsplattform der Bundeszentrale für gesundheitliche Aufklärung für die ganze Familie bei Übergewicht von Kindern und Jugendlichen

www.bundesfachverbandessstoerungen.de
Bundesfachverband Essstörungen, Aufklärung über Essstörungen, freie Therapieplätze, Literaturtipps u. v. m.

www.dgess.de
Deutsche Gesellschaft für Essstörungen e. V., interdisziplinärer Zusammenschluss

www.dick-und-duenn-berlin.de
Beratungszentrum bei Ess-Störungen, Berlin

www.essstoerungen-frankfurt.de
Frankfurter Zentrum für Ess-Störungen

www.tce-essstoerungen.de
Therapie-Centrum für Essstörungen, München

www.anad.de
ANAD e. V. Versorgungszentrum Essstörungen, München

www.landesfachstelle-essstoerungen-nrw.de
Landesfachstelle Essstörungen Nordrhein-Westfalen

**www.psychenet.de/psychische-gesundheit/
informationen/magersucht.html +
www.psychenet.de/psychische-gesundheit/
informationen/bulimie.html**
Hamburger Netz psychische Gesundheit (Universitäts-
klinikum Hamburg-Eppendorf (UKE)), Information zur
Magersucht/Bulimie, anonymer Selbsttest u. v. m.

www.netzwerk-essstoerungen.at
Netzwerk Essstörungen Österreich

www.sges-ssta-ssda.ch
Schweizerische Gesellschaft für Essstörungen (SGES)

BUCHTIPPS

Essverhalten
Elyse Resch/Evelyn Tribole: Intuitiv Abnehmen –
zurück zu natürlichem Essverhalten (Goldmann, 2013)

Maya Storch: Mein Ich-Gewicht: Wie das Unbewusste hilft,
das richtige Gewicht zu finden (Herder, 2016)

Mareike Awe: Wohlfühlgewicht (Knaur Balance, 2019)

Susie Orbach: Lob des Essens (Mosaik bei Goldmann, 2003),
Antidiätbuch I + II (Frauenoffensive, 1979 + 1993)

Geneen Roth: Essen als Ersatz (Rowohlt Taschenbuch, 2005)

Renate Göckel: Tatort Kühlschrank (Kreuz, 2003)

Johannes Hebebrand, Claus Peter Simon: Irrtum Übergewicht.
Warum Diäten versagen und wir uns trotzdem leicht fühlen
können (Zabert Sandmann, 2008)

Uwe Knop: Ernährungswahn – warum wir keine Angst
vorm Essen haben müssen (Rowohlt Taschenbuch, 2016)

Udo Pollmer: Esst endlich normal!
Wie die Schlankheitsdiktatur die Dünnen dick
und die Dicken krank macht (Piper, 2007)

Gesellschaft
Waltraud Posch: Wie der Kult um die Schönheit
unser Leben prägt (Campus, 2009)

Naomi Wolf: Mythos Schönheit (Rowohlt Taschenbuch, 1993)

Anuschka Rees: Beyond Beautiful (DuMont, 2019)

Georg Milzner: Wir sind überall, nur nicht bei uns –
Leben im Zeitalter des Selbstverlusts (Beltz, 2017)

Gerald Hüther: Was wir sind und was wir sein könnten –
ein neurobiologischer Mutmacher (S. Fischer, 2011)

Essstörungen

Dagmar Pauli: Size Zero (C. H. Beck, 2018)

Maja Langsdorff: Die heimliche Sucht,
unheimlich zu essen. Bulimie (Fischer Taschenbuch, 2002)

Dagmar Pauli, Hans-Christoph Steinhausen:
Ratgeber Magersucht. Informationen für Betroffene,
Eltern, Lehrer und Erzieher (Hogrefe, 2005)

Simone Munsch: Das Leben verschlingen?
Hilfe für Betroffene mit Binge Eating Disorder (Essanfällen)
und Angehörige (Beltz, 2011)

Monika Gerlinghoff, Herbert Backmund:
Der heimliche Heißhunger Bulimie (dtv, 1997)

Bärbel Wardetzki: Iss doch endlich mal normal.
Hilfen für Angehörige (Kösel, 1996)

Sylvia Baeck: Essstörungen – Was Eltern und Lehrer
tun können (Balance, 2007)

Kathrin Seyfahrt: Der Traum von der jungen Figur –
Essstörungen in der Lebensmitte (Kösel, 2003)

Hilde Bruch: Der goldene Käfig.
Rätsel Magersucht (Fischer Taschenbuch, 1982)

QUELLENVERZEICHNIS

1. Der Wunsch nach einer anderen Ernährung: Studie „So is(s)t Deutschland" (2019) von Nestlé/Demoskopisches Institut Allensbach – www.nestle.de/unternehmen/ publikationen/nestle-studie/ernaehrungsstudie/hintergrund (abgerufen 01.10.21)

2. Diäterfahrung 11-/12-Jährige: „BRAVO Dr.-Sommer-Studie" (2016), Bauer Media Group – www.presseportal.de/pm/13440/3233207 (abgerufen am 01.10.21)

3. Übergewicht/Adipositas: Robert Koch-Institut 2014, Studie DEGS1, Erhebung 2008–2011 – www.rki.de/DE/Content/Gesundheitsmonitoring/Themen/ Uebergewicht_Adipositas/Uebergewicht_Adipositas_node.html (Abgerufen 01.10.21)

4. Ernährungsbedingte Krankheiten wie Diabetes nehmen zu: www.gesundheitsforschung-bmbf.de/de/praevention-und-ernaehrung.php (Abgerufen 01.10.21)

5. Essstörungen gehören zu den häufigsten chronischen psychischen Störungen im Erwachsenenalter: www.bundesgesundheitsministerium.de/service/begriffe-von-a-z/e/essstoerungen.html (Abgerufen 01.10.21)

6. Druck durch Schönheitsideal: YouGov-Umfrage, Brand eins 02/2021, S. 8

7. Sorge um Figur und Gewicht beeinträchtigt Lebensglück: Reba-Harrelson, L./Von Holle, A./Hamer, R. M. et al. (2009): „Patterns and prevalence of disordered eating and weight control behaviors in women ages 25–45", Eating and Weight Disorders – Studies on Anorexia, Bulimia and Obesity 14, e190–e198 – doi.org/10.1007/BF03325116

8. Körperbild: Finne, E./Schlattmann, M./Kolip, P., HBSC-Studienverbund Deutschland (2020): Studie Health Behaviour in School-aged Children – Faktenblatt „Körperbild und Gewichtskontrolle bei Kindern und Jugendlichen"

9. Verzerrte Körperwahrnehmung: Hanewinkel, R./Hansen, J./Janßen, J. et al. (2019): „Präventionsradar. Erhebung Schuljahr 18/19. Kinder- und Jugendgesundheit in Schulen. Ergebnisbericht der Welle 3", S. 13, Kiel: Institut für Therapie- und Gesundheitsforschung (IFT-Nord) – www.dak.de/dak/download/praeventionsradar-2019-2266684.pdf (abgerufen 01.10.21)

10. Ein Fünftel der 11- bis 17-Jährigen zeigt Symptome einer Essstörung: Robert Koch-Institut (Hrsg.), Bundeszentrale für gesundheitliche Aufklärung (Hrsg.) (2008): „Erkennen – Bewerten – Handeln: Zur Gesundheit von Kindern und Jugendlichen in Deutschland", Kapitel 2.7 „Störungen des Essverhaltens", S. 51, Berlin: Robert Koch-Institut

11. Diagnostic crossover: Vgl. „Essstörungen bei Jungen und Männern" (2019), S. 13, Köln: Landesfachstelle Essstörungen NRW – www.landesfachstelle-essstoerungen-nrw.de/ fileadmin/contents/Broschueren/Essstoerungen_bei_Jungen_und_Maennern.pdf (abgerufen 01.10.21)

12. AOK Nordost: Anstieg Essstörungen: www.aok.de/pk/fileadmin/user_upload/
AOK-Nordost/07-Presse/Dokumente/2018/180116_PI_GeWINO-Spotlight_
Essstoerungen_zeigt_Anstieg_der_Diagnosen.pdf (abgerufen 01.10.21)

13. Borse, S.: Persönliche Kommunikation, 06.12.21

14. Essstörungen und Corona: www.medizin.uni-tuebingen.de/de/das-klinikum/
pressemeldungen/370 (abgerufen 01.10.21)

15. Anorexie ist psychische Erkrankung mit höchster Sterblichkeit bei Jugendlichen:
Herpertz, S. et al.: S3-Leitlinie Diagnostik und Behandlung der Essstörungen, AWMF-
Registernummer: 051/026 Klasse S3 Bochum: Stand: 31.05.2018, 27.03.2020 redaktionell
überabeitete Langfassung, gültig bis 30.05.2023, S. 73 – www.awmf.org/uploads/tx_szleit-
linien/051-026l_S3_Essstoerung-Diagnostik-Therapie_2020-03.pdf (abgerufen 01.10.21)

16. Ein Drittel berichtet über abendliche Essanfälle: Studie „So is(s)t Deutschland"
(2019) von Nestlé/Demoskopisches Institut Allensbach – www.nestle.de/unternehmen/
publikationen/nestle-studie/ernaehrungsstudie/hintergrund (abgerufen 01.10.21)

17. Diäten: Reba-Harrelson, L./Von Holle, A./Hamer, R. M. et al. (2009): „Patterns and
prevalence of disordered eating and weight control behaviors in women ages 25–45",
Eating and Weight Disorders – Studies on Anorexia, Bulimia and Obesity 14, e190–e198
– doi.org/10.1007/BF03325116

18. Die „essgestörte Gesellschaft": Pauli, D. (2018): Size Zero, S. 78,
München: Verlag C. H. Beck

19. Definition Gesundheit: Preamble to the Constitution of WHO as adopted by the
International Health Conference, New York, 19 June–22 July 1946; www.who.int/about/
governance/constitution (abgerufen 01.10.21)

20. Ernährung in Deutschland: Studie „So is(s)t Deutschland" (2019) von Nestlé/
Demoskopisches Institut Allensbach – www.nestle.de/unternehmen/publikationen/
nestle-studie/ernaehrungsstudie/hintergrund (abgerufen 01.10.21)

21. Hunger und Sättigung, Darm-Hirn-Achse: Vgl. Hahn, A./Ströhle, A./Wolters, M.
(2016): Ernährung – Physiologische Grundlagen, Prävention, Therapie, 3. Auflage,
S. 589–598, Stuttgart: WVG Wissenschaftliche Verlagsgesellschaft Stuttgart

22. Vorgeburtliche Geschmackseindrücke: Ellrott, T. (2009): „Einflussfaktoren auf
die Entwicklung des Essverhaltens im Kindesalter" in „Oralprophylaxe & Kinderzahn-
heilkunde 31 (2009) 2", S. 79, Köln: Deutscher Ärzte-Verlag

23. Sozialer Klebstoff: Essen und Zusammenarbeit: Vgl. Cornell University:
„Breaking bread with colleagues boosts productivity", ScienceDaily, 7 December 2015
– www.sciencedaily.com/releases/2015/12/151207151253.htm (abgerufen 01.10.21)

24. Soziale Aktivierung: Vgl. Ruddock, H. K. et al.: „The American Journal of Clinical
Nutrition", Volume 110, Issue 4, October 2019, S. 842–861 – doi.org/10.1093/ajcn/nqz155

25. Wechselwirkung Essen/Emotion: Vgl. Macht, M., Institut für Psychologie, Universität Würzburg (2005): „Essen und Emotion", Ernährungs-Umschau 52 (2005) Heft 8, S. 306, Wiesbaden: Umschau Zeitschriftenverlag GmbH

26. Essen/Stress: Vgl. Macht, M. (2007): „Iss, wonach dein Herz verlangt", Gehirn & Geist, 05_2007, S. 44, Heidelberg: Spektrum der Wissenschaft Verlagsgesellschaft mbH

27. Emotionsbedingtes Essen: Schnepper, R./Meule, A./Reichenberger, J./Blechert, J., Eating Behavior Laboratory, Centre for Cognitive Neuroscience and Department of Psychology, Universität Salzburg (2017): „Wie Emotionen Appetit und Essverhalten bestimmen" – www.researchgate.net/publication/322551637_Wie_Emotionen_Appetit_und_Essverhalten_ bestimmen/link/5a5f4f4d 0f7e9b964a1cb4a6/download (abgerufen 01.10.21)

28. Entwicklungsgeschichte Ernährung: Vgl. Elmadfa, I./Leitzmann, C. (2019): „Ernährung des Menschen", S. 22, Stuttgart: Eugen Ulmer KG

29. Punkt-Diät: Vgl. „Zeitreise durch die Ernährung – Essen im Wandel", S. 28, Berlin: Bundesministerium für Ernährung und Landwirtschaft (BMEL)

30. Butterberge, Milchseen: Vgl. www.deutschlandfunk.de/55-jahreagrarpolitik-in-europa-butterberge-und-bauernsorgen.724.de.html?dram:article_id=388714 (abgerufen 01.10.21)

31. Lebensmittelskandale: Vgl. www.peta.de/themen/skandalchronik (abgerufen 01.10.21)

32. Veränderung Nahrungszusammensetzung: Vgl. Elmadfa, I./Leitzmann, C. (2019): „Ernährung des Menschen", S. 22/23, Stuttgart: Eugen Ulmer KG

33. Mit Bewegung lassen sich Krankheiten und vorzeitige Todesfälle verhindern: WHO Guidelines on physical activity and sedentary behaviour (2020), Genf: World Health Organization, S. 15 – Licence: CC BY-NC-SA 3.0 IGO

34. Zivilisationskrankheiten: Zitat Leitzmann: Vgl. Bracht, P./Leitzmann, C. (2020): „Klartext Ernährung", S. 70/71, München: Mosaik Verlag

35. Vgl. Bracht, P./Leitzmann, C. (2020): „Klartext Ernährung", S. 73, München: Mosaik Verlag

36. Auswirkung hoch verarbeiteter Lebensmittel auf die Gesundheit: Niggemeier, C./ Schmid, A./Heseker, H.: „Implementation of a methodology to classify foods based on their degree of processing – first results", Ann Nutr Metab 67 (suppl 1): 123 (2015) – Untersuchungen zum Einfluss der Verarbeitung von Lebensmitteln und Mahlzeiten auf die Lebensmittel- und Nährstoffzufuhr, die Zufuhr von Zusatzstoffen und das Körpergewicht von Kindern, Jugendlichen und Erwachsenen; gefördert durch BMEL (2013–2016)

37. Vgl. Burger K. (2020): „Convenience Food: Wie ungesund sind industrielle Lebensmittel wirklich?", in: Spektrum der Wissenschaft, Die Woche Nr. 44, 2017; in: Burger K. (eds) „Super-Food für Wissenshungrige!" S. 99/100, Berlin: Springer – doi.org/10.1007/978-3-662-61464-8_9

Auswirkung hoch verarbeiteter Lebensmittel auf die Gesundheit: Vgl. Burger K. (2020): „Convenience Food: Wie ungesund sind industrielle Lebensmittel wirklich?", in: Spektrum der Wissenschaft, Die Woche Nr. 44, 2017 (anderer Link)

38. Künstliche Süßstoffe: Swithers, S./Davidson, T. (2008): „Sweetener diets made rats fatter than sugar diets", Behavioral Neuroscience – doi.org/10.1016/S0262-4079(08)60395-4

39. Lebensmittel und Getränke, die für Kinder beworben werden, enthalten zu viel Fett, Salz und Zucker: www.foodwatch.org/de/informieren/zucker-fett-co (abgerufen 01.10.21)

40. 15 Prozent der Kinder übergewichtig, sechs Prozent adipös: „Übergewicht und Adipositas im Kindes- und Jugendalter in Deutschland – Querschnittergebnisse aus KiGGS Welle 2 und Trends", Journal of Health Monitoring 2018 3(1), S. 18, Berlin: Robert Koch-Institut – doi 10.17886/RKI-GBE-2018-005.2

41. Kinder und Werbung: Spielvogel, J./Terlutter, R. (2013): „Entwicklung von Fernsehwerbekompetenz bei Kindern. Sind körperliche Erscheinung und Essgewohn-heiten wichtig?", Internationales Journal für Werbung, 2013 (32/3), S. 343–368 – doi.org/10.2501/IJA-32-3-343-368; idw-online.de/de/news565859 (abgerufen 01.10.21)

42. Gesellschaftlich relevante Krankheitsbilder: Milzner, G. (2017): „Wir sind überall, nur nicht bei uns", S. 25, Weinheim, Basel: Verlagsgruppe Beltz

43. Veränderung Essverhalten: Studie „So is(s)t Deutschland" (2019), Nestlé/Demoskopisches Institut Allensbach – www.nestle.de/unternehmen/publikationen/nestle-studie/ernaehrungsstudie/hintergrund (abgerufen 01.10.21)

44. Nahrungsmittel: Vgl. Bracht, P./Leitzmann, C. (2020): „Klartext Ernährung", S. 96/97, München: Mosaik Verlag

45. Umsatz Ernährungsindustrie: Statistisches Bundesamt – statista.com/statistik/daten/studie/75611/umfrage/umsatz-der-deutschen-ernaehrungsindustrie-seit-2008/ (abgerufen 01.10.21)

46. Ausgaben für Essen und Trinken: Statistisches Bundesamt – de.statista.com/statistik/daten/studie/296809/umfrage/konsumausgaben-in-deutschland-fuer-nahrungsmittel-und-alkoholfreie-getraenke/ (abgerufen 01.10.21)

47. Weggeworfene Lebensmittel täglich in Haushalten/Lebensmittelverschwendung: „Deutschland, wie es isst. Der BMEL-Ernährungsreport 2019", S. 26, Berlin: Bundes-ministerium für Ernährung und Landwirtschaft (BMEL); GfK-Studie „Systematische Erfassung von Lebensmittelabfällen der privaten Haushalte in Deutschland" (2017), Nürnberg: GfK SE

48. Lebensmittelverschwendung: Noleppa, S./Cartsburg, M. (2015): „Das große Wegschmeißen", S. 7, Berlin: WWF Deutschland – www.wwf.de/fileadmin/fm-wwf/Publikationen-PDF/WWF_Studie_Das_grosse_Wegschmeissen.pdf (abgerufen 01.10.21)

49. Lebensmittelverschwendung Privathaushalte: „In deutschen Haushalten entsteht umgerechnet ein Lebensmittelabfallaufkommen von rund 85 Kilogramm pro Einwohner und Jahr" (31.05.2019) – www.uni-stuttgart.de/universitaet/aktuelles/ presseinfo/document/047_19_Lebensmittelabfaelle.pdf (abgerufen 01.10.21)

50. Zusammenhang Wohlstand und Lebensmittelverschwendung: Verma, MvdB/ de Vreede, L./Achterbosch, T./Rutten, M. M. (2020): „Verbraucher werfen viel mehr Lebensmittel weg als allgemein angenommen: Schätzungen der globalen Lebens- mittelverschwendung unter Verwendung eines Energielückenansatzes und der Wohlstandselastizität von Lebensmittelabfällen", PLoS ONE 15 (2): e0228369 – doi.org/10.1371/journal.pone.0228369

51. Mindeshaltbarkeitsdatum vs. Verfall: Zitat: Jochen Brühl, Tafel Deutschland e. V. – www.tafel.de/presse/pressemitteilungen/pressemitteilungen-2019/zu-gut-zum- wegwerfen-mindesthaltbarkeitsdatum-foerdert-lebensmittelverschwendung/ (abgerufen 01.10.21)

52. Umsatz Gastronomie: Statistisches Bundesamt, Herkunftsverweis Umsatzsteuer- statistik (Voranmeldungen) – statista.com/statistik/daten/studie/275512/umfrage/ umsatz-der-gastronomie-in-deutschland/ (abgerufen 01.10.21)

53. Gastronomie in Innenstädten: www.jll.de/de/presse/gastronomie-stoesst- textilhaendler-vom-deutschen-neuanmietungsthron (abgerufen 01.10.21)

54. Spontanes Essen: Studie „So is(s)t Deutschland" (2019) von Nestlé/Demoskopisches Institut Allensbach – www.nestle.de/unternehmen/publikationen/nestle-studie/ ernaehrungsstudie/hintergrund (abgerufen 01.10.21)

55. Umsatz Fertignahrung: Statistisches Bundesamt – statista.com/statistik/daten/ studie/298343/umfrage/umsatzder-hersteller-von-fertiggerichten-in-deutschland (abgerufen 01.10.21)

56. Ausgaben für Lieferdienste: NPD Group – statista.com/statistik/daten/studie/ 947269/umfrage/ausgaben-derdeutschen-fuer-lieferdienste (abgerufen 01.10.21)

57. Wunsch nach guter Ernährung und Zeitnot: Studie „So is(s)t Deutschland" (2019), Nestlé/Demoskopisches Institut Allensbach – www.nestle.de/unternehmen/ publikationen/nestle-studie/ernaehrungsstudie/hintergrund (abgerufen 01.10.21)

58. Häufigkeit Restaurantbesuche: „Deutschland, wie es isst. Der BMEL-Ernährungs- report 2019", S. 12, Berlin: Bundesministerium für Ernährung und Landwirtschaft (BMEL)

59. Stellenwert Ernährung/soziale Schichten: www.nestle.de/unternehmen/ publikationen/nestle-studie/ernaehrungsstudie/hintergrund (abgerufen 01.10.21)

60. Sozialökonomischer Status und Übergewicht: Schienkiewitz, A./Brettschneider, A.-K./ Damerow, S./Schaffrath Rosario, A. (2018): Journal of Health Monitoring „Übergewicht und Adipositas im Kindes- und Jugendalter in Deutschland – Fact Sheet", S. 19, Berlin: Robert Koch-Institut – DOI 10.17886/RKI-GBE-2018-005.2

61. Kochhäufigkeit: Kecskes, R. (2017): Studie „Consumers Choice '17",
GfK/Bundesvereinigung der Deutschen Ernährungsindustrie (BVE)

62. Kast, B. (2018): „Der Ernährungskompass – Das Fazit aller wissenschaftlichen
Studien zum Thema Ernährung", München: C. Bertelsmann Verlag

63. Alternative Ernährungsformen: Vgl. Hahn, A. et al. (2016): „Ernährung", S. 651,
Stuttgart: WVG

64. Umwelt-/sozialethische Konsumhaltung: GfK, Consumer Index 12/2015, S. 3 –
statista.com/statistik/daten/studie/270686/umfrage/haushalte-mit-umwelt-und-
sozialethischer-konsumhaltung-in-deutschland/(abgerufen 01.10.21)

65. Bio-Lebensmittel: BÖLW, GfK, Nielsen, bioVista, AMI, Uni Kassel (2020):
„Ökologische Landwirtschaft – Branchenreport 2020", S. 24/25,
Berlin: Bund Ökologische Lebensmittelwirtschaft e. V. (BÖLW)

66. Umsatz Fair Trade-Lebensmittel: „Mit Fairtrade zu mehr Nachhaltigkeit", S. 8/9,
Köln: TransFair e. V. (Fairtrade Deutschland) Jahres- und Wirkungsbericht 2019/2020,
www.fairtrade-deutschland.de/fileadmin/DE/mediathek/pdf/transfair_jahresbericht_
2019.pdf (abgerufen 01.10.21)

67. Fleischverzehr in Deutschland: Bundesministerium für Ernährung und Landwirtschaft (BMEL) – de.statista.com/statistik/daten/studie/36573/umfrage/pro-kopf-
verbrauch-von-fleisch-in-deutschland-seit-2000/(abgerufen 01.10.21)

68. Anteil vegetarisch und vegan lebender Menschen in Deutschland: proveg.com/de/
ernaehrung/anzahl-vegan-vegetarischer-menschen (abgerufen 01.10.21)

69. Vegetarismus Männer/Frauen: Vgl. Hahn, A. et al. (2016): „Ernährung", S. 653,
Stuttgart: WVG

70. Zuwachs vegane/vegetarische Lebensmittel: Schmitt, S. (2017): „Marktentwicklung:
Das Sortiment wird breiter", In: Lebensmittel Zeitung vom 17.11.2017; zitiert nach:
Umweltbundesamt (Hrsg.) (2020): „Die Zukunft im Blick: Fleisch der Zukunft", S. 10;
www.umweltbundesamt.de/sites/default/files/medien/1410/publikationen/2020-06-25_
trendanalyse_fleisch-der-zukunft_web_bf.pdf (abgerufen 01.10.21)

71. Lebensmittelunverträglichkeiten: Vgl. Hahn, A. et al. (2016): „Ernährung",
S. 1064/1065, Stuttgart: WVG

72. Glutenunverträglichkeit: Deutsche Zöliakie-Gesellschaft e. V. (DZG), Stuttgart –
www.dzg-online.de/diagnose-und-behandlung.212.0.html (abgerufen 01.10.21)

73. „Frei von"-Produkte: Ernährungsumschau 9/2019, S. M510, Wiesbaden:
Ernährungsumschau – www.ernaehrungs-umschau.de/print-news/11-09-2019-
food-trends-zur-anuga-2019 (abgerufen 01.10.21)

74. Anzahl Gegenstände im Haushalt: Statistisches Bundesamt – www.rnz.de/panorama/magazin_artikel,-Magazin-Wie-viel-ist-genug-_arid,20959.html (abgerufen 01.03.21)

75. Kaufrausch: Aecherli, H. (2019): „Dem Kaufrausch entgehen", www.annabelle.ch/leben/gesellschaft/dem-kaufrausch-entgehen-48978 (abgerufen 01.03.2021); Franz Eidenbenz – /www.radix.ch/de/zentrum-fuer-spielsucht/(abgerufen 01.03.21)

76. Soziale Beschleunigung: Lorenz-Spreen, P./Mønsted, B./Hövel P./Lehmann, S. (2019): „Accelerating Dynamics of Collective Attention", Nature Communications – doi:10.1038/s41467-019-09311-w

77. Zitat: Bracht, P./Leitzmann, C. (2020): „Klartext Ernährung", S. 96, München: Mosaik Verlag

78. Steigerung Arbeitspensum: Meusch, D./Laboga, I./Baron, G./Heinrichs, C./Hombrecher, M./Wohlers, K. (2013): „Bleib locker, Deutschland! – TK-Studie zur Stresslage der Nation", S. 17, Techniker Krankenkasse, Hamburg (neue Quelle)

79. Gesundheitsverschlechterung durch Arbeitsstress: DGB-Studie „Arbeiten am Limit – Report 2019", S. 4, Berlin: Institut DGB-Index Gute Arbeit

80. Krankschreibungen aufgrund von psychischen Erkrankungen nehmen zu: www.aerzteblatt.de/nachrichten/109070/Mehr-Fehltage-wegen-psychischer-Erkrankungen; www.rehadat-statistik.de/statistiken/leistungen/krankenkassen/bkk-gesundheitsreport; Gesundheitsreport TK – Grobe, T./Bessel, S. (2020): „Gesundheitsreport Arbeitsunfähigkeiten 2020", S. 20, Hamburg: Techniker Krankenkasse

81. Schönheits-OPs für beruflichen Erfolg: „DGÄPC-Statistik 2018–2019, Zahlen, Fakten und Trends der Ästhetisch-Plastischen Chirurgie", S. 12, Berlin: Deutsche Gesellschaft für Ästhetisch-Plastische Chirurgie (DGÄPC)

82. Leben wird stressiger: „Bleib locker, Deutschland!" (2013) – TK-Studie zur Stresslage der Nation, S. 4, 8, 10, Hamburg: Techniker Krankenkasse

83. Stress als „Bedrohung des Selbst": Vgl. Lehmann, J. (2012): „Die Bedrohung des Selbst als Ursache von Stress – eine experimentelle Operationalisierung des SOS-Konzeptes", Institut für Psychologie. Universität Bern

84. Studierende und Stress: Grützmacher, J./Gusy, B./Lesener, T./Sudheimer, S./Willige, J. (2018): „Gesundheit Studierender in Deutschland 2017", S. 49/60, Kooperationsprojekt zwischen dem Deutschen Zentrum für Hochschul- und Wissenschaftsforschung, der Freien Universität Berlin und der Techniker Krankenkasse

85. Stress bei Kindern und Jugendlichen: Robert Koch-Institut (RKI) (2020): AdiMon-Themenblatt: „Stressbelastung bei Kindern und Jugendlichen", S. 2 – www.rki.de/DE/Content/Gesundheitsmonitoring/Studien/Adipositas_Monitoring/Psychosoziales/PDF_Themenblatt_Stressbelastung.pdf (abgerufen 01.10.21)

86. Ein Drittel der Erwachsenen überschreitet Richtwerte für Energieaufnahme: „Ergebnisbericht Teil 2/Nationale Verzehrsstudie II – Die bundesweite Befragung zur Ernährung von Jugendlichen und Erwachsenen" (2008), S. 93/94, Karlsruhe: Max Rubner-Institut, Bundesforschungsinstitut für Ernährung und Lebensmittel

87. Schlafdauer hat sich verkürzt: Heyder, G. (2019): „Schlafforscher warnt: ‚Unsere Schlafzeit hat sich verkürzt'" (Interview mit Prof. Dr. Christoph Schöbel) – www.tonline.de/region/essen/news/id_85997638/essen-schlafforscher-warnt-unsere-schlafzeit-hat-sich-verkuerzt-.html (abgerufen 01.10.21); Schöbel, C. (Autor), Wiater, A. (Autor) (2021): „Ticken Sie richtig? Wie Sie zu Ihrem gesunden Schlaf-Wach-Rhythmus finden", Scorpio Verlag

88. Zusammenhang Schlaf und Körpergewicht: „Gibt es einen Zusammenhang zwischen Schlafdauer und Körpergewicht? Aktuelle epidemiologische Befunde und deren praktische Relevanz", Bonn: Deutsche Gesellschaft für Ernährung e. V. (DGE) – www.dge.de/uploads/media/DGE-Pressemeldung-AdW-02-2010-Schlafen-Koerpergewicht.pdf (abgerufen 01.10.21)

89. Zusammenhang Schlafdauer und Übergewicht: Patel, S. R. (2009): „Reduced sleep as an obesity risk factor" – doi: 10.1111/j.1467-789X.2009.00664.x; Potter, G. D. M./ Cade, J. E./Hardie, L. J. (2017): „Longer sleep is associated with lower BMI and favorable metabolic profiles in UK adults: Findings from the National Diet and Nutrition Survey", PLoS ONE 12 (7): e0182195 – doi: 10.1371/journal.pone.0182195

90. Jeder dritte Deutsche isst bei Stress mehr als normalerweise:Vgl. Macht, M. (2007): „Iss, wonach dein Herz verlangt", Gehirn & Geist, 05_2007, S. 44, Heidelberg: Spektrum der Wissenschaft Verlagsgesellschaft mbH

91. Borse, S.: Persönliche Kommunikation, 06.12.21

92. Frauengold: www.deutsche-digitale-bibliothek.de/item/OFBFTJRBVPZZPELFHJN7N-6JR3G2MCWBF (abgerufen 01.10.21)

93. Morlang, S.: „Informationen zur Suchtvorbeugung 5 – Sport & Medikamente", S. 2, Mühlheim an der Ruhr: Ginko Stiftung für Prävention, Landeskoordinierungsstelle Suchtvorbeugung NRW – www.ginko-stiftung.de/download/fachinfo_doping.pdf

94. Gesundheitsaussagen bei Lebensmitteln: www.foodwatch.org/de/aktuelle-nachrichten/2012/amtlich-tausendmal-getaeuscht-eu-verbietet-viele-claims (abgerufen 01.10.21)

95. Versorgung mit Vitaminen und Mineralstoffen: Deutsche Gesellschaft für Ernährung e. V. – www.dge.de/uploads/media/DGE-Pressemeldung-AdW-02-2012-Stellungnahme-Vitaminversorgung.pdf, www.ernaehrungs-umschau.de/fileadmin/Ernaehrungs-Umschau/pdfs/pdf_2012/06_12/EU06_2012_324_336.qxd.pdf (abgerufen 01.10.21)

96. Nährwertprofile: www.foodwatch.org/de/informieren/gesundheitsschwindel (abgerufen 01.10.21)

97. Nahrungsergänzungsmittel: „Nationale Verzehrstudie II, Ergebnisbericht, Teil 1", S. 120–122, Karlsruhe: Max Rubner-Institut, Bundesforschungsinstitut für Ernährung und Lebensmittel, Institut für Ernährungsverhalten (2008)

98. Zunahme psychischer Erkrankungen und Stress: Hüther, G. (2017): „Was wir sind und was wir sein könnten", S. 132, Frankfurt am Main: S. Fischer Verlag

99. Einfluss Mediendarstellung: „Warum seh ich nicht so aus? Fernsehen im Kontext von Essstörungen", S. 54/55, Internationales Zentralinstitut für das Jugend- und Bildungsfernsehen (IZI) und ANAD e. V. Versorgungszentrum Essstörungen, München

100. Wirkung Medienkonsum auf Körperbild/Fidschi-Inseln: Becker, A. E./Burwell R. A./Gilman S. E./Herzog D. B./Hamburg P. (2002): „Eating behaviours and attitudes following prolonged exposure to television among ethnic Fijian adolescent girls" British Journal of Psychiatry. 2002 Jun; 180:509–14 – doi: 10.1192/bjp.180.6.509. PMID: 12042229 (abgerufen 01.10.21)

101. Körperproportionen bei Trickfiguren: Vgl. Linke, C./Stüwe, J./Eisenbeis, S. (2017): „Überwiegend unnatürlich, sexualisiert und realitätsfern – eine Studie zu animierten Körpern im deutschen Kinderfernsehen" –www.br-online.de/jugend/izi/deutsch/publikation/televizion/30_2017_2/Linke_Stuewe_Eisenbeis-Ueberwiegend_unnatuerlich.pdf (abgerufen 01.10.21)

102. Frauenfiguren in modernen Streaming-Angeboten: Prommer, E./Stüwe, J./Wegner, J., Institut für Medienforschung, Universität Rostock: „Geschlechterdarstellungen und Diversität in Streaming- und SVOD-Angeboten – Gesamtauswertung", S. 34 – malisastiftung.org/wp-content/uploads/Studie_Geschlechterdarstellungen-und-Diversitaet-in-Streaming-und-SVOD-Angeboten-final.pdf (abgerufen 01.10.21)

103. Sehsinn ist dominant: Majid, A. et al., Max-Planck-Institut für Psycholinguistik, Nijmegen, Proceedings of the National Academy of Sciences (PNAS) – doi: 10.1073/pnas.1720419115, 2018, www.pnas.org/content/115/45/11369

104. Picture Superiority Effect – Vgl. Childers, T./Houston, M. (1984): „Conditions for a Picture-Superiority Effect on Consumer Memory", Journal of Consumer Research, 11(2), 643–654, Retrieved March 3, 2021 – www.jstor.org/stable/2488971

105. Macht der Bilder: Zitat: Hüther, G. (2015): „Die Macht der inneren Bilder", S. 10, Göttingen: Vandenhoeck & Ruprecht

106. Selfies: „BRAVO Dr.-Sommer-Studie" (2016), Bauer Media Group – www.presseportal.de/pm/13440/3233207 (abgerufen am 01.10.21)

107. Borse, S.: Persönliche Kommunikation, 06.12.21

108. Zitat Billy Wilder: Vgl. www.zeit.de/1993/05/funny-face-im-paradies (abgerufen 01.10.21)

109. *Proportionen Barbiepuppen: Götz, M./Herche, M.: „Der Körper der global vermarkteten Zeichentrickmädchen", S. 1 – www.br-online.de/jugend/izi/deutsch/ forschung/gender/MJTV3_Koerper.pdf (abgerufen 01.10.21)*

110. *Schaufensterpuppen: Robinson, E./Aveyard, P. (2017): „Emaciated mannequins: a study of mannequin body size in high street fashion stores", J Eat Disord 5, 13 (2017) – doi.org/10.1186/s40337-017-0142-6*

111. *Abneigung gegenüber Übergewicht: Prof. David M. Garner vom Toledo Center for Eating Disorders beim Fachworkshop „Ess-Störungen 2000 – Verhaltenstherapeutische Interventionen zu Ess-Störungen", Sylt 02.–04. Juni 2000*

112. *Schaufensterpuppe Nike: Gold, T. (2019): „Obese mannequins selling women a dangerous lie", The Telegraph, London – www.telegraph.co.uk/women/life/ obese-mannequins-selling-women-dangerous-lie/ (abgerufen 01.10.21)*

113. *Kein Rückgang von Übergewicht durch Stigmatisierung: Schvey, N. A./Puhl, R. M./ Brownell, K. D. (2012): „The impact of weight stigma on caloric consumption" – DOI: 10.1038/oby.2011.204*

114. *Stigmatisierung Übergewichtiger: Vgl. Ellrott, T. (2012): „Übergewichtige werden in Deutschland stigmatisiert", Presseinformation Nr. 129, 5. Oktober 2012, Institut für Ernährungspsychologie, Universitätsmedizin Göttingen – www.ernaehrungspsychologie.org/images/stories/stigmatisierung% 20uebergewichtiger_studie.pdf (abgerufen 01.10.21)*

115. *Adipöse Menschen und Jobsuche: Giel, K.E./Zipfel, S./Alizadeh, M. et al. (2012): „Stigmatization of obese individuals by human resource professionals: an experimental study", BMC Public Health 12, 525 (2012) – doi.org/10.1186/1471-2458-12-525*

116. *Körperunzufriedenheit und Essstörungen: Brechan, I./Kvalem, I. L. (2015): „Relationship between body dissatisfaction and disordered eating: mediating role of self-esteem and depression" – doi: 10.1016/j.eatbeh.2014.12.008*

117. *Erotik in den Medien setzt unter Druck: Marktforschungsinstitut mindline media GmbH, Berlin für Neon Magazin (2008) –de.statista.com/statistik/daten/studie/2362/ umfrage/wahrgenommenes-schoenheitsideal-durch-erotik-in-den-medien-nach- geschlecht (abgerufen 01.10.21)*

118. *Schönheits-OPs im Intimbereich: Pastötter, J. (2014): „Intimoperationen und Körper- bild", Weißes Kreuz – Zeitschrift für Lebensfragen 1/14, S. 20, Ahnatal: Weißes Kreuz e. V.*

119. *Schönheits-Operationen Frauen/Männer: International Society of Aesthetic Plastic Surgery (ISAPS) – www.isaps.org/wp-content/uploads/2020/12/Global-Survey-2019.pdf, S. 11–12, 20, 37, 47 (abgerufen 01.10.21)*

120. *Bibis Beauty Palace: www.youtube.com/user/BibisBeautyPalace, „Meine OP – ich bin ehrlich ..." – www.youtube.com/watch?v=hhSXqwUVv1M; „Neue Körbchengröße/Preis OP ... Ich beantworte ALLES" – www.youtube.com/watch?v=13sKcU_Vdt4 (abgerufen 01.10.21)*

121. Bildbearbeitete Selfies als Vorlage für ästhetische Eingriffe: Mitgliederumfrage der DGÄPC, der Fachgesellschaft für Ästhetisch-Plastische Chirurgie in Deutschland: „Motiviert der Selfie-Boom immer häufiger zu Schönheitsoperationen?" – www.dgaepc.de/wp-content/uploads/2019/02/190625-pm-selfie-umfrage-dgaepc.pdf (abgerufen 01.10.21)

122. Model-Casting Show kann Essstörungen beeinflussen: „Warum seh ich nicht so aus? Fernsehen im Kontext von Essstörungen", S. 18/19 bzw. 131, Internationales Zentralinstitut für das Jugend- und Bildungsfernsehen (IZI) und ANAD e. V. Versorgungszentrum Essstörungen, München

123. Nutzung Social Media: ARD/ZDF-Onlinestudie 2021 – de.statista.com/statistik/daten/studie/543605/umfrage/verteilung-der-nutzer-von-social-media-plattformen-nach-altersgruppen-in-deutschland (abgerufen 01.10.21)

124. Vorbilder bei Kindern: Rathgeb, T./Behrens, P. (2018): „KIM-Studie 2018 – Kindheit, Internet, Medien – Basisuntersuchung zum Medienumgang 6- bis 13-Jähriger", S. 21, Stuttgart: KIM Medienpädagogischer Forschungsverbund Südwest c/o Landesanstalt für Kommunikation (LFK)

125. Junkfluencer: Vgl. Report „Junkfluencer – wie McDonald's, Coca-Cola & Co. in sozialen Medien Kinder mit Junkfood ködern" (2021), Berlin: foodwatch e. V.

126. Wirkung von Instagram auf Körperbild: Fardouly, J./Willburger, B./ Vartanian, L. R. (2017): „Instagram use and young women's body image concerns and self-objectification: Testing mediational pathways" – doi.org/10.1177/1461444817694499

127. Wirkung von Instagram auf Essstörungen u. a.: Schink, N. (2020): „Unfollow! – Wie Instagram unser Leben zerstört", S. 11, Hamburg: Eden Books

128. Borse, S.: Persönliche Kommunikation, 06.12.21

129. Selbstinszenierung und Vergleich auf Instagram: Götz, M. (2019): „Man braucht ein perfektes Bild – die Selbstinszenierung von Mädchen auf Instagram", S. 7/8, Televizion Digital 2019/1, München: Internationales Zentralinstitut für das Jugend- und Bildungsfernsehen (IZI)

130. Sophia Thiel: „Ich habe eine Essstörung" – www.youtube.com/watch?v=qvxn4JLJA7s (abgerufen 01.10.21)

131. Hass und negative Botschaften im Netz: Rathgeb, T./Schmid, T. (2019): „JIM-Studie 2019 – Jugend, Internet, Medien 12- bis 19-Jähriger", S. 50, Stuttgart: Medienpädagogischer Forschungsverbund Südwest c/o Landesanstalt für Kommunikation (LFK)

132. „Embrace": Brumfitt, T. (2016): „Embrace: Du bist schön – Schluss mit Bodyshaming", Dokumentation, 20th Century Fox, tarynbrumfitt.com (abgerufen 01.10.21)

133. Celeste Barber: www.instagram.com/celestebarber (abgerufen 01.10.21)

134. Danae Mercer: www.instagram.com/danaemercer (abgerufen 01.10.21)

135. Sorge um Figur und Gewicht beeinträchtigt Lebensglück: Reba-Harrelson, L./
Von Holle, A./Hamer, R. M. et al. (2009): „Muster und Prävalenz von Essstörungen
und Gewichtskontrollverhalten bei Frauen im Alter von 25 bis 45 Jahren",
Eat Weight Disord 14, e190–e198 (2009) – doi.org/10.1007/BF03325116

136. Gewicht unter Normalgewicht wird am attraktivsten empfunden: Therapie-
centrum für Essstörungen (TCE), München – www.senatspressestelle.bremen.de/
pressemitteilungen/detail.php?gsid=bremen146.c.13100.de&asl=bremen146.c.25714.de
(abgerufen 01.10.21)

137. Nahrung wirkt bedrohlich: Vgl. Macht, M., Institut für Psychologie, Universität
Würzburg (2005): „Essen und Emotion", Ernährungs-Umschau 52 (2005) Heft 8, S. 306,
Wiesbaden: Umschau Zeitschriftenverlag GmbH

138. Abendliche Essattacken: www.nestle.de/unternehmen/publikationen/nestle-studie/
ernaehrungsstudie/hintergrund (abgerufen 01.10.21)

139. Diät-APP für Kinder Weight Watchers: kurbo.com (abgerufen 01.10.21)

140. Durchschnittsgewicht Frau/Mann: www.laenderdaten.info/durchschnittliche-
koerpergroessen.php (abgerufen 01.10.21) – basierend auf Studien, die von der
NCD-RisC ausgewertet und in „The Lancet" veröffentlicht wurden

141. Längste Lebenserwartung bei leichtem Übergewicht: Flegal, K. M./Kit, B. n K./
Orpana, H. et al. (2013): „Association of All-Cause Mortality With Overweight and
Obesity Using Standard Body Mass Index Categories – A Systematic Review and
Meta-analysis", JAMA 2013;309(1), S. 71–82 – doi:10.1001/jama.2012.113905

142. Verzerrte Körperwahrnehmung: Horstkotte, E./Zimmermann, E., Gesundheitsamt
Bremen (2009): „Spieglein, Spieglein an der Wand … Körperselbstbild und Essverhalten
bei Jugendlichen in Bremen", S. 21

143. Diäterfahrung bei Kindern und Jugendlichen: „BRAVO Dr.-Sommer-Studie" (2016),
Bauer Media Group – www.presseportal.de/pm/13440/3233207 (abgerufen 01.10.21)

144. Studie der Gesellschaft für Konsumforschung GfK (2012): www.echte-esser.de/
tl_files/files/GfK_Umfrage_Uwe-Knop_Diaeten_12-10-09.pdf (abgerufen 01.10.21)

145. Dauerhafter Gewichtsverlust: Fildes, A./Charlton, J./Rudisill, C./Littlejohns, P./
Prevost, A. T./Gulliford, M. C. (2015): „Probability of an Obese Person Attaining Normal
Body Weight: Cohort Study Using Electronic Health Records. Am J Public Health",
105(9), e54–59 – doi: 10.2105/AJPH.2015.302773

146. Erfolg von Gewichtsreduktionsprogrammen: Zitat Prof. Helmut Heseker,
Präsident der Deutschen Gesellschaft für Ernährung (DGE) – sz-magazin.sueddeutsche.de/
ueber-gewicht-mein-dickes-leben/nicht-in-jedem-dicken-menschensteckt-ein-
duenner-86658 (abgerufen 01.10.21)

147. Minnesota-Experiment: Keys, A./Brozek, J./Henschel, A./Mickelsen, O./ Taylor, H. (1950): „The Biology of Human Starvation. School of Public Health", University of Minnesota Press Minneapolis, MN.

148. Essstörungen beginnen oft mit Diät: Zitat Dipl.-Psych. Andreas Schnebel: Gesundheitsmagazin „Apotheken Umschau" 11/2005 – www.presseportal.de/ pm/52678/743759 (abgerufen 01.10.21)

149. Sport-Anorexie/-Bulimie: Vgl. Dick & Dünn e. V. Beratungszentrum bei Ess-Störungen, Berlin – www.dick-und-duenn-berlin.de/informationen/was-sind-ess-stoerungen/sport-anorexie-und-sport-bulimie.html (abgerufen 01.10.21)

150. Orthorexie: „Orthorexie: Wenn gesund essen zum Zwang wird", Bundesanstalt für Landwirtschaft und Ernährung (BLE), Bonn – www.in-form.de/wissen/orthorexie-wenn-gesund-essen-zum-zwang-wird/ (abgerufen am 01.10.21)

151. Bratman, S./Knight, D. (2001): „Health Food Junkies: Orthorexia Nervosa: Overcoming the Obsession with Healthful Eating", Broadway

152. Orthorexie: Vgl. Orthorexie: Klotter, C./Depa, J./Humme, S. (2015): „Gesund, gesünder, Orthorexia nervosa. Modekrankheit oder Störungsbild? Eine wissenschaftliche Diskussion", Wiesbaden: Springer – doi 10.1007/978-3-658-07406-7

153. Orthorexie: Schmitz, K. (2020): „Orthorexie: Ist das noch gesund?" in: Burger K. (Hrsg.): „Super-Food für Wissenshungrige!", Berlin, Heidelberg: Springer – doi.org/10.1007/978-3-662-61464-8_19

154. Instagram kann Orthorexie verstärken: Turner, P. G./Lefevre, C. E. (2017): „Instagram use is linked to increased symptoms of orthorexia nervosa", in: Ess- und Gewichtsstörungen – Studien zu Anorexie, Bulimie und Adipositas Volumen 22, S. 277–284 – doi: 10.1007/s40519-017-0364-2

155. Sophia Thiel: Digitalmagazin Fitbook, Berlin: Axel Springer SE – www.fitbook.de/health/sophia-thiel-comeback-interview (abgerufen 01.10.21)

156. Cheat Days: Awe, M. (2019): „Wohlfühlgewicht: Wie du dich vom Diät-Zwang befreist und intuitiv deine Wohlfühlfigur erreichst", S. 45–46, München: Knaur Balance

157. Die essgestörte Gesellschaft: Pauli, D. (2018): „Size Zero", München: Verlag C. H. Beck, S. 78

158. Kernproblematik Körperunzufriedenheit: Vgl. „Essstörungen bei Jungen und Männern" (2019), S. 13, Köln: Landesfachstelle Essstörungen NRW

159. Orbach, S. (1981): „Fat is a Feminist Issue", Berkley Trade

160. Schwarzer, A. (Hrsg.) (1984/85): EMMA Sonderband 4 „Durch dick und dünn", Köln: Emma Verlag

161. Germany's Next Topmodel und Essstörungen: „Warum seh ich nicht so aus? Fernsehen im Kontext von Essstörungen", S. 96, Internationales Zentralinstitut für das Jugend- und Bildungsfernsehen (IZI) und ANAD e. V. Versorgungszentrum Essstörungen, München

162. Bulimie und weibliche Rollenkonflikte: Reich, G. (2003): „Familientherapie der Essstörungen", Kap. 2.3, S. 22, Göttingen, Hogrefe Verlag

163. Zitat Alice Schwarzer: „Markus Lanz"/ZDF, 12.11.2020

164. Anstieg männlicher Patienten mit Essstörungen: Kaufmännische Krankenkasse (KKH) – www.kkh.de/presse/pressemeldungen/hungern-und-staehlen-bis-zum-umfallen (abgerufen 01.10.21)

165. Männer und Essstörungen: Bundesärztekammer (Arbeitsgemeinschaft der deutschen Ärztekammern) und Kassenärztliche Bundesvereinigung – www.aerzteblatt.de/ nachrichten/113623/Anteil-von-Maennern-mit-Essstoerung-steigt (abgerufen 01.10.21)

166. Adonis-Komplex: Vgl. Pope, H. G./Phillips, K. A./Olivardia, R. (2000): „The Adonis Complex: The Secret Crisis of Male Body Obsession", Free Press

167. Bahne Rabe: www.deutschlandfunk.de/tod-einesrudereres.1346.de.html?dram: article_id=220677 (abgerufen 01.10.21)

168. Essstörungen und Geschlechterbilder: Vgl. „Essstörungen bei Jungen und Männern" (2019), S. 31/32, Köln: Landesfachstelle Essstörungen NRW

169. Medienkompetenz Kinder: Spielvogel, J./Terlutter, R.: „Entwicklung von Fernseh-werbekompetenz bei Kindern. Sind körperliche Erscheinung und Essgewohn-heiten wichtig?", Internationales Journal für Werbung, 2013 (32/3), S. 343–368 – idw-online.de/de/news565859 (abgerufen 01.10.21)

170. Übergewicht/Adipositas bei Kindern und Jugendlichen: „Übergewicht und Adipositas im Kindes- und Jugendalter in Deutschland – Querschnittergebnisse aus KiGGS Welle 2 und Trends", S. 18, Journal of Health Monitoring 2018 3(1), Berlin: Robert Koch-Institut – doi 10.17886/RKI-GBE-2018-005.2

171. Diäten bei Mädchen: Vgl. "BRAVO Dr.-Sommer-Studie 2016", Bauer Media Group – www.presseportal.de/pm/13440/3233207 (abgerufen am 01.10.21)

172. Starre Ernährungsvorgaben können Essstörungen begünstigen: Ellrott, T. (2009): „Einflussfaktoren auf die Entwicklung des Essverhaltens im Kindesalter", S. 85, Köln: Deutscher Ärzte-Verlag

173. Leistungsdruck bei Kindern und Jugendlichen: Hanewinkel, R./Hansen, J./ Janßen, J. et al. (2019): „Präventionsradar. Erhebung Schuljahr 18/19. Kinder- und Jugendgesundheit in Schulen. Ergebnisbericht der Welle 3", S. 24, Kiel: Institut für Therapie- und Gesundheitsforschung (IFT-Nord)

174. *Lebenskompetenz und Essstörungen:* Robert Koch-Institut (Hrsg.), Bundeszentrale für gesundheitliche Aufklärung (Hrsg.) (2008): „Erkennen – Bewerten – Handeln: Zur Gesundheit von Kindern und Jugendlichen in Deutschland", S. 55, Berlin: RKI

175. *Zufriedenheit mit Gewicht bei Jugendlichen:* Robert Koch-Institut (Hrsg.), Bundeszentrale für gesundheitliche Aufklärung (Hrsg.) (2008): „Erkennen – Bewerten – Handeln: Zur Gesundheit von Kindern und Jugendlichen in Deutschland", Kapitel 2.7 „Störungen des Essverhaltens", S. 54, Berlin: RKI

176. *SCOFF-Fragebogen zu Anzeichen von Essstörungen:* Robert Koch-Institut (Hrsg.), Bundeszentrale für gesundheitliche Aufklärung (Hrsg.) (2008): „Erkennen – Bewerten – Handeln: Zur Gesundheit von Kindern und Jugendlichen in Deutschland", S. 52, Berlin: Robert Koch-Institut

177. *Körperzufriedenheit, Zusammenhang Beliebtheit/Dünnsein:* Vgl. "BRAVO Dr.-Sommer-Studie 2016", Bauer Media Group – www.presseportal.de/pm/13440/3233207 (abgerufen am 01.10.21)

178. *Medienerziehung Mädchen:* Götz, M. (2019): „Man braucht ein perfektes Bild – die Selbstinszenierung von Mädchen auf Instagram", Televizion Digital 2019/1, S. 11, München: Internationales Zentralinstitut für das Jugend- und Bildungsfernsehen (IZI)

179. *Bulimie bei Studierenden:* Aschenbrenner, K. (2008): ZEIT Campus – www.zeit.de/campus/2008/04/bulimie-studenten; Vgl. www.db-thueringen.de/servlets/MCRFileNodeServlet/dbt_derivate_00001365/DISSERTATION.pdf (abgerufen 01.10.21)

180. *Stress und Burnout bei Studierenden:* Grützmacher, J./Gusy, B./Lesener, T./Sudheimer, S./Willige, J. (2018): „Gesundheit Studierender in Deutschland 2017", S. 60, Kooperationsprojekt zwischen dem Deutschen Zentrum für Hochschul- und Wissenschaftsforschung, der Freien Universität Berlin und der Techniker Krankenkasse

181. *Anstieg von psychischen Störungen und Essstörungen:* Grobe, T. G./Steinmann, S./Szecsenyi, J. (2018): „Barmer-Arztreport – Schriftenreihe zur Gesundheitsanalyse Band 7", S. 136–140, Berlin: Barmer

182. *Sorge um Gewichtszunahme bei Schwangeren:* Easter, A./Bye, A./Taborelli, E./Corfield, F./Schmidt, U./Treasure, J./Micali, N. (2013): „Recognising the symptoms: how common are eating disorders in pregnancy?", Eur Eat Disord Rev. 2013 Jul, 21(4), 340–344 – doi: 10.1002/erv.2229

183. *Untergewicht bei Schwangeren:* Normile, D. (2018): „Staying slim during pregnancy carries a price" – www.sciencemag.org/news/2018/08/staying-slim-during-pregnancy-carries-price, doi: 10.1126/science.aau9712

184. *Abnahme von Geburtsgewicht:* Suzuki, S. (2016): „Optimal Weight Gain During Pregnancy in Japanese Women", Journal of clinical medicine research, 8(11), S. 787–792 – doi.org/10.14740/jocmr2723w

185. Gesundheitliche Auswirkungen von Essstörungen bei Schwangeren: Langer, M./ Wimmer-Puchinger, B. (2009): „Essstörungen – ein aktuelles Problem für Gynäkologie und Geburtshilfe", Journal für Gynäkologische Endokrinologie 19, S. 1–10, A-Gablitz: Krause & Pachernegg GmbH, Verlag für Medizin und Wirtschaft

186. Verbreitung Essstörungen bei Schwangeren: Easter, A./Bye, A./Taborelli, E./ Corfield, F./Schmidt, U./Treasure, J./Micali, N. (2013): „Recognising the symptoms: how common are eating disorders in pregnancy?", Eur Eat Disord Rev. 2013 Jul;21(4):340–344 – doi: 10.1002/erv.2229

187. Risiken gestörten Essverhaltens bei Schwangeren: Langer, M./Wimmer-Puchinger, B. (2009): „Essstörungen – ein aktuelles Problem für Gynäkologie und Geburtshilfe", Journal für Gynäkologische Endokrinologie, 19, S. 10, AGablitz: Krause & Pachernegg GmbH, Verlag für Medizin und Wirtschaft

188. Schlankheitsideal bei Schwangeren: Zitat von Andreas Schnebel, ANAD e. V. aus: Burger, K., Spektrum der Wissenschaft (2018): „Schlankheitswahn in der Schwangerschaft", S.22, Heidelberg: Spektrum der Wissenschaft Verlagsgesellschaft

189. Risiko für eine postpartale Depression bei essgestörten Müttern: Langer, M./ Wimmer-Puchinger, B. (2009): „Essstörungen – ein aktuelles Problem für Gynäkologie und Geburtshilfe", Journal für Gynäkologische Endokrinologie, 19, S. 10, AGablitz: Krause & Pachernegg GmbH, Verlag für Medizin und Wirtschaft

190. Diäten nach der Schwangerschaft: Carter, A. S./Baker, C. W./Brownell, K. D. (2000): „Body mass index, eating attitudes, and symptoms of depression and anxiety in pregnancy and the postpartum period", Psychosomatic Medicine 2000 Mar–Apr, 62(2), S. 264–270 – doi: 10.1097/00006842-200003000-00019; Zitiert nach: Langer, M./ Wimmer-Puchinger, B. (2009): „Essstörungen – ein aktuelles Problem für Gynäkologie und Geburtshilfe", Journal für Gynäkologische Endokrinologie, 19, S. 10, AGablitz: Krause & Pachernegg GmbH, Verlag für Medizin und Wirtschaft

191. Energiebedarf in Schwangerschaft und Stillzeit: www.dge.de/ernaehrungspraxis/ bevoelkerungsgruppen/schwangere-stillende/handlungsempfehlungen-zur-ernaehrung-in-der-schwangerschaft; www.kindergesundheit-info.de/themen/ernaehrung/ stillen/ernaehrung-der-mutter (abgerufen 01.10.21)

192. Verteilung von Hausarbeit und Kindererziehung: Samtleben, C. (2019): „Auch an erwerbsfreien Tagen erledigen Frauen einen Großteil der Hausarbeit und Kinderbetreuung", DIW Wochenbericht 10/19, S. 142, Berlin: Deutsches Institut für Wirtschaftsforschung e. V. (DIW Berlin)

193. Zuständigkeit für Einkauf Frauen/Männer: „Nationale Verzehrstudie II, Ergebnisbericht, Teil 1", S. 116/117, Karlsruhe: Max Rubner-Institut, Bundesforschungsinstitut für Ernährung und Lebensmittel, Institut für Ernährungsverhalten (2008)

194. Borse, S.: Persönliche Kommunikation, 06.12.21

195. Negative Essgewohnheiten: Ellrott, T. (2009): „Einflussfaktoren auf die Entwicklung des Essverhaltens im Kindesalter", S. 79, Köln: Deutscher Ärzte-Verlag Pränatal

196. Auswirkungen von Bulimie auf Kinderernährung: Langer, M./Wimmer-Puchinger, B. (2009): „Essstörungen – ein aktuelles Problem für Gynäkologie und Geburtshilfe", Journal für Gynäkologische Endokrinologie 19, S. 12, A-Gablitz: Krause & Pachernegg GmbH, Verlag für Medizin und Wirtschaft

Wiener Initiative gegen Essstörungen: „Schwangerschaft – Unterschätztes Problem Essstörungen", Presseinformation am 13.07.2010 – www.forum-ernaehrung.at/artikel/detail/news/detail/News/schlankheitswahn-in-der-schwangerschaft (abgerufen 01.10.21)

197. Gewichtszunahme im Lebensverlauf: „Nationale Verzehrstudie II, Ergebnisbericht, Teil 1", S. XVIII, Karlsruhe: Max Rubner-Institut, Bundesforschungsinstitut für Ernährung und Lebensmittel, Institut für Ernährungsverhalten (2008)

198. Anstieg Bulimiepatientinnen Anfang 40: Zitat Maike Kohnert, Klinik Dr. Schlemmer, Bad Tölz, aus: Burger K. (2020): „Warum nehmen Essstörungen zu?" in: Burger K. (Hrsg.): „Super-Food für Wissenshungrige!", Berlin, Heidelberg: Springer – doi.org/10.1007/978-3-662-61464-8_19

199. Borse, S.: Persönliche Kommunikation, 06.12.21

200. Essstörungen bei Frauen zwischen 40 und 60 Jahren: Micali, N./Martini, M. G./Thomas, J. J. et al. (2017): „Lifetime and 12-month prevalence of eating disorders amongst women in mid-life: a population-based study of diagnoses and risk factors", BMC Med 15, 12 (2017) – doi.org/10.1186/s12916-016-0766-4

201. Körperunzufriedenheit nach den Wechseljahren: Mangweth-Matzek, B./Hoek, H. W. (2014): „Pathological eating and body dissatisfaction in middle-aged and older women", Current Opinion in Psychiatry 27(6): S. 431–435 – doi: 10.1097/YCO.0000000000000102

202. Anstieg von Essstörungen bei Frauen nach den Wechseljahren: Gagne, D. et al. (2012): „Eating disorder symptoms and weight and shape concerns in a large web-based convenience sample of women ages 50 and above: Results of the gender and body image (GABI) study", The International Journal of Eating Disorders 06 – doi: 10.1002/eat.22030

203. Anstieg von Essstörungen bei Frauen und Männern nach der Lebensmitte: Kaufmännische Krankenkasse (KKH) 2020: „Hungern und stählen bis zum Umfallen" – www.kkh.de/presse/pressemeldungen/hungern-und-staehlen-bis-zum-umfallen (abgerufen 01.10.21)

204. Körperbild und Körperzufriedenheit bei Männern: Vgl. „Essstörungen bei Jungen und Männern" (2019), Köln: Landesfachstelle Essstörungen NRW, S. 34–36

205. Leistungsdruck ab der Lebensmitte: Voermans, S./Wolters, K./Hombrecher, M. (2016): „Entspann dich, Deutschland – TK-Stressstudie 2016", S. 7, Techniker Kranken-

kasse, Hamburg – www.tk.de/resource/blob/2026630/9154e4c71766c410d-
c859916aa798217/tk-stressstudie-2016-data.pdf (abgerufen 01.10.21)

206. Essstörungen bei älteren Männern: Ott, R./Grolimund, S., Universitätsspital Bern
(2018): „Essstörungen bei älteren Menschen", Schweizer Zeitschrift für Ernährungsmedizin 1/2018, S. 12 – www.rosenfluh.ch/ernaehrungsmedizin-2018-01/essstoerungen-
bei-aelteren-menschen (abgerufen 01.10.21)

207. Essstörungen bei älteren Frauen: Mangweth-Matzek, B./Rupp, C./Hausmann, A./
Assmayr, K. (2006): „Never too old for eating disorders or body dissatisfaction:
A community study of elderly women", International Journal of Eating Disorders 39(7),
S. 583–586, Medizinische Universität Innsbruck – doi: 10.1002/eat.20327

208. Essstörungen bei älteren Frauen: Gadalla, T. M. (2008): „Eating disorders and
associated psychiatric comorbidity in elderly Canadian women", Archives of Women's
Mental Health 11, S. 357–362 – doi.org/10.1007/s00737-008-0031-8

209. Essstörungen bei Menschen im mittleren und höheren Lebensalter: Ott, R./
Grolimund, S., Universitätsspital Bern (2018): „Essstörungen bei älteren Menschen",
Schweizer Zeitschrift für Ernährungsmedizin 1/2018, S. 11

210. Gesundheitliche Folgen von Essstörungen im Alter: Ott, R./Grolimund, S.,
Universitätsspital Bern (2018): „Essstörungen bei älteren Menschen", Schweizer
Zeitschrift für Ernährungsmedizin 1/2018, S. 12

211. Anzeichen von Essstörungen bei Jugendlichen: Robert Koch-Institut (Hrsg.),
Bundeszentrale für gesundheitliche Aufklärung (Hrsg.) (2008): „Erkennen – Bewerten –
Handeln: Zur Gesundheit von Kindern und Jugendlichen in Deutschland", S. 52,
Berlin: RKI

212. Überwinden einer Essstörung: Bundeszentrale für gesundheitliche Aufklärung
– www.bzga-essstoerungen.de/was-sind-essstoerungen/haeufig-gestellte-fragen
(abgerufen 01.10.21)

213. Todesfälle durch Essstörungen: Statistisches Bundesamt, Erhebung 1998–2019
– de.statista.com/statistik/daten/studie/28905/umfrage/todesfaelle-durch-essstoerungen
(abgerufen 01.10.21)

214. Psychotherapie und Forschung zu Essstörungen in den 1960er-Jahren: Vgl.
Herpertz, S./de Zwaan, M. (2012, 5. Aufl.): „Essstörungen", Kapitel 27, S. 406–408,
in: „Praxis der Psychotherapie", Stuttgart: Georg Thieme Verlag KG

215. Bruch, H. (1982, 19. Auflage): „Der goldene Käfig – Das Rätsel der Magersucht",
Frankfurt am Main: Fischer Taschenbuch Verlag

216. Orbach, S. (1979/1984): „Anti-Diätbuch. Über die Psychologie der Dickleibigkeit,
die Ursachen von Eßsucht"; „Antidiätbuch, Band 2. Eine praktische Anleitung zur
Überwindung von Eßsucht", München: Frauenoffensive

217. Schwarzer, A. (Hrsg.) (1984/85): EMMA Sonderband 4 „Durch dick und dünn",
Köln: Emma Verlag

218. Leben hat Gewicht: Vgl. Robert Koch-Institut (Hrsg.), Bundeszentrale für gesundheitliche Aufklärung (Hrsg.) (2008): „Erkennen – Bewerten – Handeln: Zur Gesundheit
von Kindern und Jugendlichen in Deutschland", S. 51, Berlin: RKI – www.bmfsfj.de/
bmfsfj/aktuelles/presse/pressemitteilungen/-leben-hat-gewicht-bundesministerin-
nen-schmidt-von-derleyen-und-schavan-stellten-initiative-gemeinsam-mit-persoenlich-
keiten-aus-mode-werbung-kultur-sport-vor-102272 (abgerufen 01.10.21)

219. Verbreitung von Essstörungen: Frankfurter Zentrum für Ess-Störungen –
www.essstoerungen-frankfurt.de/essstoerungen/ (abgerufen 01.10.21)

220. Anstieg stationär behandelter Anorexie-Fälle: Statistisches Bundesamt –
de.statista.com/statistik/daten/studie/28909/umfrage/in-krankenhaeusern-
diagnostizierte-faelle-von-anorexie-und-bulimie/ (abgerufen 01.10.21)

221. Zunahme von Essstörungen bei Kindern: Vgl. Burger, K. (2017): „Warum
nehmen Essstörungen zu?", Spektrum der Wissenschaft, Nr. 09/2017, S. 25/26,
Heidelberg: Spektrum der Wissenschaft Verlagsgesellschaft mbH

222. Zunahme/Entwicklung Essstörungen: Bundeszentrale für gesundheitliche
Aufklärung (BzgA) – www.bzga-essstoerungen.de/habe-ich-eine-essstoerung/
nehmen-essstoerungen-zu (abgerufen 01.10.21)

223. Veränderung Geschlechterverhältnis Essstörungen: Gaßmann, R./Bartsch, G./
Langsdorff, M./Merfert-Diete, C. (2019, 6. Aufl.): „Essstörungen – Suchtmedizinische
Reihe Band 3", S. 27/28, Hamm: Deutsche Hauptstelle für Suchtfragen e. V.

224. Anstieg von männlichen Personen mit Essstörungen: Bundesärztekammer und
Kassenärztliche Bundesvereinigung – www.aerzteblatt.de/nachrichten/113623/
Anteil-von-Maennern-mit-Essstoerung-steigt (abgerufen 01.10.21)

225. Sterblichkeit bei Anorexie: www.bzga-essstoerungen.de/was-sind-essstoerungen/
arten/magersucht (abgerufen 01.10.21)

226. Gesundheitliche Folgen von Anorexie: www.bzga-essstoerungen.de/was-sind-
essstoerungen/arten/magersucht (abgerufen 01.10.21)

227. Binge Eating und Missbrauch: www.kinderaerzte-im-netz.de/news-archiv/
meldung/article/missbrauch-maedchen-neigen-im-erwachsenenalter-zu-essstoerungen/
(abgerufen 01.10.21); Mason, S. M. et al. (2013): „Abuse victimization in childhood or
adolescence and risk of food addiction in adult women", Obesity A Research Journal
(Silver Spring, Md.) Vol. 21, 12 (2013), E775–781 – doi: 10.1002/oby.20500

228. Verbreitung von Mischformen: Bundeszentrale für gesundheitliche Aufklärung –
www.bzga-essstoerungen.de/habe-ich-eine-essstoerung/wie-haeufig-sind-essstoerungen
www.bzga-essstoerungen.de/was-sind-essstoerungen/haeufig-gestellte-fragen/
(abgerufen 01.10.21)

229. Todesfälle durch Übergewicht und Adipositas: World Health Organization (WHO)
– www.euro.who.int/de/health-topics/noncommunicable-diseases/obesity/news/
news/2017/10/world-obesity-day-understanding-the-social-consequences-of-obesity
(abgerufen 01.10.21)

230. Borse, S.: Persönliche Kommunikation, 06.12.21

231. Gewichtszunahme nach Magenoperationen: Magro, D. O./Geloneze, B./Delfini, R./
Pareja, B. C./Callejas, F./Pareja, J. C. (2008): „Long-term weight regain after gastric
bypass: a 5-year prospective study", Obesity surgery, 2008 Jun, 18(6), 648–651 –
doi: 10.1007/s11695-007-9265-1

232. Alkohol- und Substanzmissbrauch nach Magenoperationen: King, W. C./Chen, J. Y./
Courcoulas, A. P./Dakin, G. F./Engel, S. G./Flum, D. R./Hinojosa, M. W./Kalarchian, M. A./
Mattar, S. G./Mitchell, J. E./Pomp, A./Pories, W. J./Steffen, K. J./White, G. E./Wolfe, B. M./
Yanovski, S. Z. (2017): „Alcohol and other substance use after bariatric surgery:
prospective evidence from a U.S. multicenter cohort study", Surgery for obesity and
related diseases: official journal of the American Society for Bariatric Surgery, 2017
Aug, 13(8), S. 1392–1402 – doi: 10.1016/j.soard.2017.03.021

233. Bariatrische OP und Gewichtszunahme: Magro, D. O./Geloneze, B./Defini, R./
Pareja, B. C./Callejas, F./Pareja, J. C. (2008): "Long-term weight regain after gastric
bypass: a 5-year prospective study" – DOI: 10.1007/s11695-007-9265-1

234. Wahrscheinlichkeit Gewichtsverlust bei Adipositas: Fildes, A./Charlton, J./Rudisill, C./
Littlejohns, P./Prevost, A. T./Gulliford, M. C. (2015): „Probability of an Obese Person
Attaining Normal Body Weight: Cohort Study Using Electronic Health Records",
American Journal of Public Health 105, e54–e59 – doi.org/10.2105/AJPH.2015.302773

235. Gewichtsverlust von 5 % bei Adipositas: Magkos, F./Fraterrigo, G./Yoshino, J./
Luecking, C./Kirbach, K./Kelly, S. C./de las Fuentes, L./He, S./Okunade, A .L./Patterson, B. W./
Klein, S.: „Effects of Moderate and Subsequent Progressive Weight Loss on Metabolic
Function and Adipose Tissue Biology in Humans with Obesity", Clinical
and Translational Report Vol. 23, Issue 4, P. 591–601, April 2016 –
www.dx.doi.org/10.1016/j.cmet.2016.02.005

236. Stigmatisierung Übergewichtiger: Ellrott, T. (2012): „Übergewichtige werden in
Deutschland stigmatisiert", Presseinformation Nr. 129, 5. Oktober 2012, Institut für Ernährungspsychologie, Universitätsmedizin Göttingen – www.ernaehrungspsychologie.org/
images/stories/stigmatisierung%20uebergewichtiger_studie.pdf (abgerufen 01.10.21)

237. Lebensqualität von Kindern und Jugendlichen mit Adipositas: Schwimmer, J. B./
Burwinkle, T. M./Varni J. W. (2003): Health-related quality of life of severely obese
children and adolescents. JAMA. 2003 Apr 9;289(14):1813–1819 – doi: 10.1001/
jama.289.14.1813

238. Hilfsadressen: Bundeszentrale für gesundheitliche Aufklärung,
www.bzga-essstoerungen.de/hilfe-finden (abgerufen 01.10.21)

239. Überwinden von Anorexie, Bulimie, Binge Eating-Störung: Bundeszentrale für gesundheitliche Aufklärung – www.bzga-essstoerungen.de/was-sind-essstoerungen/ haeufig-gestellte-fragen (abgerufen 01.10.21)

240. Hilfsadressen Angehörige: www.bzga-essstoerungen.de/was-koennen-angehoerige-andere-tun (abgerufen 01.10.21)

241. Gesundheitsdefinition: „Preamble to the Constitution of the WHO", Bulletin of the World Health Organization 2002, 80 (12), S. 984 – www.who.int/bulletin/archives/80(12)981.pdf (abgerufen 01.10.21)

242. Aaron Antonovsky/Salutogenese: www.aerzteblatt.de/archiv/209251/ Aaron-Antonovsky-Vater-der-Salutogenese (abgerufen 01.10.21)

243. Körperakzeptanz und Gewicht: van den Berg, P./Neumark-Sztainer, D. (2007): „Fat 'n Happy 5 Years later: Is It Bad for Overweight Girls to Like Their Bodies?" – doi.org/10.1016/j.jadohealth.2007.06.001

244. Riedl, M. (2017): „Abnehmen nach dem 20:80 Prinzip", München: Gräfe und Unzer Verlag

245. Storch, M. (2016): „Mein Ich-Gewicht: Wie das Unbewusste hilft, das richtige Gewicht zu finden", Freiburg: Verlag Herder, Einleitung

246. Zitat: Storch, M. (2016): „Mein Ich-Gewicht: Wie das Unbewusste hilft, das richtige Gewicht zu finden", Freiburg: Verlag Herder, Einleitung

247. Do not eat the red Food: Jansen, E./Mulkens, S./Jansen, A. (2007): „Do not eat the red food!: prohibition of snacks leads to their relatively higher consumption in children" – doi.org/10.1016/j.appet.2007.03.229

248. Zentrum für Adipositasschulung Bremen-Stadt e. V.: www.zabs-bremen.org (abgerufen 01.10.21)

249. Vgl. Orbach, S. (2003): „Lob des Essens", München: Mosaik bei Goldmann

250. Intuitives Essen: Trybole, E./Resch, E. (2013): „Intuitiv abnehmen – zurück zu natürlichem Essverhalten", München: Goldmann Verlag

251. Intuitives Essen: Tylka, T. L./Calogero, R. M./Daníelsdóttir, S. (2020): „Intuitive eating is connected to self-reported weight stability in community women and men", Eating disorders, the journal of treatment & prevention, May–Jun 2020, 28(3), S. 256–264 – doi: 10.1080/10640266.2019.1580126; Tylka, T. L. (2006): „Development and psychometric evaluation of a measure of intuitive eating", Journal of Counseling Psychology, 53(2), S. 226–240 – doi.org/10.1037/0022-0167.53.2.226

Hawks, S./Madanat, H./Hawks, J./Harris, A. (2005): „The Relationship between Intuitive Eating and Health Indicators among College Women", American Journal of Health Education, v36 n6 S. 331–336 – doi.org/10.1080/19325037.2005.10608206

252. Genuss-Studie: www.ernaehrungspsychologie.org/images/stories/Pressemeldung_
Genuss_IfE_Lieferando_VFED_18092017.pdf (abgerufen am 01.10.2021)

253. Genuss und Übergewicht: Hauck, C./Ellrott, T. (2017): „Zusammenhänge zwischen
Genuss und Übergewicht/Adipositas", in: Adipositas – Ursachen, Folgeerkrankungen,
Therapie, Heft 4/2017 (Vol. 11), S. 192–197

254. Sport England: www.sportengland.org/campaigns-and-our-work/this-girl-can
(abgerufen am 01.10.2021)

255. Umfrage: Sport England's Active People Survey, October 2013/2014 –
sportengland-production-files.s3.eu-west-2.amazonaws.com/s3fs-public/2020-01/
Campaign-Summary.pdf, S. 6

256. Kampagne: This Girl Can/Sport England – www.thisgirlcan.co.uk; TV & Cinema
Commercial (2015): vimeo.com/117922649 (abgerufen am 01.10.2021)

257. Ergebnisse Sport England Campaign Survey: sportengland-production-files.s3.
eu-west-2.amazonaws.com/s3fs-public/2020-01/Campaign-Summary.pdf, S. 47/48

258. Hüther, G. (2011): „Was wir sind und was wir sein könnten", Frankfurt am Main:
Fischer Taschenbuch Verlag, S. 136

259. Wechseljahre in anderen Kulturen: Binder-Fritz, C. (2005):
„Transkulturelle Perspektiven auf die Wechseljahre: Körperbilder – Körperfragen"

www.gesundheitsforschung-bmbf.de/de/wahrnehmung-der-wechseljahre-ist-
kulturell-gepragt-3010.php

www.kup.at/kup/pdf/5461.pdf, kurier.at/wissen/wechseljahre-in-vielen-laendern-
gibt-es-kaum-probleme-damit/265.692.162 (abgerufen 01.10.21)

260. Reinarz, S.: „Aber ich lebe", unveröffentlichtes Gedicht. Weitere Texte von Sina
Reinarz: „...denn reden kann ich nicht" (1998), 4. komplett überarbeitete und
aktualisierte Fassung, Februar 2016. Hrsg.: Landesinstitut für Schule Bremen
und AOK Bremen/Bremerhaven

Toxische Männlichkeit – erkennen, reflektieren, verändern

von Sebastian Tippe. 316 Seiten, Paperback|ebook

Toxische Männlichkeit beginnt bei alltäglichem Verhalten: dem permanenten Unterbrechen von Frauen, dem Ausgeben der Ideen von Frauen als die eigenen, der Fokussierung auf eigene sexuelle Bedürfnisse. Sie hat auch einen negativen Einfluss auf die Gesundheit und Lebenserwartung von Männern, indem sie das Risikoverhalten, den Missbrauch von Suchtmitteln und die Suizidrate erhöht. Dazu kommt Gewalt gegen Frauen in Form von Stalking, Übergriffigkeiten, Vergewaltigungen, Pornografie, Prostitution und Femizide.

Toxische Männlichkeit ist ein gesamtgesellschaftliches Problem: aufgrund ihrer Sozialisation entwickeln Männer Denk- und Verhaltensmuster, mit denen sie Frauen, weiteren marginalisierten Menschen sowie sich selbst enorm schaden. Während patriarchale Strukturen Männern Macht und Privilegien verschaffen, verwehren sie Frauen diese gleichzeitig.

Dieses Buch bietet einen umfassenden Überblick über die gesellschaftlichen Bereiche, in denen toxische Männlichkeit deutlich wird. Der Autor Sebastian Tippe stellt Reflexions- und Lösungsmöglichkeiten für Männer vor, die sie dabei unterstützen können, eigene problematische Anteile zu bearbeiten. Er formuliert seine Forderungen an Politik und Bildung und präsentiert pädagogisches Handwerkszeug der feministischen Jungenarbeit für Eltern und Fachleute sowie Erfahrungsberichte für praktische Einblicke.

Familie ist nichts für Feiglinge

von Malte Leyhausen. 144 Seiten, Paperback | ebook

Das Thema Familie lässt keinen kalt. So sehr Sie sich auch um das Wohl Ihrer Familie bemühen, Glücksgefühle und Momente der Wut, Ohnmacht und Verzweiflung bleiben zwei Seiten der gleichen Medaille. Unsere Vorstellungen, wie sich ein „vernünftiger" Partner und „normale" Kinder zu verhalten haben, wollen mit dem Alltag zwischen Baby, Büro und Bügelwäsche einfach nicht zusammenpassen ...

Der systemische Familientherapeut Malte Leyhausen bietet Ihnen eine Alternative zu unrealistischen Patentrezepten für das Familienglück. Sie erhalten mit diesem Buch vielmehr Hilfe zur Selbsthilfe, indem Sie zu einem Blick hinter den Spiegel Ihrer Erwartungen eingeladen werden. Wie entstehen Ihre Ansprüche an sich selbst und an Ihre Angehörigen? Mit welchen Stellschrauben können Sie Ihre Selbstwirksamkeit steigern?

Der Autor spannt den Bogen von unseren historisch geprägten Wunschbildern von Familie über die psychologischen Stolpersteine bei der Partnerwahl bis hin zu den Erfolgsfaktoren für eine gelungene Kommunikation zwischen allen Familienmitgliedern. Dabei stützt er sich auf wissenschaftlich gesicherte Erkenntnisse und führt Sie auf leicht verständliche Weise in die lösungsorientierte, systemische Betrachtungsweise Ihrer Familie ein. Wer seine Familie neu erfinden möchte, erfährt hier, wie dies mit der Magie neuer Erzählweisen über die Familie gelingen kann.